"十四五"职业教育国家规划教材

国家卫生健康委员会"十三五"规划教材
全国高职高专学校教材

供口腔医学技术专业用

全口义齿工艺技术

第 4 版

U0292424

主 编 蒋 菁 赵 军

副主编 王 菲 闵 曦 熊 坤

编 者（以姓氏笔画为序）

王 菲 黑龙江护理高等专科学校
石 娟 河南护理职业学院
刘 洪 江苏医药职业学院
闵 曦 安徽医学高等专科学校
陈志宇 河北医科大学口腔医院
宋 毅 泰州职业技术学院
战文吉 山东省莱阳卫生学校
赵 军 日进齿科材料（昆山）有限公司
赵立军 天津市口腔医院
赵志华 唐山职业技术学院
胥晓丽 白城医学高等专科学校
黄盛斌 温州医科大学口腔医学院
蒋 菁 唐山职业技术学院
彭 燕 重庆医科大学附属口腔医院
熊 坤 佛山市佛冠义齿有限公司

人民卫生出版社
·北 京·

版权所有，侵权必究！

图书在版编目（CIP）数据

全口义齿工艺技术 / 蒋菁，赵军主编. —4 版. —
北京：人民卫生出版社，2021.4（2024.4 重印）
"十三五"全国高职高专口腔医学和口腔医学技术专
业规划教材
ISBN 978-7-117-29252-8

Ⅰ. ①全… Ⅱ. ①蒋…②赵… Ⅲ. ①义齿学－高等
职业教育－教材 Ⅳ. ①R783.6

中国版本图书馆 CIP 数据核字（2019）第 252709 号

人卫智网 www.ipmph.com	医学教育、学术、考试、健康，购书智慧智能综合服务平台	
人卫官网 www.pmph.com	人卫官方资讯发布平台	

全口义齿工艺技术
Quankouyichi Gongyijishu
第 4 版

主　　编：蒋　菁　赵　军
出版发行：人民卫生出版社（中继线 010-59780011）
地　　址：北京市朝阳区潘家园南里 19 号
邮　　编：100021
E － mail：pmph @ pmph.com
购书热线：010-59787592　010-59787584　010-65264830
印　　刷：人卫印务（北京）有限公司
经　　销：新华书店
开　　本：787 × 1092　1/16　印张：15
字　　数：365 千字
版　　次：2003 年 7 月第 1 版　　2021 年 4 月第 4 版
印　　次：2024 年 4 月第 8 次印刷
标准书号：ISBN 978-7-117-29252-8
定　　价：65.00 元

打击盗版举报电话：010-59787491　E-mail：WQ @ pmph.com
质量问题联系电话：010-59787234　E-mail：zhiliang @ pmph.com

出 版 说 明

为了培养合格的口腔医学和口腔医学技术专业人才,人民卫生出版社在卫生部(现国家卫生健康委员会)、教育部的领导支持下,在全国高职高专口腔医学和口腔医学技术专业教材建设评审委员会的指导组织下,2003 年出版了第一轮全国高职高专口腔医学和口腔医学技术专业教材,并于 2009 年、2015 年分别推出第二轮、第三轮本套教材,现隆重推出第四轮全国高职高专口腔医学和口腔医学技术专业教材。

本套教材出版近 20 年来,在我国几代具有丰富临床和教学经验、有高度责任感和敬业精神的专家学者与人民卫生出版社的共同努力下,我国高职高专口腔医学和口腔医学技术专业教材实现了从无到有、从有到精和传承创新,教材品种不断丰富,内容结构不断优化,纸数融合不断创新,形成了遵循职教规律、代表职教水平、体现职教特色、符合培养目标的立体化教材体系,在我国高职高专口腔医学和口腔医学技术专业教育中得到了广泛使用和高度认可,为人才培养做出了巨大贡献,并通过教材的创新建设和高质量发展,推动了我国高职高专口腔医学和口腔医学技术教育的改革和发展。本套第三轮的 13 种教材中有 6 种被评为教育部“十二五”职业教育国家规划立项教材,全套 13 种为国家卫生和计划生育委员会“十二五”规划教材,成为我国职业教育重要的精品教材之一。

教材建设是事关未来的战略工程、基础工程,教材体现了党和国家的意志。人民卫生出版社紧紧抓住深化医教协同全面推动医学教育综合改革的历史发展机遇期,以规划教材创新建设,全面推进国家级规划教材建设工作,服务于医改和教改。为贯彻落实《医药卫生中长期人才发展规划(2011—2020 年)》《国务院关于加快发展现代职业教育的决定》等文件精神要求,人民卫生出版社于 2018 年就开始启动第四轮高职高专口腔医学和口腔医学技术专业教材的修订工作,通过近 1 年的全国范围调研、论证和研讨,形成了第四轮教材修订共识,组织了来自全国 25 个省(自治区、直辖市)共计 52 所院校及义齿加工相关企业的 200 余位专家于 2020 年完成了第四轮全国高职高专口腔医学和口腔医学技术专业教材的编写和出版工作。

本套教材在坚持教育部职业教育“五个对接”的基础上,进一步突出口腔医学和口腔医学技术专业教育和医学教育的“五个对接”:和人对接,体现以人为本;和社会对接;和临床过程对接,实现“早临床、多临床、反复临床”;和先进技术与手段对接;和行业准入对接。注重提高学生的职业素养和实际工作能力,使学生毕业后能独立、正确处理与专业相关的临床常见实际问题。

本套教材修订特点：

1. 国家规划 教材编写修订工作是在国家卫生健康委员会、教育部的领导和支持下，由全国高等医药教材建设研究学组规划，全国高职高专口腔医学和口腔医学技术专业教材建设评审委员会审定，全国高职高专口腔医学和口腔医学技术专业教学一线的专家学者编写，人民卫生出版社高质量出版。

2. 课程优化 教材编写修订工作着力健全课程体系、完善课程结构、优化教材门类，本轮修订首次将口腔医学专业教材和口腔医学技术专业教材分两个体系进行规划编写，并新增了《口腔基础医学概要》《口腔修复工艺材料学》《口腔疾病概要》3 种教材，全套教材品种增至 17 种，进一步提高了教材的思想性、科学性、先进性、启发性、适用性（"五性"）。本轮 2 套教材目录详见附件一。

3. 体现特色 随着我国医药卫生事业和卫生职业教育事业的快速发展，高职高专医学生的培养目标、方法和内容有了新的变化，修订紧紧围绕专业培养目标，结合我国专业特点，吸收新内容，突出专业特色，注重整体优化，以"三基"（基础理论、基本知识、基本技能）为基础强调技能培养，以"五性"为重点突出适用性，以岗位为导向、以就业为目标、以技能为核心、以服务为宗旨，充分体现职业教育特色。

4. 符合规律 在教材编写体裁上注重职业教育学生的特点，内容与形式简洁、活泼；与职业岗位需求对接，鼓励教学创新和改革；兼顾我国多数地区的需求，扩大参编院校范围，推进产教融合、校企合作、工学结合，努力打造有广泛影响力的高职高专口腔医学和口腔医学技术专业精品教材，推动职业教育的发展。

5. 创新融合 为满足教学资源的多样化，实现教材系列化、立体化建设，本套教材以融合教材形式出版，纸质教材中包含实训教程。同时，将更多图片、PPT 以及大量动画、习题、视频等多媒体资源，以二维码形式印在纸质教材中，扫描二维码后，老师及学生可随时在手机或电脑端观看优质的配套网络资源，紧追"互联网 +"时代特点。

6. 职教精品 为体现口腔医学和口腔医学技术实践和动手特色，激发学生学习和操作兴趣，本套教材将双色线条图、流程图或彩色病例照片以活泼的版面形式精美印刷。

为进一步提高教材质量，请各位读者将您对教材的宝贵意见和建议**发至"人卫口腔"微信公众号（具体方法见附件二）**，以便我们及时勘误，同时为下一轮教材修订奠定基础。衷心感谢您对我国口腔医学高职高专教育工作的关心和支持。

人民卫生出版社

2020 年 5 月

附件一　本轮口腔医学和口腔医学技术专业 2 套教材目录

口腔医学专业用教材(共 10 种)	口腔医学技术专业用教材(共 9 种)
《口腔设备学》(第 2 版)	《口腔设备学》(第 2 版)
《口腔医学美学》(第 4 版)	《口腔医学美学》(第 4 版)
《口腔解剖生理学》(第 4 版)	《口腔基础医学概要》
《口腔组织病理学》(第 4 版)	《口腔修复工艺材料学》
《口腔预防医学》(第 4 版)	《口腔疾病概要》
《口腔内科学》(第 4 版)	《口腔固定修复工艺技术》(第 4 版)
《口腔颌面外科学》(第 4 版)	《可摘局部义齿修复工艺技术》(第 4 版)
《口腔修复学》(第 4 版)	《全口义齿工艺技术》(第 4 版)
《口腔正畸学》(第 4 版)	《口腔工艺管理》(第 2 版)
《口腔材料学》(第 4 版)	

附件二　"人卫口腔"微信公众号

"人卫口腔"是人民卫生出版社口腔专业出版的官方公众号,将及时推出人卫口腔专培、住培、研究生、本科、高职、中职近百种规划教材、配套教材、创新教材和 200 余种学术专著、指南、诊疗常规等最新出版信息。

1. 打开微信,扫描右侧"人卫口腔"二维码并关注"人卫口腔"微信公众号。
2. 请留言反馈您的宝贵意见和建议。

注意:留言请标注"口腔教材反馈 + 教材名称 + 版次",谢谢您的支持!

第三届全国高职高专口腔医学和口腔医学技术专业教材评审委员会名单

主 任 委 员　马　莉　唐山职业技术学院

副主任委员　于海洋　四川大学　　　　　　　　胡砚平　厦门医学院

口腔医学组

组　　　　长　胡砚平　厦门医学院

委　　　　员（以姓氏笔画为序）

马永臻　山东医学高等专科学校　　　李水根　厦门医学院
马惠萍　开封大学　　　　　　　　　李晓军　浙江大学
王　荃　昆明医科大学　　　　　　　宋晓陵　南京医科大学
左艳萍　河北医科大学　　　　　　　张清彬　广州医科大学
吕俊峰　苏州卫生职业技术学院　　　赵信义　空军军医大学
杜礼安　唐山职业技术学院　　　　　顾长明　唐山职业技术学院
李　月　深圳职业技术学院　　　　　麻健丰　温州医科大学

口腔医学技术组

组　　　　长　于海洋　四川大学

委　　　　员（以姓氏笔画为序）

马玉宏　黑龙江护理高等专科学校　　项　涛　四川大学
吕广辉　赤峰学院　　　　　　　　　赵　军　日进齿科材料（昆山）
任　旭　黑龙江护理高等专科学校　　　　　　有限公司
杜士民　开封大学　　　　　　　　　胡荣党　温州医科大学
李长义　天津医科大学　　　　　　　葛秋云　河南护理职业学院
李新春　开封大学　　　　　　　　　蒋　菁　唐山职业技术学院
陈凤贞　上海医学高等专科学校　　　潘　灏　苏州卫生职业技术学院
岳　莉　四川大学

秘 书 长　刘红霞　人民卫生出版社

秘　　书　方　毅　人民卫生出版社　　　查彬煦　人民卫生出版社

前　言

《全口义齿工艺技术》第4版是根据2018年11月教育部、国家卫生健康委"十三五"全国高职高专口腔医学和口腔医学技术专业第四轮规划教材主编人会议的精神，为培养高素质、高水平、高创新能力的口腔医学技术人才，推动我国口腔医学技术职业教育的规范、全面、创新性发展，不断汲取各院校在教学实践中的成功经验、体现教学改革成果，在第3版《全口义齿工艺技术》教材的基础上编写修订而成。是全国高职高专口腔医学技术专业国家级规划教材，也可供从事口腔修复体制作工作的专业人员和口腔医务工作者学习参考。

在编写过程中，我们首先广泛征求了广大读者对前三版教材的意见和建议，同时坚持以具有思想性、科学性、先进性、启发性、适用性为原则。针对口腔医学技术专业的特点，把握本书在整套教材中的定位，结合口腔医学技术专业人才培养目标，理论部分以必需、够用为度，突出实践技能的培养。第4版《全口义齿工艺技术》保留了每章前的"学习目标"和内容中适当穿插的"知识拓展、理论与实践、课堂互动"等类型的知识拓展以及章末有小结与思考题的形式。在注意突出主要知识点的同时，也介绍了一些与全口义齿修复有关的新知识、新技术和新成果。细化了全口义齿各工艺技术环节的编写，加强了可操作性和图示性。同时增加了二维码扫一扫功能，让使用者可以通过手机扫描二维码看到相应的视频、图片、文档、习题或者PPT等，使教材的广度和深度有所延伸和拓展。增加了第三章"印模和模型"，详细描述了无牙颌印模制取和模型灌注的方法。增加了第四章"标准工作模型和𬌗托"，具体描述标准无牙颌工作模型，使得学生在初学全口义齿工艺技术时从标准化入手，按照规范的制作流程进入学习。将上一版第三章中"颌位关系记录"与第四章中"𬌗架及颌位关系的转移"合并为第五章"颌位关系记录和转移"，知识技能的连贯性和衔接性更好，有利于学生学习和理解。在第十三章"全口义齿的其他修复方法"中增加了"第四节BPS生物功能性全口义齿系统"，将临床上的新技术引入教材，让学生领略义齿加工企业生产一线的技师如何与临床医师配合完成生物功能性全口义齿。保留上一版实训指导和附录。教材有配套的网络增值服务，将教、学、做等各个环节采用多种形式无限延伸、极大丰富。参加本书编写的人员除具有丰富教学经验和临床经验的一线教师和医务人员外，还吸纳了义齿加工制作岗位的资深技师参与，使得本教材的编写更加规范也更接近于生产实际。

　　承蒙各参编单位领导和教师的人力支持与通力合作,感谢重庆医科大学胡常红教授团队的大力支持,同时对使用本教材并提出宝贵意见以及为教材编写提供帮助的院校与同仁表示衷心的感谢!

　　由于时间仓促,作者自身学识和能力有限,书中难免会有纰漏与不足,恳请同行不吝赐教,以利及时整改和修正。

蒋　菁

2020 年 5 月

目　　录

第一章 绪 论

学习目标

1. 掌握：全口义齿工艺技术的基本概念。
2. 熟悉：全口义齿修复的主要工艺流程及学习方法。
3. 了解：无牙颌修复的发展。

第一节 全口义齿的概念

一、全口义齿

全口义齿（complete denture）是为牙列缺失患者制作的修复体，又称总义齿（图 1-1）。牙列缺失是指牙弓上已经不存在天然牙，也称无牙颌（edentulous jaw）（图 1-2）。

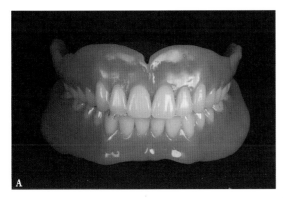
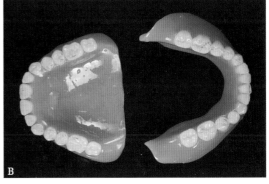

图 1-1 全口义齿

A. 唇面观 B. 殆面观

牙列缺失主要是由龋病、牙周病和老年退行性变等造成的，是一种常见病、多发病，据我国第四次全国口腔健康流行病学调查报告显示，65～74 岁老年人中，全口无牙的比例为 4.5%，它会直接影响患者的咀嚼、消化功能，引起颌骨、颞下颌关节和咀嚼肌的改变，影响面容和发音，严重影响患者的身心健康。为这些患者及时解除痛苦，让他们获得完美有效的修复治疗，保障他们的健康，是我们面临的艰巨任务，也是社会和时代赋予每一个口腔修复工作者义不容辞的责任和使命。

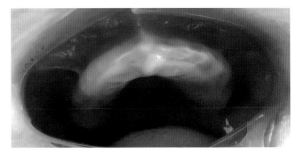

图1-2　无牙颌

二、全口义齿工艺技术

全口义齿工艺技术是研究全口义齿制作过程、技术、材料、器械设备及相关理论与实践的一门科学。是口腔修复技术工艺学的重要组成部分，它是以现代医学、口腔医学、口腔医学美学、口腔材料学、殆学、生物力学、工程技术学等学科为基础，随着现代科学技术与口腔修复学的发展而产生的。

三、全口义齿修复的任务

全口义齿的修复对象是牙列缺失的患者，是为无牙颌患者解决天然牙列缺失和部分软、硬组织吸收与改变的问题，完成符合患者解剖生理要求的全牙列殆重建，因此特别需要对口颌系统与全口义齿修复的相互关系有更深入地学习与了解。

全口义齿工艺的理论与技术内涵较广、较深，对参与此项工作人员的要求较高。在全口义齿的制作过程中，殆架各组成部分与颌骨及颞下颌关节的对应关系、如何正确使用、将平衡殆理论与实际应用有机地结合等对初学者有一定难度，只有深入学习、理解，才能灵活运用。人工牙的选择排列、义齿整体雕刻塑形与打磨抛光等工艺技术，技巧性较强，要求善于观察，反复实践，勤学苦练。

为了使自己成为名副其实的口腔修复工作者，还要注重综合素质的提高，对医学、人文、社会、自然、美学、工程等相关学科，都要学习、涉猎，丰富自身知识结构，彼此借鉴，融会贯通。应该认识到，一个修复体的完成是医师、护士、技师等人员共同努力、协调工作的结果，每一个环节不仅需要丰富的理论、熟练的技术，还需要默契的配合、高度的责任心以及严格的质量意识，只有这样才能达到医患双方都满意的修复效果。

四、全口义齿修复的方法与工艺流程

常规方法修复的全口义齿由人工牙（artificial teeth）和基托（denture base）两部分组成。它的修复制作比较复杂，具有技术含量高、修复难度大、初学者不易掌握等特点。

其主要修复过程及工艺流程有：①详细了解、检查患者牙列缺失情况，作出初步诊断和修复治疗计划；②获得精确的被修复区口腔组织形态的模型；③垂直距离与正中关系位的确定，做好颌位关系记录；④上殆架并转移颌位关系；⑤人工牙的选择与排列，调整平衡殆；⑥在患者口腔中试戴义齿蜡型，进一步调整咬合；⑦完成义齿制作；⑧初戴义齿，选磨调殆并作戴牙指导。其中，上殆架转移颌位关系，选择、排列人工牙与调整平衡殆，义齿蜡型制作与打磨抛光是全口义齿工艺技术的重要内容。

随着口腔修复技术的不断进步，口腔材料、设备的研发推新，全口义齿修复工艺也在迅猛发展。治疗用全口义齿、生物功能性全口义齿、种植全口义齿等新的修复技术陆续在临床上应用以及3D打印等数字化修复技术的发展必将为全口义齿修复注入新的活力！

第二节 全口义齿的发展史

口腔修复技术的历史比较久远。考古学家在公元前400—公元前300年腓尼基人的下颌骨上发现有用金丝结扎在真牙上的口腔修复体。13世纪马可波罗在游记中记载了中国金片覆盖牙齿的情景；15世纪欧洲的金匠、象牙工、理发师等将骨头、象牙雕刻成假牙、牙桥，用金属丝或丝线绑在邻近的牙齿上修复缺失牙；西方学者Kerr与Roger称中国人用象牙、兽骨等雕刻成牙形，再用金属丝或肠线结扎在真牙上的修复方法，比欧洲早几百年（图1-3，图1-4）。研究表明，江苏武进博物馆馆藏的两颗人类牙齿冠部的金属全冠为明朝嘉靖至万历年间（公元1500—1600年）制作的；17世纪末到18世纪，欧洲的宫廷里有人用河马牙、象牙、牛骨、人牙、玛瑙等进行手工雕刻制作成牙的形态，镶嵌在用象牙做的"牙床"里，称为"牙移植"。人牙取之不易，因此相当昂贵，只有有钱人或者贵族才有能力享用。然而，1815年滑铁卢战役却推动了假牙市场的繁荣。战争中几万士兵丧生，而他们嘴里的牙齿被人拔下，成了价值连城的商品，制成假牙成为了当时欧美贵族们的时尚奢侈品。然而，早期的缺牙修复方法，多是修复个别或部分牙缺失。由于材料的原因，特别是受固位问题的限制，全口义齿的出现比其他修复方法相对晚一些。17世纪，日本的宽永年间，随着当时"木文化"的兴起，有人用黄杨木整体雕刻全口义齿（图1-5）。18世纪牙医John Greenwood为美国开国总统华盛顿将军所做的全口义齿，人工牙是用河马牙雕刻并镶嵌在桦木制的基托上。为了固位，还在两侧上下颌义齿后部基托间安装了弹簧。这虽然是当时全口义齿的最佳修复方法，但在固位、外观、舒适度、功能等方面仍存在着许多问题（图1-6）。

随着全口义齿修复的需求不断增加，人们对全口义齿的研究也逐步深入，𬌗架的出现带动了全口义齿的发展。因此可以说全口义齿修复的发展离不开𬌗架的应用和发展。1805年，JB Gariot发明了第一台金属机械铰链开闭式𬌗架；1840年，丹尼尔·埃文斯发明了带有前伸髁导结构的𬌗架，第一次体现了下颌的前伸和侧方运动；1858年，Bonwill根据他的等边三角形理论发明了第一台具有Bonwill三角的𬌗架；1866年英国的Balk will医生提出髁突并非只向前运动，而是向前下方滑动的观点，并测得了前伸髁导的平均值为26°；1889年，Hayes首次设计了模拟开口运动时髁突运动轨迹的𬌗架；1896—1899年，Gysi和Muller合作设计了一种完全模仿髁突和关节窝形状的Gysi E Muller𬌗架；1899年，Gritman发明了

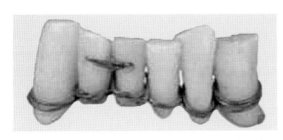

图1-3 古代人用金属丝结扎骨片做的固定义齿

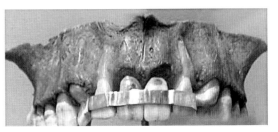

图1-4 古代人用金属片和离体牙做的固定义齿

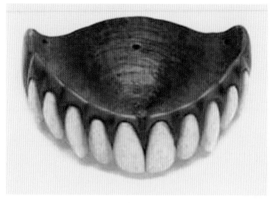

图1-5　木制全口义齿

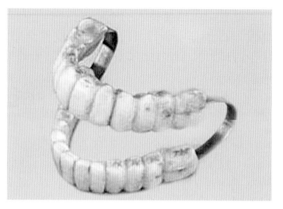

图1-6　弹簧片固定的全口义齿

髁突下行路径为 15° 的平均值𬌗架，此数值是根据大量患者的测量数据得出的平均值；与 Gritman 𬌗架同期出现的还有 George B Snow 发明的面弓；Kerr 兄弟于 1902 年开发了 Kerr 𬌗架，它有固定的前伸和侧向运动。铰链位于与所安装模型的咬合面大致相同的平面上，这个设计的理念是在平移开口运动中复制下颌旋转中心；1906 年 George B Snow 对 1899 年的 Gritman 𬌗架进行了改进，将固定的髁突运动轨迹转换为可调节的髁突运动轨迹，并增加了一个拉力弹簧，在不影响框架稳定性的情况下，允许更大范围的运动，根据 Bonwill 的理论，旋转中心之间的距离为 10.16cm（4 英寸）并且设计了切导针；1908 年 Gysi 发明了 Individual 𬌗架；George B Snow 在 1910 年制造了 Acme 𬌗架，这是对他 1906 年𬌗架的改良，它包括三个不同宽度的模型，以适应三个范围的髁间距离；同年，Gysi 推出了 Gysi 可调𬌗架；在接下来的十几年里 Gisy 又相继发明了一系列的𬌗架（图 1-7～图 1-12）。这些研究都奠定了现代全口义齿乃至口腔修复技术的基础。

　　1843 年，美国人 Charles Goodyear 发现了有弹性的硫化橡胶的制作方法，并用来制作义齿基托，义齿与口腔组织的适合性得到了很大提高，并大大降低了义齿加工的费用，使得义齿不再只是贵族专属的奢侈品，平民百姓也可用来修复缺失的牙齿。同期瓷牙研制成功，并开始用蜡和石膏采取印模、灌制模型，使人工牙更美观、逼真，使义齿制作更简便、精准。

　　《中国口腔医学大事年表》记载"1840 年一些教会医院设立了牙科，西方先进的近代口腔医学理论与技术陆续传入中国；清末江阴知名的著述家、刻书家、诗人金武祥在他的《粟香随笔》之《粟香二笔》中记载'有医以补坠齿为业者，宋已有之。今西洋法最盛行，且有装假鼻、假眼者'"；"1904 年徐善亭著《新发明齿科卫生书》，是中国最早的现代口腔医学著作"；"1907 年加拿大多伦多大学牙医学博士林则（Ashleg W.Lindsay）在成都建立仁济牙科诊所"；"1911 年哈尔滨私立（俄）第一齿科专门学校成立"；"1917 年林则在成都建立了华西协合大学牙学系"；"在 1911 年到 1946 年间陆续有北平私立同仁医院牙科专修学校、中国齿科医学专门学校（上海）、哈尔滨俄侨私立第二齿科专门学校、国立南京中央大学牙医专科学校等 10 所牙医本科制专科学校相继成立，期间还成立了国际牙医师学院，中国为成员国，实现了牙科教育与国际的接轨"；"全世界第一所牙医学院——巴尔的摩牙科外科大学（Baltimore College of Dental Surgery）是 1840 年在美国马里兰州政府的特许下正式创立的"。

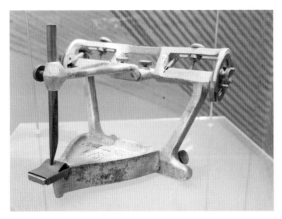

图 1-7 1908 年 Gysi 发明的 Individual 𬌗架

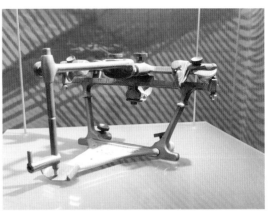

图 1-8 1910 年 Gysi 发明的可调𬌗架

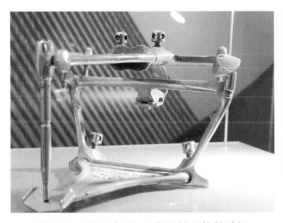

图 1-9 1912 年 Gysi 发明的平均值𬌗架

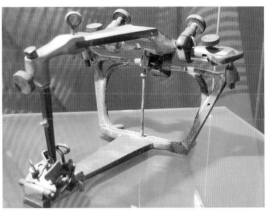

图 1-10 1914 年 Gysi 发明的 abkehr von der 2-Achsentheorie 𬌗架

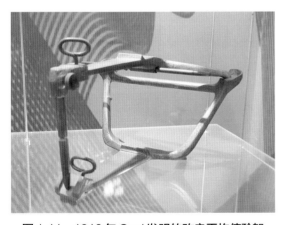

图 1-11 1916 年 Gysi 发明的改良平均值𬌗架

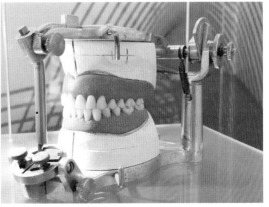

图 1-12 1926 年 Gysi 发明的 Trubyte 𬌗架

　　20 世纪 30 年代末,随着甲基丙烯酸甲酯树脂的问世给现代口腔修复学带来了革命性的变化,用它制作的义齿基托和人工牙具有诸多优点,一经问世就在很短的时间内得到了广泛的应用,对全口义齿的发展也起到了积极的推动作用。

随着对口腔解剖生理的认识加深，全可调节式、半可调节式𬌗架的研发使用，使得全口义齿修复从基础理论、临床实践到制作工艺技术迅速发展，不断完善。

现代社会，传统意义的全口义齿修复理论与技术已经比较成熟。科学的理论与检查手段使诊断更准确，治疗计划更合理；硅橡胶印模材料能获取更完美的工作模型；各种多功能𬌗架的出现，能更好地仿效口腔生理性、功能性运动，方便了排牙与𬌗平衡的获得；多层复色硬质复合树脂牙，使人工牙更加美观、耐用。时代在前进，人们的认知水平也在不断提高，对全口义齿的新认识和新理论、新的修复技术与方法也不断出现。中性区的理论与应用、牙槽嵴增宽或增高成形术、种植全口义齿、磁辅助固位、精密附着体全口义齿、计算机辅助设计与制作（computer-aided design and computer-aided manufacture 简称 CAD/CAM）技术，以及生物功能性全口义齿等的深入研究等都使全口义齿修复进入了一个更加广阔的领域，让我们看到了它的希望与未来。

第三节 全口义齿的发展趋势

全口义齿修复伴随着新材料、新设备、新工艺的发展，也将迎来突飞猛进的发展。随着种植技术的发展，无牙颌的全颌覆盖式种植修复也将不断发展和成熟，加之骨增量和软组织增量技术的进步，全颌固定式种植修复的比例将在临床上有一定比例的增加。但是由于口腔治疗技术的发展和全民口腔卫生保健意识的增强，无牙颌患者年龄日渐偏大，能够耐受外科手术的条件限制，传统的全口义齿修复仍将是全口义齿修复的主流。我们相信，随着口内扫描技术的成熟和发展，必将应用到全口义齿修复，光学印模取得后由计算机完成分析并制作出良好的修复体，这种降低修复技术人员劳动强度、有利于职业防护、防止人为误差的全口义齿数字化修复技术，在不久的将来便能实现。当然，生物技术的迅猛发展，让我们更有理由期待人体器官克隆技术的突破，使失牙患者获得新的生物种植性牙齿。

 小 结

全口义齿是为牙列缺失患者制作的修复体，修复制作比较复杂，有技术含量高、修复难度大、初学者不易掌握等特点。全口义齿工艺技术是口腔修复技术工艺学的重要组成部分，理论知识与实践技能的要求相对较高。

（蒋 菁 王跃进）

思考题

1. 全口义齿的主要修复过程及工艺流程有哪些？
2. 如何学好全口义齿工艺技术？

第二章　相关基本理论和基础知识

学习目标

1. 掌握：无牙颌解剖标志；无牙颌分区；影响全口义齿固位和稳定的因素。
2. 熟悉：义齿表面及义齿间隙；全口义齿的分类。
3. 了解：牙列缺失后的组织改变。

　　牙列缺失后，口腔软硬组织因缺乏正常的咬合刺激而出现相应的组织改变，这些改变与全口义齿的修复存在密切关系。为了正确地进行全口义齿的设计和制作，有必要掌握无牙颌的各个解剖标志及其意义。根据解剖标志的组织结构特点以及与全口义齿的关系，对无牙颌进行分区，并对无牙颌模型做相应处理，利用各结构的生理特点，使全口义齿获得理想的固位和稳定，在义齿间隙内充分发挥其功能。

第一节　无牙颌与全口义齿修复的关系

一、牙列缺失后的组织改变

（一）骨组织的改变

　　牙列缺失后，骨组织的改变主要是牙槽嵴的吸收和萎缩。牙槽骨是随着牙的生长与行使功能而发育和保持的。牙列缺失后，上下颌牙槽骨失去咬合力刺激逐渐吸收形成连续的牙槽嵴。牙槽嵴的吸收，不同个体的吸收结果不同；同一个体的不同部位，吸收程度也不同。

　　1. 牙槽嵴吸收的速度　牙槽嵴吸收的速度与缺牙的原因、时间及骨质致密程度有关。牙周病以牙根周围的骨组织持续破坏为特点，由牙周病引起的牙列缺失往往在初期牙槽嵴吸收就很明显。因严重龋病、根尖周病导致的牙拔除，根据病程持续时间的长短、拔牙难易程度的不同，造成局部的牙槽嵴吸收程度不同。单纯拔牙引起的骨吸收显著少于拔牙后又作牙槽嵴修整术者。牙槽嵴吸收的速度在缺牙后的前 3 个月最快，3～5 个月速度减慢，大约 6 个月后速度显著下降，2 年后趋于稳定，以每年约 0.5mm 的速度吸收，终生持续。因此，全口义齿修复时机应在拔牙后 3～5 个月。确实急需的，最早也要在拔牙后 1 个月进行。

牙槽嵴吸收的速度还与患者的全身健康状态和骨质代谢有关,健康状况差、营养不良、骨质疏松者牙槽嵴吸收较快。

2. 牙槽嵴吸收的量 牙槽嵴吸收的量与骨质致密程度有直接关系,一般骨质疏松部位的吸收量大于骨质致密部位。上颌骨外侧骨板较疏松,牙槽嵴的唇颊侧吸收较多,上颌吸收方向为向上、向内,上颌弓逐渐变小。随着上颌牙槽嵴的高度与大小不断萎缩削减,腭穹窿也相应变浅变平。上颌骨吸收严重者,切牙乳突、颧突根部与牙槽嵴顶逐渐接近甚至平齐。下颌骨舌侧骨板较疏松,牙槽嵴的舌侧吸收较多,下颌吸收方向是向下、向外,与上颌相反,下颌弓相对上颌弓逐渐变大。下颌骨吸收严重者,下颌舌骨嵴、颏孔、外斜线及下颌隆突可接近牙槽嵴顶甚至平齐,牙槽嵴顶呈现为窄小而尖锐的骨嵴。随着牙槽嵴的吸收,上下颌骨逐渐失去原有的形状和大小,相对关系亦失调,甚至可表现为下颌前突、下颌角变大和髁突移位。总的来看,上下颌牙槽嵴吸收较明显,而上颌结节、腭穹窿、下颌隆突、下颌舌骨嵴及外斜线的改变较小。

3. 牙槽嵴吸收与义齿修复的关系 牙槽嵴的持续吸收还受义齿修复情况的影响。若长期不修复,颌骨得不到足够的功能刺激,产生失用性萎缩,牙槽嵴吸收程度比有义齿修复者明显。颌骨受力过大也会加速吸收,如上颌弓的义齿承托面积约为下颌的 1.8 倍,下颌剩余牙槽嵴单位面积受力大,平均吸收速率比上颌高 3~4 倍。义齿固位不良或稳定性差,会导致义齿覆盖区域的组织受力不均,加速牙槽嵴的吸收。全口义齿修复后若不进行必要的调磨,或不进行周期性更换以适应牙槽嵴的持续吸收,在行使功能时义齿易处于不稳定状态,导致局部压力集中,也是造成骨质加速吸收的重要原因。因此,全口义齿应不定期复诊与维护,建议全口义齿使用 3~4 年后进行必要的调𬌗与重衬,使用 7~8 年应予以更换。

（二）软组织的改变

1. 面部软组织的改变 口唇与面颊部因失去硬组织的支撑而向内凹陷,上唇丰满度降低,患者面下 1/3 高度变短,鼻唇沟加深,口角下垂,口周皮肤皱褶增多,面容呈衰老状。

2. 系带的改变 牙槽嵴不断吸收,变得低而窄,使附着在颌骨上的唇、颊、舌系带与牙槽嵴顶的距离变短,甚至平齐。前庭沟及口底深度变浅,严重者口腔前庭与口腔本部无明显界限。

3. 口腔黏膜的改变 随着失牙与增龄,口腔黏膜会出现退行性变化,唇颊黏膜变薄,失去正常的张力和弹性。部分咀嚼黏膜转化为被覆黏膜,敏感性增强,易出现疼痛和压伤。口腔黏膜还会因不良义齿的刺激出现增生、炎症。长期不修复或戴用不良修复体,会造成黏膜软组织侵入与占位,影响义齿修复的效果。

4. 舌组织的改变 牙列缺失后未及时修复,舌向失牙空间占位,舌体逐渐变大。长期未修复者,舌体可与颊部内陷的软组织接触,整个口腔为舌所充满,影响义齿的固位。有的患者可能出现味觉异常和口干等功能异常现象。

5. 改变不明显的软组织 切牙乳突、磨牙后垫的吸收和改变较小,位置较为稳定,因此可作为全口义齿制作的重要参考标志。

（三）颞下颌关节的改变

牙列缺失后,由于失去天然牙的咬合支持与限制,颌间距离变小,髁突可发生移位,咀嚼肌张力异常,下颌的正常生理位置改变,可危及颞下颌关节的健康和功能,出现耳鸣、关节弹响、疼痛等症状。

二、无牙颌的解剖标志及其意义

无牙颌是指牙列缺失的上下颌。无牙颌的解剖标志（图 2-1）与全口义齿的制作有密切关系。

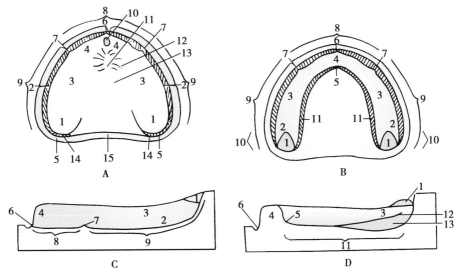

图 2-1 无牙上、下颌解剖标志

A. 上颌𬌗面观：1. 上颌结节；2. 颧突；3. 后牙牙槽嵴；4. 前牙牙槽嵴；5. 翼上颌切迹；6. 唇系带；7. 颊系带；8. 唇侧前庭；9. 颊侧前庭；10. 切牙乳突；11. 腭中缝；12. 腭皱；13. 上颌硬区；14. 翼上颌韧带；15. 腭小凹

B. 下颌𬌗面观：1. 磨牙后垫；2. 颊棚区；3. 后牙牙槽嵴；4. 前牙牙槽嵴；5. 舌系带；6. 唇系带；7. 颊系带；8. 唇侧前庭；9. 颊侧前庭；10. 远中颊角区；11. 舌侧翼缘区

C. 下颌颊面观：1. 磨牙后垫；2. 颊棚区；3. 后牙牙槽嵴；4. 前牙牙槽嵴；6. 唇系带；7. 颊系带；8. 唇侧前庭；9. 颊侧前庭

D. 下颌舌面观：1. 磨牙后垫；3. 后牙牙槽嵴；4. 前牙牙槽嵴；5. 舌系带；6. 唇系带；11. 牙槽嵴舌侧；12. 下颌舌骨嵴；13. 舌侧翼缘区

（一）无牙上颌的解剖标志

1. 上颌唇系带（labial frenum） 位于口腔前庭内相当于原中切牙近中交界线的延长线上，为一扇形或线形黏膜皱襞，是口轮匝肌在颌骨上的附着部。唇系带随唇肌的运动有较大的活动范围，对上颌义齿的固位有影响。义齿基托边缘在此区应形成相应切迹以避让，以免影响义齿固位和压伤系带。

2. 上颌颊系带（buccal frenum） 位于前磨牙牙根部，是提口角肌的附着处，附着在牙槽嵴顶颊侧的黏膜皱襞，呈扇形，数目不定，较唇系带宽而扁。颊系带动度比唇系带小，颊侧基托在此应形成相应的切迹。

上颌颊系带将口腔前庭分为前弓区和后弓区。唇、颊系带之间为前弓区，颊系带以后为后弓区。前弓区的结缔组织疏松，无肌肉直接附着，在不影响上唇活动的前提下，基托边缘可伸展至黏膜反折处，以获得良好的边缘封闭，有利于义齿固位。

3. 上颌牙槽嵴（alveolar ridge） 上颌牙槽嵴呈弓形，为上颌牙列缺失后牙槽骨逐渐吸收改建而形成。表面覆盖较厚且致密的黏膜，黏膜表层为高度角化的鳞状上皮，黏膜下层与骨膜紧密相连，能承担较大的咀嚼压力，是义齿受力的主要区域。承受能力的大小与牙槽嵴的丰满度及其表面黏膜的弹性、厚度和可移动性等相关。

4. 颧突（zygomatic process）　位于后弓区内相当于上颌第一磨牙根部的骨突，有颊肌附着，表面覆盖黏膜薄，与之相应的基托组织面应做缓冲，否则会出现压痛或导致义齿以此为支点前后翘动。

5. 上颌结节（maxillary tuberosity）　上颌牙槽嵴两侧远端的圆形骨突，深层有颊肌附着，有时并有颞肌的下部纤维附着，表面覆盖黏膜薄。上颌结节颊侧隆起，与前庭沟之间常有明显的倒凹，与颊黏膜之间形成颊间隙（buccal space）。上颌义齿的组织面在上颌结节颊侧适当缓冲后，颊侧翼缘应伸展至此间隙内，有利于义齿的固位和稳定。

6. 翼上颌切迹（pterygomaxillary notch）　位于上颌结节的远中，为上颌结节后缘与蝶骨翼突之间的骨间隙，表面覆盖黏膜，形成软组织凹陷，是上颌全口义齿两侧后缘的界线。翼上颌切迹也是上颌后部口腔前庭与口腔本部的交界处。

7. 腭穹窿（palatal vault）　呈拱形，由前部的硬腭和后部的软腭组成。硬腭前 1/3 处覆盖着高度角化的复层鳞状上皮，其下有紧密的黏膜下层附着，可承受咀嚼压力。硬腭后 2/3 含有较多的脂肪和腺体。腭穹窿的形态可分为高拱形、中等形及平坦形三种。

8. 切牙乳突（incisive papilla）　位于上颌腭中缝的前端，上颌中切牙的腭侧，为一梨形或卵圆形，或不规则的软组织突起。乳突下方为切牙孔，有鼻腭神经和血管通过，覆盖该区的义齿基托组织面需适当缓冲，以免压迫切牙乳突产生疼痛。

切牙乳突与上颌中切牙之间的距离相对稳定，所以切牙乳突是上颌重要而稳定的解剖标志，可作为排列上颌中切牙的参考标志：①切牙乳突中点可作为排列前牙时中线的参考点；②上颌中切牙唇面位于切牙乳突中点前 8~10mm（图 2-2）；③上颌两侧尖牙牙尖顶的连线应通过切牙乳突中点前后 1mm 范围内。④上颌唇侧骨板吸收明显者，切牙乳突位置相对前移，平均向前移约 1.6mm。此时，上颌两侧尖牙牙尖顶的连线位于切牙乳突后缘。

9. 腭皱（palatal rugae）　位于上颌前部腭中缝的两侧，为几组不规则的波浪形软组织横嵴，有辅助发音的作用。年轻者突起明显，随着年龄增大，突起渐平缓。

10. 上颌硬区（hard area）　位于腭穹窿中部的前份，骨组织呈嵴状隆起，又称上颌隆突（torus palatinus）。表面黏膜薄，受压后易产生疼痛，义齿可以此为支点左右撬动或折裂。因此，覆盖该区的基托组织面应适当缓冲。

11. 腭小凹（palatine fovea）　口内黏液腺导管的开口，位于上腭中缝后部的两侧，软硬腭连接处的稍后方，多为并列的 2 个小凹，左右各 1 个。上颌全口义齿的后缘应在腭小凹后 2mm 处。

12. 颤动线（vibrating line）　位于软硬腭交界的部位，当患者发"啊"音时此区出现颤动，故也称"啊"线。颤动线可分为前颤动线和后颤动线。硬腭与软腭腱膜结合的部位称为前颤动线，约在翼上颌切迹与腭小凹的连线上。后颤动线大致位于软腭腱膜和软腭肌的结合部位（图 2-3）。前后颤动线之间的区域宽约 2~12mm，平均 8.2mm，有一定的弹性，能起到边缘封闭的作用。

13. 后堤区（post dam area）　全口义齿基托组织面在前后颤动线之间可稍加压力，向黏膜方向突起形成后堤区，作为上颌义齿后缘的封闭区。临床制取印模时此区需加压，加压不足时，可以刮除模型上前颤动线略后方表面的石膏，使完成后的义齿基托后缘组织面形

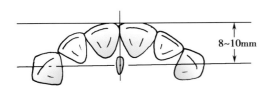

图2-2　切牙乳突与上颌尖牙牙尖顶连线的关系

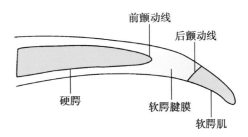

图2-3　前颤动线，后颤动线

成轻微的突起，义齿戴入后组织面轻微压迫前后颤动线之间的黏膜，有利于边缘封闭，此操作称为后堤区的处理。

　　后堤区因腭部形态不同可分为三种类型（图2-4）：第一类，腭穹窿高拱，软腭向下弯曲明显，后堤区较窄，宽度小于3mm，不利于固位；第二类，腭部形态弧度中等，软硬腭成弧线连接，后堤区宽度适中，约3～5mm，对固位较有利；第三类，腭穹窿平坦，软硬腭近似水平连接，后堤区较宽，宽度可达5～10mm，对固位最有利。

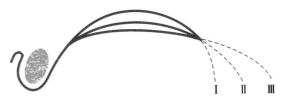

图2-4　腭部形态与后堤封闭区的关系
Ⅰ.第一类　Ⅱ.第二类　Ⅲ.第三类

（二）无牙下颌的解剖标志

　　1.下颌唇系带　位于口腔前庭内下颌牙槽嵴唇侧中线的黏膜皱襞，义齿基托边缘在此处应形成切迹。下颌唇系带与上颌唇系带遥遥相对，但不如上颌唇系带明显。

　　2.下颌颊系带　位于无牙颌相当于下颌前磨牙根部的颊侧黏膜皱襞，义齿基托边缘在此处应形成切迹。下颌颊系带将口腔前庭分为前弓区和后弓区。唇、颊系带之间为前弓区，颊系带以后为后弓区。在不影响下唇活动的前提下，下颌前弓区的义齿基托边缘可伸展至黏膜反折处，以获得良好的边缘封闭，有利于义齿固位。

　　3.下颌牙槽嵴　呈弓形，其结构与上颌牙槽嵴相似，但由于下颌支持咀嚼压力的面积较上颌小，单位面积所承受的𬌗力较上颌大，故下颌牙槽骨易发生严重吸收，使牙槽嵴变成刃状或低平。相对于上颌而言，下颌全口义齿的支持力较差，较易出现疼痛。

　　4.外斜线（oblique line）　由下颌骨升支前缘向前下延伸至颏结节的骨嵴，是颊肌在下颌骨的附着处，骨质致密。外斜线是制作全口义齿时判断颊侧边缘的重要标志。

　　5.颊侧翼缘区（buccal flange area）　位于下颌后弓区，颊系带与咬肌下段前缘之间。当下颌后部牙槽嵴吸收严重呈平坦时，此区又称颊棚区（buccal shelf area），前缘为颊系带，后界是咬肌下段前缘及磨牙后垫前缘，内侧是牙槽嵴顶，外界是外斜线。此区面积较大，骨质致密，骨小梁排列几乎与𬌗力方向垂直，可承受较大的𬌗力，义齿基托在此区内可有较大伸展，有利于义齿的固位和稳定。

　　6.远中颊角区（distal buccal angle area）　位于咬肌前缘颊侧翼缘区的后方，因受咬肌活动的影响，义齿基托边缘不能过多伸展，应形成切迹，以免引起压痛或义齿脱位。

7. 舌系带（lingual frenum） 位于口底的中线部位，是连接口底与舌腹的黏膜皱襞，呈扇形，随舌活动度较大。舌侧基托边缘在此处应形成切迹，以免影响舌的活动，造成义齿脱位或压伤舌系带。

8. 舌下腺（sublingual glands） 位于舌系带的两侧，左右各一，在下颌骨舌面的舌下腺凹内。舌下腺区可随下颌舌骨肌的运动上升或下降，与此区相应的义齿舌侧基托边缘不应过长。

9. 下颌隆突（torus mandibularis） 位于下颌相当于前磨牙根部的舌侧，向舌侧隆起。下颌隆突可见于单侧或双侧，个体差异显著，隆起程度不同，形状和大小也不等。表面黏膜较薄，受压易产生疼痛，与之相应的基托组织面应做缓冲。骨突过分突出在其下方形成显著的倒凹者，需施行手术铲除后再制作全口义齿。

10. 下颌舌骨嵴（mylohyoid ridge） 位于下颌骨舌侧后部，是下颌舌骨肌在下颌骨的附着处，从第三磨牙区斜向前磨牙区，与外斜线相应，又称内斜线。表面覆盖黏膜薄，骨质致密，吸收较少，其下方有不同程度的倒凹，覆盖此区的基托组织面应缓冲，以免产生压痛。

11. 舌侧翼缘区（lingual flange area） 是下颌全口义齿舌侧基托边缘接触的部位，是下颌义齿舌侧封闭的重要结构，从前向后包括舌系带、舌下腺、下颌舌骨肌，以及舌腭肌、翼内肌和咽上缩肌。对于牙槽嵴严重萎缩，义齿固位不良的患者，基托组织面在下颌舌骨嵴处缓冲后，舌侧翼缘区后段可适当伸展至下颌舌骨嵴下后方的下颌舌骨肌后窝（retromylohyoid fossa），一般可越过下颌舌骨嵴约2～3mm，对义齿的固位和稳定有一定的帮助，但也不宜过分伸展，以免引起压痛或影响肌群的正常运动。

12. 磨牙后垫（retromolar pad） 位于下颌最后磨牙牙槽嵴远中的黏膜软垫，呈圆形、卵圆形或梨形，覆盖在磨牙后三角上，黏膜下为疏松结缔组织，内含腺体。磨牙后垫是下颌全口义齿的后缘封闭区，基托后缘应盖过磨牙后垫1/2或全部。

磨牙后垫的解剖特点是吸收较少，位置稳定，因此可作为判断下颌后牙区𬌗平面的高度和排列人工牙的标志：①𬌗龈向：下颌后牙区𬌗平面应与磨牙后垫的1/2等高。②近远中向：下颌第二磨牙远中面向后不超过磨牙后垫的前缘。③颊舌向：磨牙后垫的颊、舌侧边缘与下颌尖牙的近中面形成一个三角形，称为Pound三角，下颌后牙的舌尖应位于此三角形内（图2-5）。

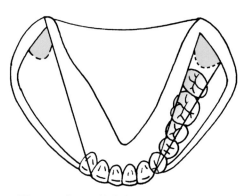

图2-5 磨牙后垫作为排列人工牙的标志

三、无牙颌分区

无牙颌各部分的组织结构不同,对全口义齿的支持、稳定和固位的作用也不相同。利用各结构的解剖生理特点,使患者戴用全口义齿后能够充分发挥其咀嚼功能。

根据无牙颌的组织结构特点以及与全口义齿的关系,将无牙颌分成四个区:主承托区、副承托区、边缘封闭区和缓冲区(图2-6,表2-1)。

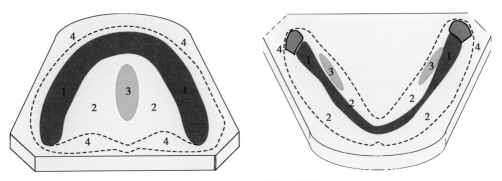

图2-6　上下无牙颌的功能分区
1. 主承托区　2. 副承托区　3. 缓冲区　4. 边缘封闭区

表2-1　无牙颌分区和结构特点

分区	概念	解剖标志	结构特点	处理
主承托区	承担主要𬌗力的部位	上下颌共有:牙槽嵴顶 上颌:部分腭穹窿 下颌:颊棚区	骨面与𬌗力方向垂直,骨组织表面覆盖高度角化复层鳞状上皮,下方为致密的黏膜下层附着,有弹性,支持力好	与基托紧密贴合
副承托区	辅助承担𬌗力的部位	上下颌牙槽嵴顶的唇颊、舌腭侧 上颌:部分腭穹窿	骨面与𬌗力方向呈一定角度,骨面有黏膜、黏膜下层、脂肪和腺体组织,下颌包括肌附着点和疏松的黏膜下层,支持力稍差	与基托紧密贴合
缓冲区	需要缓冲𬌗力的部位	上下颌共有:牙槽嵴上的骨尖、骨棱 上颌:切牙乳突、上颌硬区、颧突、上颌结节颊侧 下颌:下颌隆突、下颌舌骨嵴	表面黏膜薄,不能承受𬌗力	缓冲处理
边缘封闭区	义齿边缘接触的软组织部分	上下颌共有:前庭沟底黏膜皱襞、系带附着部 上颌:上颌后堤区 下颌:磨牙后垫、口底黏膜反折处	与义齿边缘贴合产生边缘封闭作用,形成负压和吸附力,利于义齿固位	与基托紧密贴合

四、义齿表面与义齿间隙

全口义齿由人工牙和基托两部分组成,表面结构有组织面、咬合面、磨光面。全口义齿在无牙颌口腔的义齿间隙内发挥功能。

（一）义齿表面

义齿有三个表面，对义齿的固位和稳定有很大的影响（图2-7）。

1. 组织面（tissue surface）　是基托与口腔黏膜组织接触的面，除缓冲区外应与黏膜紧密贴合，二者之间形成负压和吸附力，使义齿在口腔中获得良好的固位。

2. 咬合面（occlusal surface）　是上下颌人工牙咬合接触的面。咬合时，咀嚼肌产生的咬合力量通过咬合面传递到组织面接触的口腔支持组织上。上下颌人工牙要紧密接触且达到平衡𬌗，𬌗力才能通过基托均匀传导至支持组织上，使义齿保持稳定。

3. 磨光面（polishing surface）　是指义齿与唇、颊和舌接触的部分，是与义齿稳定相关的表面，应利于自洁、美观舒适。磨光面的形态应与唇、颊、舌的功能运动相适宜（图2-8），表面微凹，弧度合适，基托受到周围软组织的肌力才会平衡，利于义齿的稳定。

基托边缘厚度受牙槽嵴吸收程度的影响，牙槽嵴丰满，边缘厚度薄；牙槽嵴吸收多，边缘厚度厚。一般情况下，唇颊侧和舌侧基托边缘充满黏膜反折处，形成封闭。上颌腭部基托后缘略薄，提高舒适度。下颌磨牙后垫后缘与翼下颌皱襞吻合，利于边缘封闭。

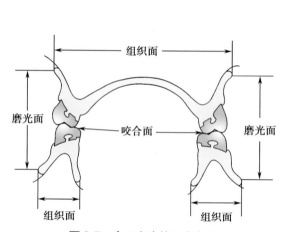

图2-7　全口义齿的三个表面

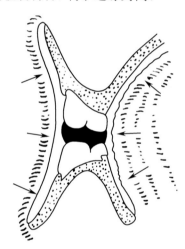

图2-8　义齿基托的磨光面与颊舌的正确关系

↑表示颊舌作用力的方向

（二）义齿间隙（denture space）

义齿间隙是指牙列缺失后，口腔内存在一个容纳义齿的潜在空间（图2-9）。

义齿间隙在缺牙初期相当于牙列缺失前天然牙及其相关组织所占据的区域。在此区域内，义齿受到唇、颊、舌的肌力相互平衡和抵消，义齿和周围软组织处于平衡状态，这个肌力平衡区域称为中性区。

随着牙槽嵴的吸收和软组织的改变，义齿间隙的位置在同一个体也会随缺牙时间而变化。全口义齿修复中应尽量准确地在中性区内修复牙列，有利于义齿的固位和稳定。因此，在排列人工牙时，有必要把人工牙排列在近似于天然牙原有位置上。要通过调整义齿基托厚度和范围使义齿磨光面与周围软组织形成理想的接触关系，使义齿得到有效的固位和稳定，以恢复患者的正常面容，且不妨碍唇、颊、舌的正常活动。

对于软组织侵入中性区，侵占失牙空间，义齿间隙移位变形者，可通过暂时义齿修复使义齿间隙逐渐回复至原有空间，再进行终义齿修复。

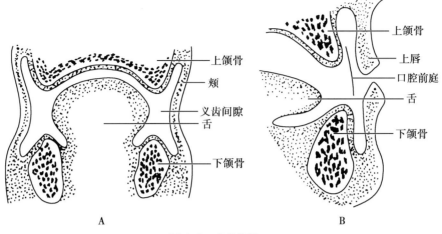

图2-9　义齿间隙

A．冠状面观　B．矢状面观

理论与实践

指出各个无牙颌解剖标志的临床意义。

课堂互动

无牙颌分区

请3～5名学生在无牙颌模型上标出无牙颌分区，教师点评。

第二节　全口义齿的固位和稳定

良好的固位和稳定是全口义齿修复成功的基本要素。全口义齿要获得良好的修复效果，必须要有良好的固位和稳定，这是全口义齿修复的先决条件。固位是指义齿抵抗从口内垂直脱位的能力。如果义齿固位不好，在张口时即容易脱位。稳定是指义齿对抗水平和转动的力量，防止义齿侧向和前后向脱位。如果义齿不稳定，在说话和咀嚼时则会侧向移位或翘动，造成义齿脱位，对牙槽嵴也将产生创伤性力量。固位是义齿发挥功能的前提和保障，也是稳定的基础。

一、全口义齿的固位原理

全口义齿能附着在上、下颌骨上是大气压力、吸附力和表面张力等物理作用的结果。

（一）大气压力

大气压力在全口义齿固位中有重要作用。根据物理学原理，当两个物体之间产生负压，而周围空气不能进入时，外界的大气压力将两个物体紧压在一起，只有在使用一定的力量破坏了负压之后，才能将两个物体分开。全口义齿基托边缘与周围的软组织始终保持紧密的接触，形成良好的边缘封闭，使空气不能进入基托与黏膜之间，在基托黏膜之间形成负压，在大气压力的作用下，基托和组织紧密贴合而使义齿获得固位。没有良好的边缘封闭就无大气压力作用可言。Skinner 等人（1953 年）发现，无边缘封闭时基托的固位力大幅度减低，有边缘封闭的义齿其固位力约是无边缘封闭义齿固位力的 10 倍。因此，基托边缘封闭越好，则大气压力的作用越强。基托受到的大气压力与基托面积的大小有关，基托面积越大，义齿受到的大气压力的总和越大，固位就越好。

（二）吸附力

吸附力（adsorption）是两种物体分子之间相互的吸引力（图 2-10），包括附着力（adhesion）和黏着力（cohesion）。附着力是指不同分子之间的吸引力。黏着力是指相同分子之间的内聚力。全口义齿的基托组织面和黏膜紧密贴合，其间有一薄层的唾液，基托组织面与唾液，唾液与黏膜之间产生附着力。唾液本身分子之间产生黏着力，使全口义齿获得固位。吸附力的大小与基托和黏膜之间的接触面积及密合程度有关。接触面积越大、越密合，其吸附力也就越大。吸附力的大小还与唾液的质和量有关，如果唾液的黏稠度高，流动性小，可以加强附着力和黏着力，从而增强了义齿的固位。相反，如果唾液的黏稠度低，流动性大，则减低固位作用。但唾液过于黏稠，唾液不易压缩成一薄膜，也不利于固位。唾液分泌量少时，患者口腔干燥，义齿固位困难，且口腔黏膜脆弱易破损，易产生疼痛和炎症。

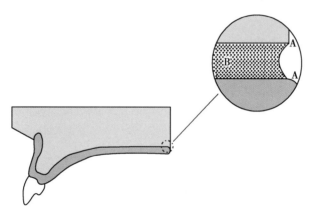

图 2-10　基托与黏膜间吸附力示意图
A. 附着力　B. 黏着力

（三）表面张力

如果要使全口义齿脱位，必须使义齿基托和黏膜之间的唾液分成两层，使空气进入基托和黏膜之间。基托与黏膜表面之间防止空气进入，要靠唾液内部分子之间的相互吸引力，使外层分子受到内部分子的吸引力，产生向液体内部的趋势，而使表面形成半月形的液体表面，这是由于表面张力所造成的。当两个物体表面之间的间隙愈小，所形成的半月形液体表面愈完全，表面张力也就越大。如果物体表面的间隙较宽，半月形液体表面被牵引，当表面张力不能维持两个表面接触或半月形液体表面破裂时，空气就会进入基托的组织面和组织之间。

全口义齿的固位力中吸附力和表面张力的发挥与义齿基托的覆盖面积、基托与黏膜的密合程度及唾液的黏稠度有直接关系。

二、影响全口义齿固位的因素

患者的口腔解剖形态,唾液的质和量,基托面积大小、边缘伸展等因素均与义齿固位有关。

（一）颌骨的解剖形态

根据固位原理,吸附力、大气压力等固位力的大小与基托面积大小成正比,颌骨的解剖形态直接影响到基托面积。因此,颌弓宽大,牙槽嵴高而宽,腭穹窿高而深,系带附着距离牙槽嵴顶较远,则基托面积大,固位作用好。反之,如颌弓窄小,牙槽嵴吸收后窄而低平,腭穹窿平坦,系带附着距离牙槽嵴顶近,则义齿基托面积小,固位作用差。

（二）口腔黏膜的性质

如黏膜的厚度适宜,有一定的弹性和韧性,则基托组织面与黏膜易于密合,边缘也易于获得良好封闭,有利于义齿固位。反之,如黏膜过薄,没有弹性,则基托组织面不易贴合,边缘封闭差,义齿固位也差,并容易产生压痛。覆盖在硬腭和牙槽嵴上的黏膜致密并紧密地附着在下面的骨质上,有利于对义齿的支持。在唇、颊、舌沟处的黏膜,因含有疏松的黏膜下层组织,义齿边缘伸展到移行皱襞,容易获得良好的边缘封闭,也有利于义齿的固位。

（三）基托的边缘

基托边缘伸展范围、厚薄和形状,对于义齿的固位非常重要。在不妨碍周围组织正常活动的情况下,基托边缘应尽量伸展,并与移行黏膜皱襞保持紧密接触,获得良好的封闭作用,以对抗义齿的脱位力。

在上颌,基托唇颊边缘应伸展到唇颊沟内。在唇、颊系带处的基托边缘应做成切迹以免妨碍系带的活动。在上颌结节的颊侧间隙处,基托边缘应伸展到颊间隙内,以利于固位。基托后缘应止于软硬腭交界处的软腭上,此区黏膜组织有弹性,基托边缘可在此区稍加压(形成后堤区),防止空气进入基托与组织之间而破坏负压状态,可以加强义齿后缘的封闭作用。义齿后缘两侧应伸展到翼上颌切迹。

在下颌,基托的唇颊边缘应伸展到唇颊沟内,舌侧边缘应伸展到口底。唇、颊、舌系带处边缘应做成切迹。基托后缘应盖过磨牙后垫的1/2或全部。

义齿基托边缘应圆钝,与黏膜皱襞紧密接触,以获得良好的边缘封闭,加强义齿固位。

（四）唾液的质和量

唾液的黏稠度高,流动性小,可加强义齿的固位。如果唾液的黏稠度低、流动性大,则减低义齿的固位。唾液分泌量也不宜过多或过少。帕金森病患者由于共济失调,吞咽功能差,口底往往积存大量唾液,影响下颌全口义齿固位。口腔干燥症者唾液分泌量极少,义齿固位也有困难。

三、影响全口义齿稳定的因素

全口义齿有了良好的固位,并不能保证在行使功能如咀嚼、说话时不脱落,任何加在义齿磨光面和咬合面上的不稳定因素,均会使义齿受到水平或侧向力而发生移位或翘动,从而破坏边缘封闭,使义齿脱位。理想的义齿稳定要求周围组织提供抵抗水平脱位的力量。义齿的不稳定是因为人工牙的位置、磨光面的外形与唇颊舌肌功能不协调所产生的水平力量引起。因此,需从排牙、咬合关系、磨光面形态上注意,使其与唇、颊、舌肌功能运动相协调。

（一）良好的咬合关系

正常人作正中咬合时，由于有上下颌天然牙列尖窝交错面的扣锁作用，上下颌的位置关系是恒定的，而且很容易重复。全口义齿戴在无牙颌患者口内时，上下人工牙列的扣锁关系也应符合该患者上下颌的位置关系。而且上下颌牙列间要有均匀广泛的接触。只有这样，咬合力才能有助于义齿的固位。如果义齿的咬合关系与患者上下颌的颌位关系不一致，或上下颌人工牙列间的咬合有早接触，患者在咬合时，不但不会加强义齿的固位，还会出现义齿翘动，使义齿固位力降低，造成义齿脱位。因此，制作全口义齿时，确定正确的颌位关系极其重要。

（二）合理的排牙

自然牙列的位置处于唇颊肌向内的力与舌肌向外的力大体相当的部位。如果全口义齿的人工牙列也排在原天然牙列的位置，人工牙也处于唇颊肌向内的力与舌肌向外的力大体相当的部位，有利于义齿的固位。如果排牙明显偏向唇（颊）侧，或偏向舌（腭）侧，唇颊肌或舌运动时，人工牙列就受到唇颊肌或舌肌的侧向推力，容易破坏义齿的稳定。

天然牙列完整的人，舌体受到牙列的限制，不会向外膨大。牙列缺失后，有的患者舌体变大，人工牙列也应相应地调整，否则舌体的运动将推动义齿向唇（颊）侧移动、脱位。

全口义齿人工牙应尽可能排在牙槽嵴顶上，咬合力沿牙槽嵴顶传递，义齿稳定性好（图2-11）。如果过于偏向唇、颊侧，在行使功能时产生不利的杠杆作用，使义齿发生前后或左右翘动，破坏义齿基托的边缘封闭和基托与黏膜之间的紧密贴合，致使义齿脱位。若人工牙排列的过于偏牙槽嵴顶舌侧，将会妨碍舌运动，也不利于义齿稳定。全口义齿的人工牙应按一定的规律排列，形成合适的补偿曲线、横𬌗曲线，𬌗平面应平行于牙槽嵴，尽量平分颌间距离（图2-12）。

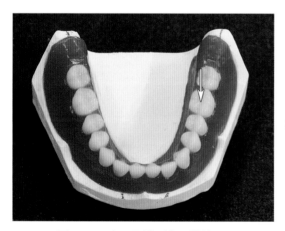

图2-11　人工牙排列在牙槽嵴顶

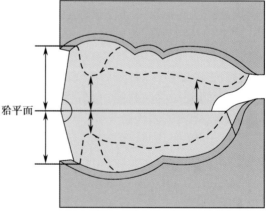

图2-12　𬌗平面平行于牙槽嵴，平分颌间距离

上下颌作正中咬合时，𬌗面应均匀广泛地接触，前伸、侧向运动时应达到平衡𬌗，才能有利于义齿的稳定。如果正中咬合有早接触，前伸、侧方𬌗未达到平衡𬌗，会使义齿在咀嚼时翘动，造成脱位。

（三）理想的基托磨光面形态

义齿在口腔中的位置，应在唇、颊肌与舌肌内外力量相互抵消的区域。在行使功能的过程中,如咀嚼、说话、吞咽等动作时,唇、颊、舌肌及口底组织都参与活动,各肌收缩的力量大小和方向多不相同。为争取获得有利于义齿稳定的肌力和尽量减少不利的力量,需制作良好的磨光面形态。一般基托磨光面应呈凹面(图 2-13),唇、颊、舌肌作用在基托上时能对义齿形成挟持力,使义齿更加稳定,如果磨光面呈凸形,唇、颊、舌肌运动时,将对义齿造成脱位力,破坏义齿固位。

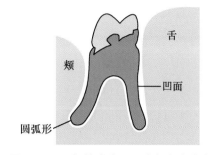

图2-13　理想的磨光面形态与义齿稳定

全口义齿的固位和稳定,经常是相互影响的。固位和稳定作用在临床上常常难以区分,二者缺一不可。固位力强可以弥补稳定性方面存在的不足,而牙槽嵴萎缩等解剖因素造成的固位不良,又可通过改进磨光面、咬合面形态来弥补。

第三节　全口义齿的分类

为无牙颌患者制作的义齿均称为全口义齿。随着现代口腔医学和修复技术的发展与进步,全口义齿的修复已经不只是用树脂基托来承载人工牙这一种方法了。新材料、新技术、新理论的出现与应用,大大丰富了全口义齿修复的手段和方法。人工牙和基托材料有了多种选择;固位方式分可摘式和固定式;支持形式有黏膜支持式、混合支持式和全颌固定式种植义齿。排牙有强调平衡𬌗的、有依照生理解剖标志的、也有注重中性区位置的。为了使其条理化和简单化,便于统计分析,指导义齿的设计与制作,将全口义齿做以下分类:

一、按牙列缺失情况分类

1. 全颌全口义齿　是上下颌牙列全部缺失,上下颌牙列全部需要用人工牙重建的修复形式。

2. 单颌全口义齿　是上颌或下颌牙列缺失的单颌全口义齿修复,俗称半口义齿。对颌为自然牙列或已采用可摘局部义齿、固定义齿或种植义齿修复。单颌全口义齿的修复难度较全颌全口义齿更大。

二、按义齿结构和支持形式分类

1. 黏膜支持式全口义齿　是传统的全口义齿修复方法。由人工牙与基托组成,𬌗力主要靠基托下的黏膜和黏膜下组织承担。患者可自行摘戴。

2. 混合支持式全口义齿　为覆盖式全口义齿,在基托组织面可装有辅助固位与传导𬌗力的装置,𬌗力由黏膜、黏膜下组织及经完善治疗的天然牙、牙根或种植体等共同承担。由于装有附着体等固位装置,义齿摘戴需按一定方法或经过医师指导。

3. 种植体支持式全口义齿　按固位方式分为全口固定式种植义齿和全口覆盖式种植义齿。全口固定式种植义齿由种植体、连接件及上部结构组成,一般无基托,𬌗力全部由种植体传导。全口覆盖式种植义齿按照上部结构与基台的连接形式分为杆卡附着式、套筒冠附着式、球帽附着式、磁性固位式种植义齿。

三、按牙列缺失后开始修复的时间分类

牙列缺失后，牙槽嵴的修复有个过程，拔牙创的愈合一般需 1 周左右，牙槽嵴的吸收大约在 3 个月后才逐渐减缓。临床上，可视具体情况在不同时段选择不同的修复方法。

1.长期性全口义齿　是指牙列缺失 3 个月以上，牙槽嵴吸收变慢或趋于稳定后制作的全口义齿。是全口义齿修复的常规方法，也是本书介绍的主要内容。

2.即刻全口义齿　在患者尚有天然牙时预成，牙拔除后立即戴入，又称预成全口义齿。

3.过渡性全口义齿　是介于以上两种修复时段之间的一种义齿。以暂义齿的形式临时恢复美观和功能，或在此基础上调整与义齿修复相关的软组织，形成或维持理想的义齿间隙，调整颞下颌关节的结构与功能，为后期修复达到良好的效果打下基础。

小　结

牙列缺失后牙槽嵴吸收，造成面部软硬组织及颞下颌关节的改变。无牙颌解剖标志、无牙颌分区、义齿表面与义齿间隙是全口义齿制作的重要基础知识。固位和稳定是全口义齿修复的基本要素和先决条件，也是修复成功的基本保障。

（宋　毅　石　娟　王跃进）

思考题

1.无牙颌的解剖标志有哪些临床意义？

2.无牙颌是如何分区的？

3.全口义齿的固位原理是什么？

4.影响全口义齿固位与稳定的因素有哪些？

5.全口义齿如何分类？

第三章　印模和模型

 学习目标

1. 掌握：围模灌注的操作方法；个别托盘的制作方法。
2. 熟悉：印模的原理；印模材料的原理；终印模与初印模的区别。
3. 了解：初诊获取的患者信息；义齿加工单的内容。

全口义齿的治疗方案应该是综合患者的主诉、病史、临床检查、经济状况及治疗时机做出的，应该是最适合患者的治疗。通过初诊时与患者的交流及临床检查，医师能够总结归纳出患者的具体病情特征，进行有针对性的治疗设计。了解患者基本情况、主观要求及既往牙科治疗情况，检查患者的全身情况、口腔内外部情况，评估患者的旧义齿，判断旧义齿是否可以作为治疗义齿进行调整。在完善检查和诊断后，制取初印模。

第一节　无牙颌的初印模

无牙颌印模（impression）是用可塑性印模材料取得的无牙上、下颌牙槽嵴和周围软硬组织的阴模。印模是全口义齿的基础。准确的印模，要反映口腔解剖形态和周围组织生理功能活动范围，以便义齿基托适当伸展，与口腔黏膜高度贴合达到边缘封闭，从而取得全口义齿良好的固位。

一、印模的分类

1. 根据制取印模的次数分类　分为一次印模法和二次印模法。一次印模法是用合适的成品托盘及印模材料一次完成工作印模的方法。二次印模法又称联合印模法，由初印模和终印模组成，先利用藻酸盐印模材料在无牙颌患者口中获取初印模，灌注石膏获得初模型，在其上制作个别托盘，然后用个别托盘加流动性好的藻酸盐印模材料、硅橡胶印模材料或氧化锌丁香酚制取终印模。

2. 根据制取印模时患者张口或闭口分类　分为开口式印模和闭口式印模。患者在半张口情况下取得的印模称为开口式印模。闭口式印模是在患者的模型上制作暂基托和𬌗堤，形成颌位记录后，将印模材料置于暂基托的组织面，患者闭口时咬在正中𬌗位制取的印模。

3.根据制取印模时是否对黏膜造成压力分类 分为无压力印模、选择压力式印模和压力式印模。

二、制取无牙颌初印模的目的和要求

精确的无牙颌印模是全口义齿规范化修复的前提,临床获取无牙颌印模的方法应采用二次印模法。此方法步骤较复杂,但印模准确性好,为确保义齿有良好的固位建议采用二次印模法制取无牙颌印模。

(一)目的

全口义齿是以基托与支持组织紧密贴合,获得良好的固位力,制取初印模的目的是制作无牙颌的初模型,提供制作个别托盘的基础。

(二)要求

1.全口义齿初印模应与组织面紧密贴合,应为无压力印模。

2.初印模应在患者放松的状态下取得,在不妨碍功能运动的条件下,充分伸展印模边缘。

3.初印模应做到解剖标志完整清晰,推开软组织干扰,取到承托区骨面形态,下颌确保磨牙后垫形态清晰无压痕。

4.初印模表面应光滑、无明显气泡,并有适当弹性,从口内取出后不应产生变形和损坏。

三、托盘和印模材料的选择

(一)托盘的选择

根据患者颌弓的形态、牙槽嵴的宽度、高度和印模材料的不同,而选择合适的无牙颌托盘(图3-1,图3-2)。

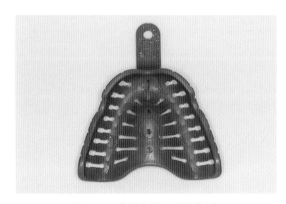

图3-1 成品上颌无牙颌托盘

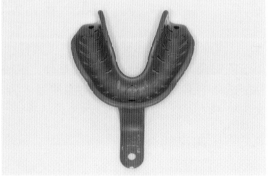

图3-2 成品下颌无牙颌托盘

合适的托盘宽度应比牙槽嵴宽2～3mm,周围边缘高度应距离黏膜反折处约2～3mm,唇、颊、舌系带处应充分避让。上颌托盘后缘两侧需盖过翼上颌切迹,后缘连线应超过颤动线3～4mm。下颌托盘后缘应盖过磨牙后垫,在舌侧翼缘区充分伸展。

选用成品托盘如边缘过高或过低,可根据口腔具体情况,适当地加以修改,若牙槽嵴过高,托盘边缘高度不够,可用蜡片或印模膏加高托盘边缘。

如果患者有旧义齿,可以参考旧义齿选择相应大小的成品托盘,若旧义齿覆盖整个承托区,并且与相邻的口腔软组织相协调时旧义齿可充当托盘。

(二)印模材料的选择

口腔印模材料是采取口腔阴模时所用的材料,包括藻酸盐类印模材料、氧化锌丁香酚材料、硅橡胶印模材料、印模石膏、印模膏等。

全口义齿初印模最常使用藻酸盐类印模材料,此材料具有良好的流动性、弹性、可塑性。终印模材料要求材料具有良好的流动性和较小的黏性,可采用精细的藻酸盐类印模材料、硅橡胶印模材料及氧化锌丁香酚等。

四、制取初印模的方法

(一)调整体位

一般采取患者下颌牙槽嵴与地平面平行的体位。将椅位调整到合适的位置,既要使患者舒适,也要让医师操作方便。

(二)制取无压力初印模

1. 藻酸盐印模材料制取上颌初印模 选择与患者口腔上颌情况大致相似的成品托盘,将多功能蜡放置在55℃热水中软化。将软化的多功能蜡置于托盘组织面的中切牙区及双侧磨牙区形成三点支撑(图3-3),稳定托盘,避免托盘边缘压迫黏膜反折,保证容纳印模材料的空间。取适量藻酸盐印模材料放置在托盘上,医师站在患者的右后方,右手持托盘,左手持口镜拉开左口角,将托盘旋转就位于患者口中。稳定托盘位置,在材料的可塑期内,嘱患者噘嘴、咧嘴、左右摆动下颌,完成肌功能整塑,待藻酸盐印模材料凝固后,使印模从上颌后缘脱位,从口内旋转取出(图3-4)。

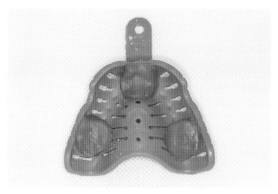

图3-3 在上颌托盘组织面形成三点支撑

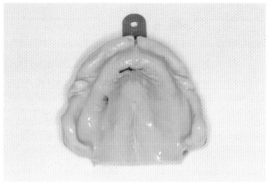

图3-4 上颌初印模

2. 藻酸盐印模材料制取下颌初印模 先选择合适的成品托盘,与上颌相似,在下颌托盘组织面形成三点支撑(图3-5),稳定托盘,避免托盘过度下沉,保证容纳印模材料的空间。医师站在患者的右前方,右手持托盘,左手持口镜拉开右口角,将托盘旋转放入患者口中,将两手示指放在托盘两侧相当于前磨牙部位,拇指固定在下颌骨下缘,轻压使印模托盘就位,在印模材料可塑期内,稳定托盘,嘱患者噘嘴、咧嘴、舌体左右摆动后轻抵托盘并吞咽完成肌功能整塑,待藻酸盐印模材料凝固后,使印模从下颌后缘脱位,从口内旋转取出(图 3-6)。

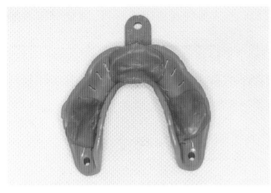

图3-5　在下颌托盘组织面形成三点支撑

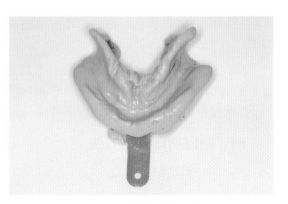

图3-6　下颌初印模

(三)检查印模、消毒

检查初印模,解剖标志是否完整清晰,是否有压力过大以及边缘不完整处。对于上颌无牙颌印模,其边缘应充分反映前庭沟处组织形态,总体呈光滑、连续、圆钝,无气泡等缺陷,后缘包过上颌结节、翼上颌切迹、腭小凹。对于下颌无牙颌印模,能够完全盖过磨牙后垫,反映唇颊前庭沟、颏结节、颏棘、外斜线、下颌舌骨嵴、舌侧翼缘区的形态。

检查完成后进行印模消毒并及时灌制石膏初模型。

第二节　无牙颌的初模型

模型(model or cast)是灌注模型材料如石膏或人造石于印模内形成的物体原型。全口义齿模型是灌注模型材料于无牙颌印模内形成的无牙颌阳模。

在无牙颌初印模内灌注石膏形成初模型(primary cast),用来制作个别托盘;在无牙颌终印模内灌注石膏形成工作模型(master cast),用来制作暂基托及全口义齿。

一、围模

为了保护无牙颌印模的边缘,提供模型底部应有的厚度,保证石膏不流入他处,在印模的外周用材料圈围,这个操作步骤称为围模。无牙颌的初模型及工作模型均可通过围模灌注,围模灌注可获得厚度适宜、外形规整的石膏模型,可减少石膏打磨量和石膏用量。

(一)围模的原理

围模是在印模周围形成一个盒形,包含两部分,一部分是在印模组织面的外缘形成模型边台,要求边台平整,宽度大于 5mm,距离印模边缘 3mm;另一部分是在模型边台外缘形成围板,围板上缘至印模最高处的距离不小于 10mm。

围模材料应易于操作,在灌制模型过程中能够保持足够的强度,待石膏凝固后,易于从模型和印模上分离。围模的边台形成材料有蜡片、抛光砂、藻酸盐及硅橡胶等,围模板可用蜡片、硬纸板及胶带等,可根据具体情况选择不同的围模方法。

（二）围模的方法

1. 蜡片围模法　利用成盒形蜡板将印模围起来，然后灌注石膏，形成模型。具体操作方法：①在印模的周缘下约 3mm 处粘一条约 5mm 宽的蜡条，而下颌印模的舌侧边缘间可用蜡板封闭空隙。②将印模的组织面向上，沿蜡条外面及印模后缘围绕一层，形成盒形蜡板，蜡板与蜡条之间粘熔蜡，围成封闭的圆筒状（图 3-7，图 3-8）。

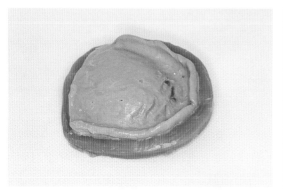 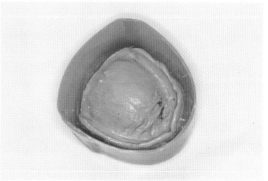

图 3-7　沿印模边缘下 3mm 粘蜡条　　　　　　　　　图 3-8　蜡片围模

2. 型盒围模法　①选择与印模大小匹配的围模用型盒，要求型盒各边距离印模 5mm 以上，高度至少 10mm。②准备足量包埋材料，混合调拌后灌注到选好的容器内，然后将印模组织面向上按压入未固化的包埋材料内，注意保证所有边缘露出包埋料 3mm 以上，用手指抹光抹平包埋料表面，待其完全固化。包埋料可选用抛光砂混合少许石膏粉、也可选择藻酸盐印模材料。③胶布包绕型盒外侧围成封闭的圆筒状（图 3-9，图 3-10）。

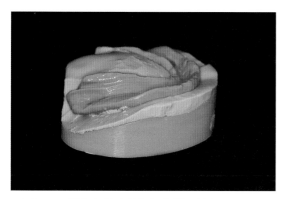 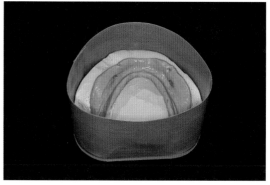

图 3-9　型盒内藻酸盐包埋印模至边缘下 3mm　　　　图 3-10　胶带围模

3. 硅橡胶围模法　①确定围模的边缘位置，在距离黏膜转折 3mm 处划线。②采用单组分的硅橡胶重体印模材料捏成条状，贴近划线处将印模包裹起来。整理硅橡胶围模材料的宽度 8～10mm，下颌舌侧形成舌台，烫光滑各个平面。③在围模材料外边缘贴附小纸板形成封闭的圆筒围框（图 3-11，图 3-12）。

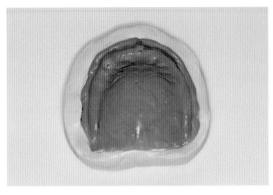

图 3-11　单组分硅胶包埋印模至边缘下 3mm

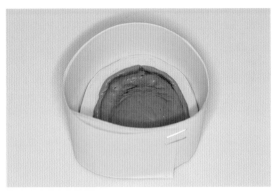

图 3-12　纸板围模

二、灌注模型的基本步骤

1．调拌石膏　初模型通常选用普通熟石膏灌注，按石膏的使用说明书称量粉液，调拌石膏，调拌时间大约 1 分钟，待石膏调拌至光滑、均匀细腻、无气泡时开始灌注。

2．灌模　用石膏调刀分次将调拌好的石膏放在印模组织面的较高处，手持托盘并放在振荡器上，使石膏从高处渐渐流入印模的牙槽嵴处，并逐渐灌满整个印模。

3．脱模　灌模后静置约 60 分钟，确保石膏完全凝固后脱模。

三、初模型形成后的检查与要求

全口义齿初印模灌注石膏形成初模型后，可用来制作个别托盘，模型应充分反映无牙颌的各个解剖标志，通过石膏打磨机修整，达到模型底面、外侧和边缘平整光滑。模型底面与预想的𬌗平面平行，最薄处厚度不小于 10mm，模型侧面应平滑连续，与底面垂直，边缘厚度 3～5mm。

第三节　制作个别托盘

用成品托盘不能满足无牙颌患者的牙弓及牙槽嵴条件，初模型只能获得无牙颌组织的大致形态。通过制作个别托盘、边缘整塑和制取二次印模，可提高印模的精确性，复制出无牙颌精细的软硬组织形态。

一、个别托盘边缘线的描绘

在初模型上标记解剖标志，用红蓝铅笔画出个别托盘的范围。在唇颊侧前庭沟的最深处与下颌舌侧黏膜反折处画出基托边缘线，个别托盘边缘比基托边缘回收向牙槽嵴顶方向 2mm，目的是在口内整塑后获得更符合患者生理功能的边缘。上颌要画出正中线及切牙乳突、上腭硬区及上颌结节范围，以便后期缓冲，上颌个别托盘的后缘应放在软腭处超过颤动线 2～3mm（图 3-13）；下颌要画出磨牙后垫、下颌舌骨嵴、外斜线，下颌个别托盘后缘应覆盖全部磨牙后垫，颊舌侧与下颌舌骨嵴和外斜线平齐（图 3-14）。上下颌个别托盘均应在唇、颊、舌系带处留出足够的空间，以免妨碍边缘整塑时自由活动。

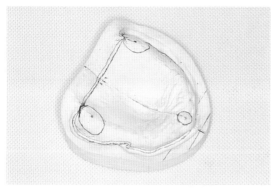

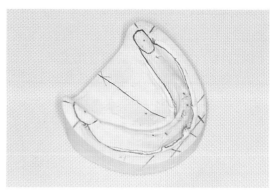

| 图 3-13　上颌初模型画线 | 图 3-14　下颌初模型画线 |

二、模型的处置

1. 缓冲、填倒凹　标记出无牙颌应缓冲的骨隆突、软组织增生和倒凹区等,在这些缓冲区上适当贴蜡,以缓冲及填充倒凹。

2. 印模材料的预留空间　在个别托盘和黏膜之间,是否预留印模材料空间,应该根据临床医师制取二次印模的方法和材料的不同进行选择。通常情况下,如果采用流动性好、精度高、黏性小的印模材料,不需要预留印模材料的空间。其余情况下,为了提供印模材料的空间,减小对黏膜的压力,可在初模型与个别托盘之间铺一层蜡,其厚度根据黏膜情况决定,但须有支撑点确定托盘就位的位置。

三、个别托盘的制作

个别托盘通常使用树脂在初模型上制作完成,临床常用的是不预留印模材料空间的手持式树脂个别托盘。

涂布分离剂后,调拌自凝型丙烯酸树脂,均匀涂布于初模型表面,个别托盘 2～3mm 厚即可。待其硬固后取下,沿画线标记修整边缘,备用(图 3-15,图 3-16)。

如果用光固化树脂制作个别托盘,则画线、贴蜡、填倒凹方法同自凝型丙烯酸树脂制作个别托盘,然后将预成的光固化树脂按压在模型上,去除多余材料,用光固化灯照射即可硬固。

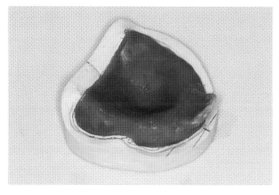

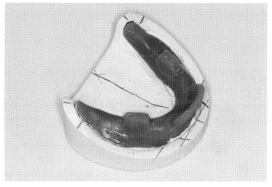

| 图 3-15　上颌个别托盘 | 图 3-16　下颌个别托盘 |

特别要注意的是：①个别托盘边缘不能妨碍唇、颊、舌的正常运动。②托盘手柄唇侧外表面应模拟原有天然前牙的弧面形态，其唇舌向倾斜角度与原天然牙列相一致。③在两侧下颌前磨牙至第一磨牙处放置指支托，垂直于牙槽嵴，制取印模时要用双手示指按在指支托上，稳定托盘，防止颊部和边缘变形。

将做好的个别托盘放入口内，检查托盘的边缘伸展是否适度，是否充分避让开系带，托盘边缘是否距离前庭沟底 2mm，必要时可进行打磨调整。在唇、颊、舌功能活动时，托盘位置保持不动，则认为托盘合适。

用钨钢磨头打磨去除个别托盘边缘毛刺，使托盘边缘呈光滑的斜面，利于托盘与边缘整塑材料的结合。

第四节　无牙颌终印模及工作模型

无牙颌终印模用于灌制工作模型，并在此基础上制作义齿。无牙颌终印模的目的是尽可能真实地复制口腔组织的细微形态，以保证义齿基托下组织均匀受压，边缘接近生理功能状态。

一、制取无牙颌终印模的要求

终印模具体要求：

1. 精确的组织解剖形态。

2. 适当的伸展范围，在黏膜反折处、系带以及软腭处，在不影响功能活动的前提下，应充分伸展印模边缘。

3. 印模边缘应清晰反映口腔前庭沟和黏膜反折处的组织形态，边缘应光滑圆钝，使义齿基托边缘获得良好的边缘封闭性。通过周围肌功能整塑，确定唇、颊、舌系带在功能运动时的形态和位置。

二、终印模方法的分类

无牙颌终印模根据不同类型的印模承载工具，分为以下三种：

1. 用手持式个别托盘作为印模承载工具。检查手持式树脂个别托盘，置于口内用边缘整塑材料进行边缘整塑，将印模材料置于个别托盘制取终印模。

2. 用具有咬合信息的暂基托，即上下颌𬌗托作为印模承载工具。在患者的模型上按照个别托盘的边界制作暂基托和𬌗堤，形成颌位记录后，将印模材料置于暂基托的组织面，患者在正中关系位制取终印模。

3. 用治疗义齿作为印模承载工具。在疑难全口义齿制作过程中，将组织调整剂置于过渡义齿组织面及磨光面，患者在功能运动过程中逐渐塑形，获取患者功能状态下口腔软硬组织形态细节。

三、制取终印模

（一）用手持式树脂个别托盘制取终印模

1. 边缘整塑　边缘整塑是将个别托盘的边缘进行正确延伸，采用质软但微有黏性的材料进行边缘整塑,待材料冷却时,应呈现半坚硬或聚合状态。在树脂个别托盘边缘添加整塑材料,放入患者口内,使托盘和前庭沟底之间的2mm间隙被稍稍过度充满,在材料硬固之前,牵拉软组织,直到边缘整塑材料记录下边缘伸展。边缘整塑材料一般有整塑蜡、印模膏或边缘整塑硅橡胶。

上颌一般分段依次进行整塑,即左右后牙区、左右前牙区和后堤区。将边缘整塑蜡烤软后,加在个别托盘边缘,逐段放入口内进行肌功能修整。

上颌后堤区是上颌全口义齿后缘的封闭区,该区组织柔软,有一定可让性。上颌全口义齿的后缘如能适当加压可使义齿软硬腭交界处的黏膜组织紧密贴合,使空气不易从后界进入基托与组织间,从而实现后缘封闭,以利固位。

在口内形成后堤区的方法是:在个别托盘后缘约5mm宽放上烤软的整塑蜡,放入患者口内原有的位置,并加压,则软化的整塑蜡推软腭向上形成后堤,至此完成上颌全部边缘封闭(图3-17)。

下颌除唇颊侧修整与上颌基本相同外,还需做舌侧修整,也可分舌前、左、右3个部分进行。嘱患者舌头左右活动及上抬,即可修整舌侧翼缘及舌系带区。在舌侧修整时,一定要注意个别托盘的位置不能移动,以免影响其准确性(图3-18)。

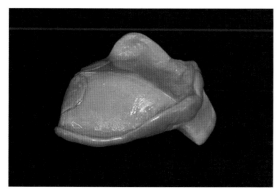 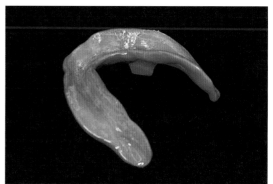

图3-17 整塑后的上颌个别托盘　　　　图3-18 整塑后的下颌个别托盘

个别托盘边缘整塑完成后,应在口腔有良好的固位,唇、颊、舌活动时托盘不脱落,同时确保整塑材料只在边缘,刮去后堤区以外卷入托盘组织面的整塑材料。在上颌硬区、切牙乳突部位及牙槽嵴顶处可打孔,以便多余的二次印模材料流出,以免对组织造成过大压力。对于牙槽嵴较松软者,可选用合适的有孔无牙颌托盘或特制有孔的个别托盘,取印模采取轻压就位,以便于多余的印模材料从托盘溢出,减小松软牙槽嵴变形,从而形成较合适的印模。

2. 制取终印模　全口义齿的终印模,应选择有较好的流动性和亲水性,细节表现能力强,黏性小的材料,如藻酸盐、氧化锌丁香酚等,不要使用黏性大的印模材料。根据材料的性质和特点,按照所用材料说明调拌好印模材料,均匀地放置在个别托盘内,将托盘旋转进入口内,以轻微压力和颤动方式使托盘就位于正确位置后用正确的指法与压力维持托盘稳定的位置,进行肌功能整塑,维持稳定托盘至印模材料完全凝固后取出。检查组织面及边缘是否合乎要求(图3-19,图3-20)。

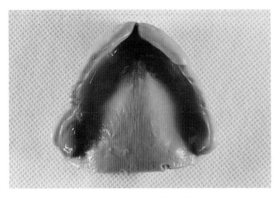

图 3-19　上颌终印模

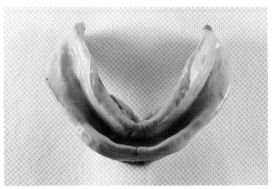

图 3-20　下颌终印模

 知识拓展

红膏内衬（model compound lining，MCL）个别托盘

是指用红膏内衬后的个别托盘，此托盘能够在口内整塑边缘，检查确认组织面压力均匀后制取终印模。

MCL 个别托盘的制作方法是：①画出个别托盘边缘线；②在画线范围内铺设一层红蜡，并在覆盖区域相对较软的部位做 4～6 个直径约 1mm 的小孔，作为树脂个别托盘的止点；③在蜡的表面铺设托盘树脂，上颌的腭部制作排溢孔；④树脂固化后，去除蜡片，涂布分离剂，将少量印模红膏烫软，压入蜡片形成的空间。将烫软的红膏在模型上修整，使之形态流畅，在石膏模型上刚好可见到止点。

MCL 托盘在制取终印模前应进行组织面压力调整及边缘成形，具体方法是：①将 MCL 托盘放入患者口中试戴，检查托盘边缘，调整合适。②加热红膏组织面，并在口内加压调整，直到红膏组织面呈现均匀的压力。用压力指示糊剂进行检查和调整，注意压力过大，会使止点突出于红膏表面。③加热印模红膏边缘区域，大幅度做功能运动，使托盘边缘形成略为过度的肌能修整，后期使用印模材料形成边缘形态。MCL 托盘制取终印模的方法与常规使用的手持式树脂个别托盘一致。

（二）用具有咬合信息的暂基托制取终印模

使用上下颌𬌗托制取终印模，目的是获得患者咬合状态下的印模。首先在患者的模型上绘制基托边缘线，内收 2mm 制作暂基托，并在暂基托上制作𬌗堤，将上下颌𬌗托置入患者口内，采用蜡堤记录𬌗平面及颌位关系后，将印模材料置于暂基托的组织面，患者在正中关系位制取终印模。

采用咬合基底法制取终印模需注意以下几点：

1. 记录正确的颌位关系，如颌位关系错误会导致支持组织因压力不均而变形；
2. 控制咬合力，过大的咬合力会导致黏膜变形；
3. 在灌制模型时保持𬌗托的完整和稳定；
4. 灌注工作模型后应先根据颌位记录上𬌗架，再将𬌗托及印模脱出。

（三）用治疗义齿制取终印模

组织调整剂（tissueconditioner）是一种具有黏弹性和可塑性的暂时衬垫材料,治疗义齿通过多次使用组织调整剂对义齿组织面有需要的部位做反复添补和调整,最终呈现符合患者动态功能咀嚼状态下,与解剖结构相适宜的精细组织面形态、边界的位置和形态。

将治疗义齿作为个别托盘制取印模,印模记录的个性化信息是经过一段时间的功能调整逐渐获得,是真正意义上的动态功能印模,确保了终义齿能获得良好的支持、固位和稳定（图3-21）。

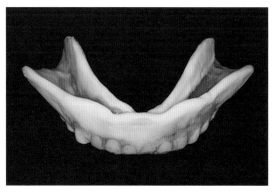

图3-21 治疗义齿获取终印模

四、检查终印模

获得上下无牙颌终印模后,检查印模组织面是否清晰,有无过大压力及变形,边缘是否完整无缺,印模与托盘有无分离情况。然后用清洁冷水冲净印模上的唾液,并清除印模表面的水分,消毒并及时灌注模型。

五、灌注工作模型

采用围模法灌注工作模型,目前常用的模型材料为熟石膏、人造石（硬石膏）、超硬石膏（人造超硬石膏）。一般制作树脂基托的全口义齿常用熟石膏或硬石膏;如果制作铸造金属基托的全口义齿,最好选用超硬石膏。

六、工作模型形成后的检查与要求

工作模型应充分反映出无牙颌组织面的细微纹路,尤其是黏膜反折线和系带处。模型边缘上显露出肌功能修整的痕迹,模型反折边缘宽度以 3～5mm 为宜,模型最薄处也不能少于 10mm。模型后缘应在腭小凹后不少于 2mm,下颌模型在磨牙后垫自其前缘起不少于 10mm。模型修整后底面和牙槽平面平行,底座部分应为工作部分的1/2（图3-22,图3-23）。

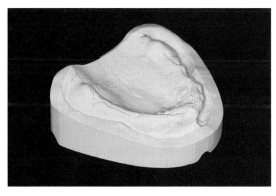

图3-22 上颌工作模型

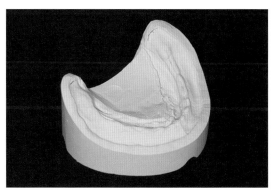

图3-23 下颌工作模型

知识拓展

义齿加工单

义齿加工单又叫工作授权书,是指定制式义齿加工时,委托方(医师)给受托方(义齿制作中心)的关于所送修复体加工事宜的加工单。

义齿加工单是医技信息传递的重要工具,技师通过义齿加工单了解医师的整个治疗计划。义齿加工单的内容应包含制作中心信息(名称、地址、电话)、医师信息(单位、姓名、电话)、患者信息(姓名、性别、年龄、联系电话)、制作项目、设计要求(材料、颜色、形态、咬合、特殊注意事项)、收件时间及交付资料清单、授权签字和出件时间等项目。

义齿加工单作为商业合同具有法律效用,义齿制作中心在生产过程中发现问题应及时与医师沟通,并对设计单作出实质性的修改,医师在反馈信息时也应清晰书写在义齿加工单上,做到职责分明,可保护双方权利。

 小 结

全口义齿修复前,医师应对患者所有的相关信息进行汇总并分析,诊断后制定完善的个性化的治疗计划。精确的印模是全口义齿规范化修复的前提,熟练地掌握印模技术操作方法,也是提高初印模、初模型、终印模、工作模型准确性的前提。印模、模型的精确性又会影响全口义齿的质量。因此,印模与模型制取方法,包括无牙颌托盘的选择、个别托盘的制作、围模灌注方法等均至关重要。

(彭 燕 王 菲)

思考题

1. 与患者交流时需要掌握哪些信息?
2. 如何选择成品托盘?
3. 最高效的围模方法是哪种?
4. 义齿设计单包含哪些内容?
5. 好的印模材料具有哪些特点?
6. 最佳的终印模需符合哪些要求?

第四章　标准化工作模型和𬌗托

　学习目标

1. 掌握：标准化工作模型的原理及其制作方法；平均值𬌗托的原理及其制作方法。
2. 熟悉：天然牙列与解剖标志的位置关系。
3. 了解：天然牙列平均值的数据。

第一节　标准化工作模型

一、标准化工作模型的理论依据

在全口义齿的制作中，口腔技师的工作视线需与临床医师的工作视线一致，该视线的位置是𬌗平面，标准化工作模型的底面与牙槽嵴平行，使口腔技师与口腔医师得以用同一个视线进行观察。此外，标准化工作模型还可避免在全口义齿制作过程中发生人为的差错。对于任何病例，都要按同样标准制作工作模型，正因为标准化工作模型具有视觉平衡感，也易于后续𬌗托制作过程中的检查。如果工作模型形态紊乱，不具备视觉平衡感，则不利于观察上下颌牙槽嵴的对应关系及其𬌗托的制作，甚至影响临床确定颌位关系（图4-1）。

因为制作全口义齿所用的𬌗架，大都采用与鼻翼耳屏线平行的平面作为𬌗平面，这些𬌗架上下颌体的间距是按人体的平均值数据设计。将工作模型修整为从𬌗平面到上下颌工作模型底面的距离为30mm，上下颌模型的总高度为60mm（图4-2），该数据略小于平均值𬌗架上下𬌗体之间的距离将更容易在平均值𬌗架上固定模型。

50年代末美国的全口义齿技术手册中表述了上颌𬌗托的高度是指上唇系带附近上颌中切牙黏膜反折处到上颌𬌗托切缘的距离是22mm；下颌𬌗托的高度是指下颌𬌗托的切缘到下颌中切牙附近黏膜反折处的距离是18mm。

这些数据仅表述了𬌗托前牙区高度的平均值，对于按鼻翼耳屏线的平行线形成𬌗堤的𬌗平面，堤嵩词等学者认为，上颌模型𬌗托的切缘至上颌中切牙上方黏膜反折处的距离为22mm，𬌗平面后部至翼上颌切迹的距离为5mm；下颌模型从𬌗托的切缘到下颌中切牙下方黏膜反折处的距离为18mm，𬌗平面的后方与磨牙后垫上缘平齐。但因上颌22mm是指上

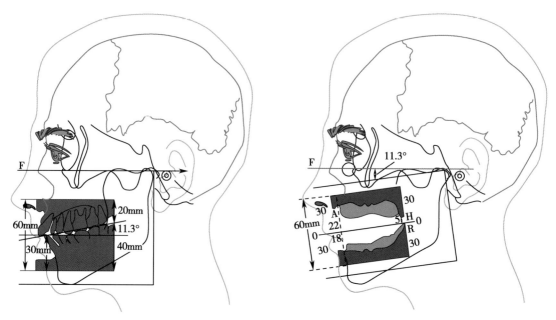

图4-1　标准化工作模型与口腔的关系图

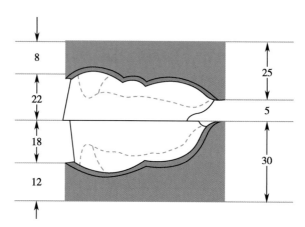

图4-2　标准化工作模型的规格

颌中切牙切缘处于上唇下缘的位置,所以必须按患者的年龄及其需求和口腔医师对美感的理解适度增减高度。

　　天然牙列时期,鼻翼耳屏线大多与𬌗平面平行,但并非一成不变。𬌗平面与患者的个体差异相宜,虽然每个患者的唇部形态不同,spee's曲线也有所不同,但制作标准化工作模型,能使口腔技师和口腔医师更好地推测𬌗平面及上下颌牙槽嵴之间的关系,并有助于制作平均值𬌗托。

二、标准化工作模型的意义及其作用

(一)推测无牙颌模型的𬌗平面

　　无牙颌工作模型上已没有余留牙,也没有𬌗平面,无法参照天然牙列工作模型的𬌗平面制作标准化工作模型。因此，为了便于在工作模型上制作殆托，根据无牙颌模型上的解剖标志及其形态，推测患者天然牙列的位置、方向、牙的大小及殆平面后，才能在相当于天然牙列的位置上制作殆堤（图4-3）。

虽然无牙颌模型上有牙槽嵴、切牙乳突、腭皱襞、翼上颌切迹、磨牙后垫、下颌舌骨嵴等解剖标志可用于推测天然牙列的位置，但这些解剖标志的位置及其形态往往有较大变化，对确定殆平面的参考价值有限，而黏膜反折线位置相对较恒定，因此可根据黏膜反折线推测天然牙列时期的殆平面位置。口腔技师需结合临床信息，把殆平面、上下颌牙槽嵴之间的关系等信息可视化，才能进行有效的修复。因为全口义齿修复要重现天然牙列的位置，所以在制作殆托前推测殆平面，最好的方法是使工作模型的底面与殆平面平行。

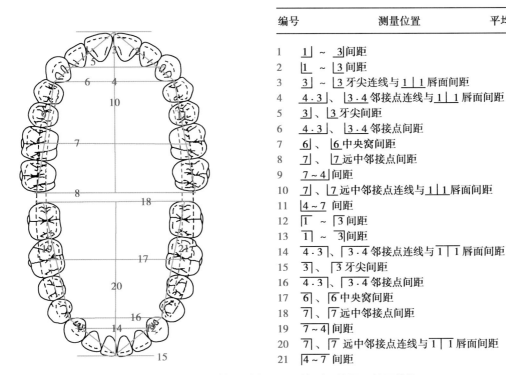

编号	测量位置	平均值（mm）
1	3| ～ |3 间距	23.8
2	1| ～ |3 间距	23.8
3	3| ～ |3 牙尖连线与 1|1 唇面间距	9.6
4	4·3|、|3·4 邻接点连线与 1|1 唇面间距	14.8
5	3|、|3 牙尖间距	35.8
6	4·3|、|3·4 邻接点间距	35.8
7	6|、|6 中央窝间距	49.2
8	7|、|7 远中邻接点间距	54.8
9	7～4 间距	36.0
10	7|、|7 远中邻接点连线与 1|1 唇面间距	48.6
11	|4～7 间距	35.6
12	1| ～ |3 间距	18.0
13	1| ～ |3 间距	18.3
14	4·3|、|3·4 邻接点连线与 1|1 唇面间距	10.0
15	3|、|3 牙尖间距	27.2
16	4·3|、|3·4 邻接点间距	30.0
17	6|、|6 中央窝间距	43.0
18	7|、|7 远中邻接点间距	51.6
19	7～4 间距	37.0
20	7|、|7 远中邻接点连线与 1|1 唇面间距	44.7
21	|4～7 间距	37.0

图4-3　天然牙列水平面观的测量位置及其平均值

（二）易于在口腔外推测上下颌位置关系

在研究无牙颌牙槽嵴长期变化的过程中，Watt 及 Macgregor 等学者，用数据或变化趋势表示牙槽嵴的变化（图4-4）。

根据天然牙原有的位置及牙槽骨的变化趋势，可了解牙槽嵴的吸收方向，但牙列缺失后，天然牙列的原有位置、缺牙原因、对颌关系等各种情况错综复杂，所以只有通过分析工作模型，才能进行综合分析，这有助于获得最合理的修复效果。

为正确获得被观察物体的大小及其位置关系，不仅要保持稳定的观察条件，还要使用测量用具才能获得精确的数据。不同的观察角度，测量结果会有误差。为了使口腔技师精确测量工作模型，需沿与殆平面成直角的位置观察、测量、分析工作模型的解剖标志。

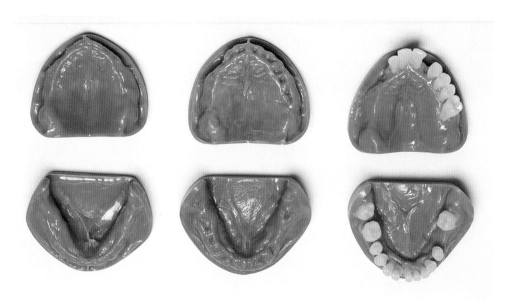

图4-4　天然牙列向无牙颌演化过程中牙槽嵴形态的变化

　　为保持观察条件的稳定，可预先在工作模型上描记模型中线等标志线，尽可能保持观察及操作视点、视线的一致，同时用测量工具实测验证自我感受。

　　为确保视点的稳定，可按瞄准器的工作原理确定眼睛与被观察物体的位置。方法是采用具有一定厚度的透明有机玻璃板，分别用蓝色和红色在其正反面画标志线，置于被观察物体与眼睛之间（图4-5）。

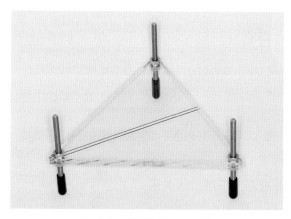

图4-5　𬌗托高度测量器

　　在厚的有机透明玻璃板正反面的同一位置，分别画红线、蓝线，把有机透明玻璃板装载成𬌗托高度测量器。

　　在观测板上，检查下列关系：

　　1. 检查上颌结节、磨牙后垫与上下颌的基托边缘是否协调。

　　2. 检查𬌗托空间的大小。

3．检查上下颌工作模型的中线是否上下一致。

4．检查工作模型左右两侧的牙槽嵴是否大致对称，哪些位置不对称。

5．检查是否存在牙周病、龋病、外伤等原因造成牙槽嵴非对称吸收。

6．检查上下颌牙槽嵴是否平行。

7．如图 4-1 所示，从 B 点朝上颌方向做垂直延长线，检查上下颌牙槽嵴之间成何种位置关系。

8．通过在口腔外推测上下颌位置关系，想象义齿的整体形态。

（三）易于按平均值数据制作殆托

垂直距离、水平关系、唇部突度因人而异，口腔医师需在患者口腔内试戴并修整殆托，虽然预先把殆托制成平均值的形态，临床上仍要按牙槽嵴的吸收程度，与唇、颊、舌的相互关系适度加减殆托的高度，但能大幅节省确定颌位关系记录所需的时间。决定临床殆托高度的因素不仅包括牙槽嵴的高度，还包括殆平面与中切牙附近黏膜反折处之间的距离，并根据唇、颊、舌的关系及表情、发音进行调整。

完成标准化工作模型后，在其上制作暂基托，再参考无牙颌模型上残留的解剖标志的位置及其形态，推测该患者天然牙列的位置、方向和牙的大小等，在相当于天然牙列的位置上制作殆堤（图 4-6）。提高殆托重现天然牙列的程度，以利于确定颌位关系记录的临床操作，缩短临床操作所需的调整时间。

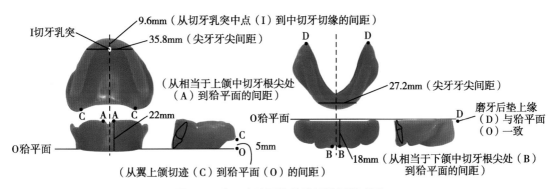

图 4-6　全口义齿平均值殆托数据模式图

（四）易于上殆架

为提高工作效率，用平均值殆架及殆平面板上殆架时，绝大部分工作模型的尺寸空间与殆架的空间相符，不必修整工作模型的底部，就能迅速完成上殆架。由此决定了工作模型各解剖标志与工作模型底面间的标准数据。

三、标准化工作模型的数据要求

上颌模型：上颌中切牙处黏膜反折线距工作模型底面为 8mm，翼上颌切迹距工作模型底面为 25mm。

下颌模型：下颌中切牙处黏膜反折线距工作模型底面为 12mm，磨牙后垫上缘距工作模型底面为 30mm。

第二节 𬌗托的制作

𬌗托由基托和𬌗堤两部分组成。借助上下颌𬌗托恢复无牙颌患者的垂直距离，患者两侧髁突退至其生理后位的正中颌位记录也是依赖于上下颌𬌗托来确定的。基托最后为热凝塑料所代替，所以在义齿聚合前称之为暂基托。暂基托用于排列人工牙和形成蜡型。常用的暂基托材料有基托蜡片、自凝树脂和光固化基托树脂板等。暂基托精度的决定因素是工作模型。制作𬌗堤前，经口内试戴暂基托，能充分确定基托是否已具备固位力与支持力，以及边缘的长短、厚薄及其形状等，从而验证印模的准确性。现以暂基托为例介绍𬌗托的制作。

一、制作暂基托

1. 用基托蜡片等完全填补工作模型上的倒凹后，为防止因自凝树脂聚合收缩时产生的早接触造成暂基托浮起，对缓冲区涂布厚度约少量的蜡缓冲。在模型表面涂布一薄层凡士林。计量自凝树脂，迅速调合均匀，将面团期自凝树脂压贴在工作模型上。固化前用雕刻刀沿中线裁切成两部分，不要取下基托（图4-7）。

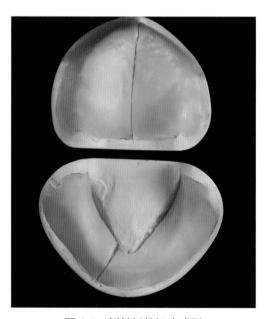

图4-7 暂基托的初步成型

2. 因聚合收缩，固化后分割的缝隙会扩大。用自凝树脂填补这些缝隙。把厚度为12μm的咬合纸介入工作模型与基托之间，依据抽拉咬合纸的手感，检查暂基托的密合程度。

3. 用车针修整暂基托边缘的菲边、厚度及其形态。如有必要，可用自凝树脂构筑在基托边缘，改善基托边缘的封闭性。完成暂基托（图4-8）。

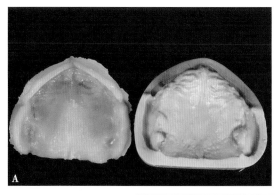
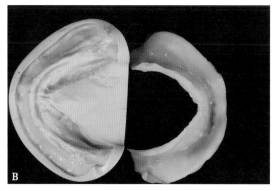
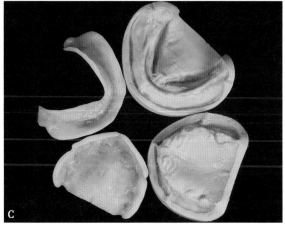

图4-8 暂基托

A.上颌模型与暂基托 B.下颌模型与暂基托 C.上下颌模型与暂基托

二、制作𬌗堤

（一）基于标准化工作模型的平均值𬌗堤

推测天然牙列时期𬌗平面的位置依靠标准化工作模型。参考相关黏膜反折处在工作模型上推测𬌗平面。因此，可以认为正确的无牙颌印模边缘与𬌗平面大致成平行关系。此外，还要参考无牙颌𬌗托设计数据制作𬌗堤，由此正确重现天然牙的位置。

（二）采用平均值𬌗堤制作𬌗托

𬌗托不仅用于恢复义齿间隙，同时还需与颞下颌关节及神经肌系统相协调，由此获得口腔肌群的挟持力。通过𬌗托才能获取最详尽的临床信息。

因为𬌗堤需与天然牙列的位置一致，所以其外形与天然牙列唇面、舌面、颊面、𬌗面的位置等大致相同。

三、标准化𬌗堤的制作方法

1. 天然牙列是𬌗堤的原型。把天然牙列模型按大、中、小分类，以此获取各种规格的𬌗堤原型。

2. 按照临床需要，准备多种牙列关系不同的牙弓，做成𬌗堤的形状。

3. 天然牙列的𬌗面成曲面状，不是平面。因此需削除𬌗堤的曲面，将其修整成平面。

4. 磨除多余的石膏，按上下颌的牙弓组合，制取其硅橡胶印模后，将熔融基托蜡，灌入硅橡胶印模内。

5. 按上述方法，能非常简单、且能重复做出各种大小规格不同的𬌗堤。

6. 用标准化𬌗堤制作𬌗托

按照图 4-3 和图 4-6 的数据要求，正确选择规格合适的𬌗堤，结合牙槽嵴顶线及相关口腔解剖标志，把𬌗堤放置在暂基托上，在暂基托磨光面上加蜡，完成标准化𬌗托（图 4-9）。

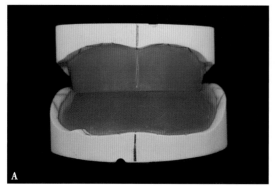
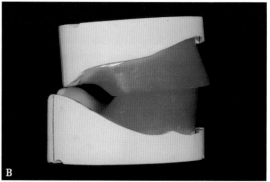
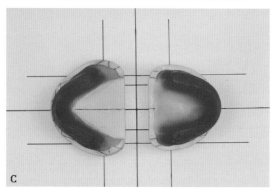

图 4-9 平均值𬌗托的各个面观

A. 正面观 B. 侧面观 C. 𬌗面观

四、非平均值𬌗托的制作

以下以暂基托为例，介绍非平均值𬌗托的制作。

1. 托牙基底板的做法 将托牙基底板烤软，轻按于模型上使蜡基托与模型表面紧密贴合，增力丝埋入舌腭侧基托中，形状与牙槽嵴舌腭侧的组织面大体一致，上颌𬌗托近后缘再埋入横行的增力丝。

2. 自凝树脂暂基托的做法 首先将终模型的唇、颊、舌侧的倒凹区以烤软的蜡填塞，目的为消除组织倒凹，以便基托取下和戴上时不磨损模型。将调拌至黏丝期的自凝树脂涂塑于模型上形成基托，厚度约 2mm。凝固后自模型取下暂基托，打磨，备用。

3. 光固化树脂暂基托的做法 先在终模型上用蜡适当填倒凹，将预成的光固化树脂基托板放在模型上，按压贴合成型，用蜡刀切去多余的材料，然后用光固化灯光照固化，硬固后取下磨光，备用。

4. 上殆堤的制作　将蜡片烤软卷成宽厚 8～10mm 的蜡条，按牙槽嵴形状粘于基托上，引入口中，趁殆堤尚软时，以殆平面规按压其表面，形成殆平面（图 4-10）。也可事先按要求预制上下殆堤，再放入口内调改殆平面。要求殆平面的前部在上唇下缘以下约 2mm，且与瞳孔连线平行；殆平面的后部，从侧面观要与鼻翼耳屏线平行（图 4-11）。殆堤的唇面要充分衬托出上唇，使上唇丰满而自然。然后修整殆堤宽度，前牙区约为 5mm，后牙区约为 8～10mm，殆堤后端整修成斜坡状，在殆平面上相当于 64|46 处，左右侧分别削出前后两条不平行的沟，沟深约 3mm，以便用作上下殆堤咬合时的标记。最后可在上颌殆托后缘的中央粘一个直径约 5mm 的蜡球（图 4-12）。

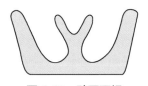

图 4-10　殆平面规

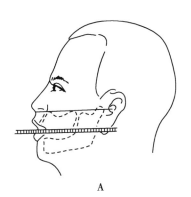
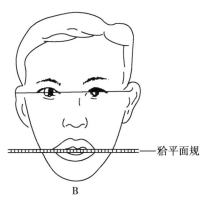

A　　　　　　　　　　　　　B

图 4-11　殆平面与瞳孔连线、鼻翼耳屏线平行

A. 殆平面与瞳孔连线平行　B. 殆平面与鼻翼耳屏线平行

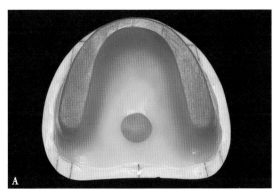
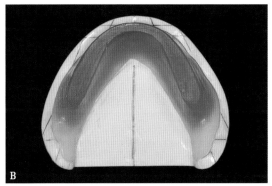

图 4-12　上下颌殆托

A. 上颌殆托　B. 下颌殆托

课堂互动

1. 学生测量标准化上颌模型上颌中切牙处黏膜反折线距工作模型底面为距离，翼上颌切迹距工作模型底面的距离。

2. 学生测量标准化下颌模型下颌中切牙处黏膜反折线距工作模型底面的距离，磨牙后垫上缘距工作模型底面的距离。

小 结

工作模型充分体现了印模的信息，殆托又是确定颌位关系的重要载体。因此，工作模型及殆托的制作是全口义齿制作步骤的重要组成部分。标准化工作模型及标准化殆托不仅能有效推测殆平面，在口腔外推测上下颌的位置关系，还能按照平均值的数据制作殆托，由此大幅提高临床医师的工作效率，还易于上殆架。这有益于优化全口义齿的制作流程，对提高全口义齿的修复质量具有重要意义。

（战文吉 赵 军 闵 曦）

思考题

1. 简述标准化工作模型的数据要求。
2. 简述标准化工作模型的意义及其作用。
3. 简述标准化工作模型的操作流程。
4. 简述标准化工作模型与其他工作模型的差异。
5. 简述标准化殆托的数据要求。
6. 简述标准化殆托的操作流程。

第五章　颌位关系记录和转移

学习目标

1. 掌握：𬌗平面的分类及确定𬌗平面的方法；𬌗架的作用、种类及用平均值𬌗架上𬌗架的方法；唇面部标志线的意义。

2. 熟悉：垂直距离与𬌗平面的关系；垂直距离过高、过低的影响。

3. 了解：适用于全口义齿的𬌗架各部分的组成和作用。

第一节　颌位关系记录

颌位关系记录是指用𬌗托来确定并记录上下颌位置关系，此时患者面部下 1/3 的高度适宜，且两侧髁突在颞下颌关节凹生理位置。在这个上下颌骨的位置关系上，用全口义齿来重建无牙颌患者的正中𬌗关系。

当天然牙列存在时，上下颌骨的位置关系由紧密接触的上下颌牙列来保持。当上下颌牙列接触在一起，前牙呈正常覆𬌗覆盖，后牙𬌗面间呈尖窝交错的接触关系，此时的𬌗关系为牙尖交错位（亦称正中𬌗位）。当下颌髁突位于关节凹居中，而周围组织不受限的生理位置时称正中关系位。正中𬌗位于正中关系位的前 1mm 的范围内或二者一致。当天然牙列缺失后，上下颌关系的唯一稳定参考位是正中关系位。因此要确定并记录在适宜面下 1/3 高度情况下的关节生理位置。

颌位关系记录就是找出无牙颌患者的正中关系位，然后把这种关系转移到𬌗架上排牙。颌位关系记录包括了垂直关系记录和水平关系记录两部分。

将平均值𬌗托戴入患者口中，检查上颌牙弓对唇部支持是否合适，在确认唇部丰满度后，使用𬌗平面规检查𬌗平面，调整蜡堤到适合患者的高度。检查下颌𬌗托戴入后舌体运动空间，确定垂直距离和水平颌位关系。

一、确定𬌗平面

𬌗平面（occlusalplane）是一个假想的参考平面，用来描述上下颌牙相对于该参考平面的垂直向位置关系。一般指上颌中切牙的近中切角到双侧第一磨牙的近中颊尖或者近中舌尖，或者远中颊尖，连接成的平面，该平面基本与鼻翼耳屏面平行。在无牙颌的患者进行𬌗修复时，首先需要确定的，就是这前方一个点，后方两个点所构成的平面。以此作为修复的基准，设计和修复丧失的上下颌牙列。

前牙区𬌗平面与瞳孔连线平行（图5-1），位于上唇下缘下 1～2mm，对于部分老年人而言可与上唇下缘平齐。发"f/v"音时，下唇的干湿线与上颌𬌗堤的唇面边缘接触。理想的𬌗平面在后牙区与鼻翼耳屏线平行（图5-2），平分颌间距离，位于磨牙后垫的 1/3～1/2 高度的水平，并在微笑时恰好位于口角的稍下方。当上下颌颌骨吸收不均匀时，可调整后牙人工牙的排列改变后牙区𬌗平面，使咬合时施加在后牙上的𬌗力垂直于牙槽嵴传递。

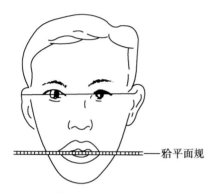 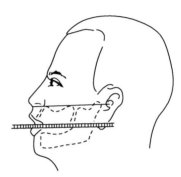

图 5-1　前牙区𬌗平面与瞳孔连线平行	图 5-2　理想的𬌗平面在后牙区与鼻翼耳屏线平行

二、垂直颌位关系

确定垂直颌位关系即确定垂直距离。垂直距离（verticaldimension）为天然牙列呈正中𬌗，即尖窝交错的广泛接触关系时，鼻底至颏底的距离，也就是面下 1/3 的距离。牙列缺失和牙周组织吸收后，上下无牙颌形成的间隙名为颌间距离。确定垂直距离是借助上下颌𬌗托实现的。𬌗托由基托和𬌗堤两部分组成。𬌗托有上下颌𬌗托之分，上下颌𬌗托间以𬌗平面相接触。

（一）确定垂直距离的方法

1. 利用息止颌位垂直距离减去息止𬌗间隙的方法　在天然牙列存在时，当口腔不咀嚼、不吞咽、不说话时，下颌处于休息的静止状态，上下颌牙列自然分开，无𬌗接触，叫做息止颌位（restjawposition），此时上下颌牙列间存在的间隙称为息止𬌗间隙（restocclusalspace）。一般息止𬌗间隙平均值为 2～3mm，在义齿𬌗面也应存在这一间隙。因此测量息止颌位时把鼻底至颏底的距离减去 2～3mm 作为确定垂直距离的数据（图5-3）。测量息止颌位时，可引导患者上下唇轻轻接触，可让其放松持续发"m"音，进行多次测量。

2. 瞳孔至口裂的距离等于垂直距离的方法　两眼平视，将测量的瞳孔至口裂的距离作为确定垂直距离的参考数据（图5-4）。

3. 面部外形观察法　一般天然牙列存在并且咬在正中𬌗位时，上下唇呈自然接触闭合，口裂约呈平直状，口角不下垂，鼻唇沟和颏唇沟的深度适宜，面部下 1/3 与面部的比例协调。当戴入上下颌𬌗托后，患者感觉舒适，面部表情自然，这种面部外形资料可作为确定垂直距离的参考。

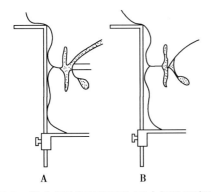

图5-3　息止颌位垂直距离与正中颌位垂直距离

A.息止颌位垂直距离　B.正中颌位垂直距离

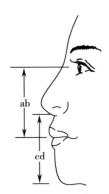

图5-4　瞳孔至口裂距离(ab)≈鼻底至颏底距离(cd)

上述三种方法需在临床上综合参考使用,息止𬌗间隙大小因人而异,瞳孔至口裂距离也并非人人均与鼻底至颏底距离相等,重要的是结合测量法,详细观察患者的面部外形是否协调对称,需要医师的工作经验及一定的审美观。如果患者有拔牙前咬合位垂直距离的记录,则可作为无牙颌修复时确定垂直距离较好的参考。

(二)垂直距离恢复不正常的影响

1. 垂直距离过大　表现为面部下 1/3 距离增大,上下唇张开,勉强闭合上下唇时,颏唇沟变浅,颏部皮肤呈皱缩状,肌张力增加,容易出现肌疲劳感。如以过大垂直距离的𬌗托制成全口义齿,则义齿的高度偏大,肌紧张力增大使牙槽嵴经常处于受压状态,久之可使牙槽嵴因受压而加速吸收。由于息止𬌗间隙过小,在说话和进食时可出现后牙撞击声,常需大张口进食,义齿容易出现脱位,而且咀嚼效能会有所下降。

2. 垂直距离过小　表现为面部下 1/3 的距离减小,唇红部显窄,口角下垂,鼻唇沟变深,颏部前突。用垂直距离过小的𬌗托制成的全口义齿戴入口中,患者看上去像没戴义齿,息止𬌗间隙偏大,咀嚼时肌紧张度减低,咀嚼时用力较大,而咀嚼效能较低。

三、水平颌位关系

确定水平颌位关系即确定正中关系位,正中关系位是指下颌髁突位于关节凹居中的位置,此时面下 1/3 也处于合适的距离,颞下颌关节舒适,咀嚼肌力大。无牙颌患者确定正中关系位的方法一般归纳为以下三类:

(一)哥特式弓(gothic arch)描记法

Gysi(1908 年)介绍了哥特式弓口外描记法,即确定颌位关系时上下颌𬌗托前方各装一约 2mm 长的柄,上颌的柄端有一与之垂直的描记针,下颌柄上有一与针相对的描记板。下颌进行前伸、侧向运动时,固定在上颌的描记针在下颌的描记板上绘出"↑"形的图形,也就是当描记针指向该图形顶点时下颌恰好处于正中关系位。这个图形与当时流行于欧洲的哥特式建筑的尖顶类似,因此取名哥特式弓。Mc Gvane(1944 年)介绍了哥特式弓的口内描记法,即将描记针和描记板分别安装在上颌𬌗托的腭中部和下颌𬌗托两侧𬌗堤的中间。确定水平颌位关系时哥特式弓描记法是唯一可客观观察下颌后退程度的方法,使用了近一个世纪。口外描记法因装置安装在𬌗托前端(图5-5),如𬌗托不稳定易影响描记结果,现已很少使用。口内描记法的装置稳定（图5-6），然而对舌体增大者、老人、残疾人会感到不适而影响结果。

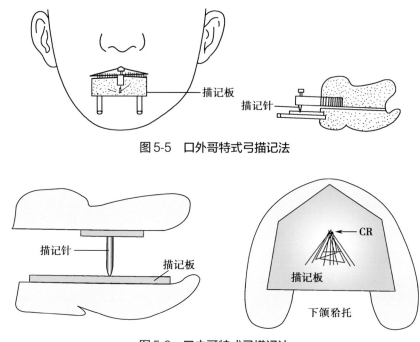

图5-5　口外哥特式弓描记法

图5-6　口内哥特式弓描记法

（二）直接咬合法

直接咬合法是指利用𬌗堤及𬌗间记录材料，嘱患者下颌后退并直接咬合在一起的方法。无牙颌患者有下颌习惯性前伸，需要采取下述方法帮助患者下颌退回至正中关系位并咬合在一起。

1. 卷舌后舔法　患者小张口，舌尖卷向后上舔上颌𬌗托后缘中间处的蜡球，然后慢慢咬合至合适的垂直距离。当舌卷向后上方舔蜡球时，舌向后上方牵拉舌骨，舌骨连带舌骨肌牵拉下颌后退，使髁突处于其生理位置。

2. 吞咽咬合法　患者吞咽唾液的同时咬合至合适的垂直距离，也可以在吞咽过程中，医师以手轻推患者颏部向后，帮助下颌退回生理位置。在吞咽过程中，升颌肌有固定下颌于正中关系位的作用，因此采用吞咽咬合结合下颌受推力后退，较容易使下颌处于其生理位置。

3. 后牙咬合法　将上颌𬌗托就位，置两示指于下颌牙槽嵴的第二前磨牙和第一磨牙处，嘱患者轻咬几下，直到患者觉得咬合时能用上力量时，将粘有烤软蜡卷的下颌𬌗托就位于口中，仍旧先试咬医师示指，将示指渐滑向𬌗堤的颊侧，上下颌𬌗托接触时，下颌处于其生理位置。咬合时，颞肌、咬肌、翼内肌同时收缩，牵引下颌向后上方移动，可使髁突回到正中关系位，而且𬌗力在第二前磨牙和第一磨牙处发挥最大时，下颌处于其生理位置。

4. 四小柱法　将上下颌𬌗托就位，调整到合适的垂直距离后，切除下颌部分蜡堤，仅在双侧第一前磨牙及第一磨牙的位置保留四个蜡小柱，烫软蜡小柱顶端，嘱患者自然闭合到合适的垂直距离。嘱患者进行快速小范围开闭口运动，观察反复咬合位置是否稳定，在检查确认后,用咬合记录硅橡胶将上下颌殆托连接在一起。此方法可以避免前牙区蜡堤干扰,检查患者是否拥有稳定的水平颌位关系(图5-7)。

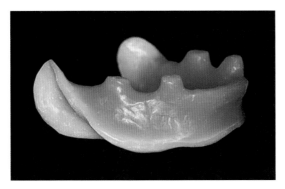

图5-7　下颌四个蜡小柱

直接咬合法操作简单,适用于有经验的医师,但蜡殆堤需调整到合适的高度,避免某区域口腔黏膜负荷加大,而导致下颌偏斜,同时由于医师参与推动下颌后退,力量不当会有不正确的结果。在临床上,可综合参考使用上述几种方法,反复检查确认。

(三)肌监控仪(myo-monitor)法

Jankelson发明的肌监控仪可放出微量直流电,通过贴在耳垂前方上下约4cm范围的表面电极作用于三叉神经运动支,使咀嚼肌有节律地收缩,可使肌肉解除疲劳和紧张,处于自然状态。对于长期全口无牙并有不良咬合习惯者,经过肌监控仪治疗,再用直接咬合法,可使下颌自然地退至生理位置。

(四)治疗义齿法

对于咀嚼系统不协调造成的颌位不稳定的患者,在颌位记录时,下颌可能出现前伸、倾斜、滑动、抖动等,无法获得稳定的修复颌位。制作治疗义齿(图5-8),应用稳定咬合板的原理,上颌后牙用坚硬的瓷质后牙,以其舌尖与下颌相对较软的树脂咬合板进行单点接触。在调殆时达到双侧后牙均匀等力的接触,调整稳定咀嚼肌的生理功能,获得稳定的修复颌位。对于咬合不稳定的患者,通过一段时间的调整,可以观察到瓷尖在树脂板上磨出的印记,由杂乱、滑动,逐渐变成稳定、平衡、面积集中的清晰轨迹。医师在获得修复的稳定颌位的同时,得到下颌咀嚼运动时的磨动印迹,为排牙和调殆做出指导。

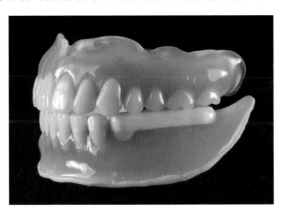

图5-8　治疗义齿

课堂互动

在老师的提示下,学生自己体验直接咬合法确定水平颌位关系的几种方法,并建议学生通过查找资料寻找出更可靠的颌位关系记录新方法。

四、颌位关系记录的操作步骤

(一)确定颌位关系

确定下殆堤的高度和位置也就是确定垂直距离和正中关系的过程,有两种方法:

1. 确定下颌殆托高度并取得正中关系位记录　上颌殆托就位于口内,嘱患者半张口,练习用舌尖卷向后上舔蜡球后再咬合,熟练后,将烤软的蜡卷弯成与牙弓一致的形状粘在下颌基托上,迅速带入口中就位,以两手指扶住下颌殆托,嘱患者用舌尖卷向后上方舔蜡球并咬合至合适的垂直距离。冲以冷水,取出上下颌殆托浸泡于冷水中数分钟,修去下殆堤多余的蜡,将上下颌殆托分别引入口中就位,反复舔蜡球至咬合动作无误为止。该方法需有经验的医师操作。

2. 修改预制下颌殆托的高度并取得正中关系记录　修整后的上颌殆托就位于口中,下颌殆托就位后以手指扶住,嘱轻轻咬合,修去过高处,一直修减到比合适的下颌殆托高度略低些,将烤软的蜡片贴附于下颌殆托上引入口中就位,利用卷舌舔蜡球或做吞咽咬合结合轻推下颌法,嘱咬合,直至达到合适的垂直距离为止。

如用哥特式弓描记法确定正中关系,可在确定了下颌殆托高度后,安放描记针和板。在上颌腭部要放描记针,使针的顶端与殆平面等高。将上殆堤修去约3mm,以免描记时上下殆堤间有障碍。将描记板固定于下殆堤表面并与其平行。将上下颌殆托放入口内嘱患者进行前后左右的下颌运动,取出并观察描记板上留下的印迹,哥特式弓顶点为正中关系位,再放入口内,咬在正中关系位。然后拉开口角,从颊侧将殆间记录材料如印模石膏注入描记针和板之间,用于稳定正中关系位的记录。或拧紧描记板上螺钉以固定描记针,稳定正中关系位记录。

(二)核对颌位关系

颌位关系完成后需反复核对。

1. 检查垂直距离是否合适　用前述确定垂直距离的方法进一步核对,尤其要观察面部外形是否对称、面部上下部分距离是否协调。息止颌位时上下殆堤间有无息止殆间隙及大小。如上下殆堤间保持有 2~3mm 的息止殆间隙,表明垂直距离正确。也可让患者轻发"s"音,看上下颌蜡堤间的距离是否发生变化,若无变化说明垂直距离合适。

2. 检查正中关系是否正确　嘱患者小张口快速反复咬合,看上下颌殆托的颌位标志位置是否稳定且可反复重复,让患者咬紧殆托,术者可将双手小拇指插入患者外耳道,感觉并比较咬合时两侧髁突向后撞的力是否相等。还可将两示指放于颞部,感觉并比较咬合时两侧颞肌是否等量收缩,如感觉两侧颞肌有明显收缩,即可确定为正确的正中殆关系,因颞肌的收缩可牵引下颌后退。如果下颌为前伸咬合,主要为翼外肌的收缩不一致,则下颌可能为偏位咬合。

五、记录唇面部标志线

上下颌𬌗托形成后，将上下颌𬌗托就位于口中，以蜡刀刻一些标志线于𬌗托唇面。标志线可用来选择人工牙的长度、宽度和指示人工牙排列的位置（图5-9）。

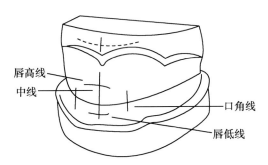

图5-9 𬌗托唇面画出中线、口角线、唇高线、唇低线的位置

1. 中线　参照面形确定中线，并刻在𬌗堤前部唇面，代表面部正中矢状面所在的位置，作为两个上、下颌中切牙交界的标志线。

2. 口角线　当上下唇轻轻闭合时，刻出口角在𬌗托上的位置，口角线也是垂直于𬌗平面的直线。

3. 唇高线和唇低线　嘱患者微笑，以蜡刀刻出微笑时上唇和下唇缘的位置线，上唇下缘在上颌𬌗托唇面上形成凸向上的弧线和下唇上缘在下颌𬌗托唇面上形成凸向下的弧线。唇高线、唇低线也叫笑线。笑线又分为微笑和大笑两种笑线。

第二节　𬌗　　架

𬌗架（articulator）是模拟人体颞下颌关节用以固定上下颌𬌗托和模型以便在口腔外制作修复体的仪器。它具备与人体咀嚼器官相当的部件和关节，通过𬌗架可以在体外保持和固定上下颌模型的相对位置及距离，并在一定程度上模拟下颌运动及咀嚼运动，以便在口外制作符合口腔内环境，与口颌系统功能相协调的修复体。同时也可以在𬌗架上观察牙列及其周围组织的情况，观察下颌的功能运动，以协助临床治疗计划的制订及口颌系统功能的诊断。𬌗架的开发和研制是随着人们对下颌运动理论的理解和掌握程度而不断发展的。最初的𬌗架（Gariot，1805年）只具有简单铰链运动，再现的只是单一的下颌位。后来人们认识到𬌗架必须是一个能够模拟与人的下颌同样上下、前后、侧方运动的仪器，再现多个下颌位的𬌗架逐渐被开发，𬌗架所模拟的下颌运动也越来越精细。

一、𬌗架的分类

（一）不可调𬌗架

1. 简单𬌗架　最早由Gariot于1805年开发，此类𬌗架操作简便，𬌗架的上下颌体部分依赖于单纯的穿钉铰链轴相连接，因此仅能做简单的铰链运动，并保持上下颌模型的位置。这类𬌗架仅能进行开闭运动，且只能再现某一个𬌗位，如牙尖交错位等（图5-10）。因此，很难依赖此类𬌗架调整义齿的𬌗面形态，使之适合于人体的下颌运动。这种𬌗架适用于经过口内调整就能达到良好修复效果的简单修复体的制作，全口义齿等复杂修复体的制作一般不采用此类𬌗架。

2. 平均值𬌗架　平均值𬌗架（average type articulator）是具有固定的前伸髁导斜度、侧方髁导斜度、Balkwill 角及 Bonwill 三角等下颌运动诸要素平均值的𬌗架。其除简单𬌗架的功能外，还可在一定程度上模拟下颌的前伸及侧方运动，但不能反映患者上颌与颞下颌关节的固有关系，是一种不能调节下颌运动诸要素的不可调节式𬌗架（图 5-11）。平均值𬌗架髁突间的正常值范围是 105±5mm，前伸髁导斜度平均值约为 25°～30°，侧方髁导斜度根据 Hanau 公式计算，约为 15°，切导斜度平均约为 10°。铰链轴采用经验铰链轴，位于耳屏至外眦连线上，由耳屏向前 13mm。

此类𬌗架在模仿人体下颌运动上虽不如可调节式𬌗架，但可以完成一般临床的常见修复病例，如普通的全口义齿修复使用这种𬌗架排牙，再通过口内调𬌗往往可以收到良好的修复效果。但由于这种𬌗架不能精细地模拟人体的下颌运动，对于需要进行精密咬合检查和重建的病例，往往收不到很好的修复效果。由于这种𬌗架操作简单、使用方便，同时又因其具备标准人群的口颌系统参数，故被广泛使用。

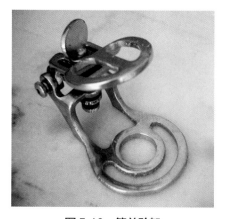

图 5-10　简单𬌗架

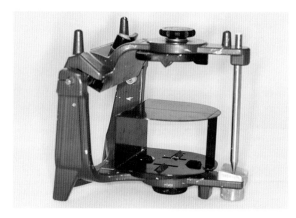

图 5-11　平均值𬌗架

（二）半可调节式𬌗架

半可调节式𬌗架（semi-adjustable articulator）是具有可调节的前伸髁导斜度、侧方髁导斜度、切导斜度，可配合面弓使用，能将实际测得的或按经验平均值定位的患者铰链轴位置转移到𬌗架，从而使模型在𬌗架上的开闭弧与患者的铰链开闭口运动大致吻合。但因其难以对工作侧髁导斜度进行精细的调整，髁导为一条直线，又不具备可调节的髁突间距，因此只是一种能大致再现下颌运动的𬌗架（图 5-12）。此类𬌗架适合于全口义齿及复杂牙列缺损的修复。

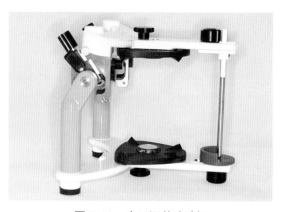

图 5-12　半可调节式𬌗架

（三）全可调节式𬌗架

全可调节式𬌗架最初由 McCollum 在 1937 年开发，该𬌗架是一种具有可调节的前伸髁导斜度和工作侧、非工作侧髁导斜度，且髁导是与人体相似的呈曲线形状的𬌗架（图 5-13，图 5-14）。该𬌗架可以将患者颞下颌关节的所有有关参数转移至其上，需利用面弓转移上颌骨对于颞下颌关节的固有关系，借助蜡𬌗记录对下颌运动进行三维描记，或用立体描记方法记录三维髁道，能完全模拟患者的口腔下颌运动情况。这种𬌗架具有可调节的髁间距，双侧髁导结构可相互独立进行调整，能模拟迅即侧移、侧移角等特征，适用于全口咬合重建及下颌运动、颞下颌关节功能等科学研究。

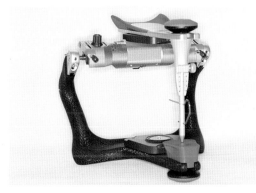 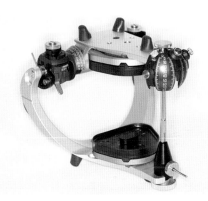

图 5-13　全可调节式𬌗架　　　　　图 5-14　全可调节式𬌗架

二、Hanau H2 型𬌗架

Hanau H2 型𬌗架（图 5-15，图 5-16）是由 Hanau 在 1958 年于 Hanau H 型𬌗架的基础上改良而成的半可调节式𬌗架。

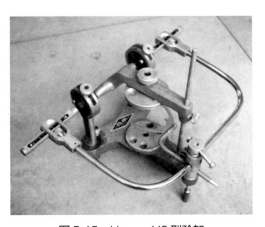

图 5-15　Hanau H2 型𬌗架

Hanau H2 型𬌗架具有可以调节的前伸及侧方髁导斜度，可根据患者的实际情况调节髁导斜度，是用于全口义齿制作较理想的半可调节𬌗架之一，被广泛应用于临床。配有专用面弓，用于转移患者上颌对于颞下颌关节的位置关系。其前伸髁导斜度的范围为 30°～75°，侧方髁导斜度的范围为 0°～30°，前伸切导斜度的范围为 20°～40°，侧方切导斜度角的范围为

$0°\sim40°$，髁间距离为 110mm。上述各参数除去髁间距离外均可以根据需要适当调整。其中前伸髁导斜度需要根据患者的前伸颌位关系记录确定，而侧方髁导斜度一般可以由公式 $L=(H/8)+12$ 求得（L 为侧方髁导斜度，H 为前伸髁导斜度）。

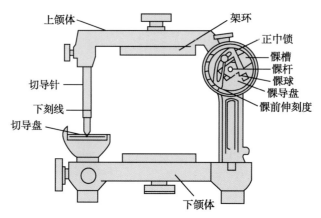

图 5-16　Hanau H2 型𬌗架模式图

（一）上颌体

位于𬌗架的上方，相当于人体的上颌，呈 T 形。其后部借髁球与侧柱上端的髁槽相连，前部有切导针穿过切导针孔。

1. 髁杆　上颌体后部两端的杆状部分。
2. 髁球　髁杆外套的球状体，上颌体借髁球与侧柱上端的髁槽相连。
3. 中部螺钉和螺钉孔　位于上颌体中部，用于固定上颌架环的部分。
4. 前部螺钉和螺钉孔　位于切导针孔的后方，用于固定眶下点指示板（部分𬌗架没有这一结构）。
5. 切导针孔　位于上颌体前部，内有切导针穿过。
6. 切导针固定螺钉　位于上颌体前端，用于固定切导针。

（二）下颌体

位于𬌗架的下方，相当于人体的下颌，呈 T 形。

1. 侧柱凹槽　下颌体后方两端的圆筒形凹槽，用于容纳侧柱的下端。
2. 侧方髁导刻度　侧柱凹槽内侧的刻度，用于确定侧方髁导斜度。
3. 侧柱固定螺钉　位于侧方髁导刻度的后方，用于固定侧柱。
4. 中部螺钉和螺钉孔　位于下颌体中部用于固定下颌架环的部分。
5. 切导盘凹　下颌体前方用于容纳切导盘球形底部的圆形凹。
6. 切导盘固定螺钉　位于下颌体的前端，用于固定切导盘。

（三）侧柱

位于𬌗架两侧的柱状结构。上方借髁槽与上颌体的髁球相连，下方通过侧柱凹槽与下颌体相连。

1. 髁环　位于侧柱上端的圆环状结构。外侧面有前伸髁导的刻度，内侧包绕髁导盘。
2. 髁导盘　侧柱上端髁环所包绕的结构。其可在髁环内转动，以改变髁槽的方向。
3. 髁槽　髁导盘中部的一个沟槽，内容髁球滑动。髁槽的倾斜角度代表着前伸髁导斜度。

4. 髁导盘固定螺钉 穿过位于髁环上方的槽形孔固定于髁导盘上的螺钉,螺钉扭紧时髁导盘固定于髁环上,从而使髁槽的方向得以固定。

5. 正中锁 位于髁导盘外侧的锁条,靠螺钉固定于髁导盘上。锁条固定时髁球固定于髁槽前壁,锁条松开时髁球可以在髁槽内自由滑动。

(四)其他附件

1. 上、下架环 位于上颌体和下颌体中部的圆环状结构,其分别借螺钉固定于上、下颌体的中部,用于固定上、下颌模型。

2. 切导针 位于𬌗架前方的一个针状结构,上端穿过上颌体前端的切导针孔,下端与切导盘接触,用于保证上、下颌体间的平行位置关系。切导针上有上下颌刻线,上颌刻线应与上颌体上缘平齐;下颌刻线应位于上下颌体间的平分线上。

3. 切导盘 位于下颌体前端的切导盘凹之上,用于调整切导斜度的盘状结构。切导盘上附有调节切导盘倾斜的柄,另有螺钉固定切导盘于下颌体的前部。

4. 眶点指示板 位于上颌体前方,由螺钉固定于上颌体之上的一个可转动的杆状结构。用于面弓转移上颌对于颞下颌关节位置关系时确定面弓的上下位置(部分𬌗架没有这一结构)。

三、面弓

面弓(facebow)一般与𬌗架配套使用,是根据 Bonwill 三角学说设计的一种器械,用以记录上颌或下颌与两侧髁突在前后、上下、左右的三向位置关系。并根据此关系,将病人的模型转移到𬌗架上,以便用上下颌模型在𬌗架上模拟人体的下颌运动,在口外研究咬合和排列具有平衡𬌗的全口义齿。

面弓是由𬌗叉和弓体两部分组成,有些𬌗架的面弓还附有眶下点指示针。在弓体上有一个可以滑动的定夹,𬌗叉通过定夹与弓体相连。弓体呈 U 字形,其两端具有可以内外向滑动的髁梁。髁梁上面有表示滑动距离的刻线,髁梁的前面有一螺钉,用于固定髁梁于一定的位置上。

按照转移关系的不同类型,分为上颌面弓和下颌面弓,上颌面弓记录转移患者的上颌相对于颞下颌关节的位置关系(图 5-17),下颌面弓被固定在患者下颌上(图 5-18),将患者的下颌对于颞下颌关节的位置关系转移至𬌗架上,下颌面弓是一个动力式面弓,可在患者下颌前伸运动时描记髁突运动轨迹,计算前伸髁道斜度。

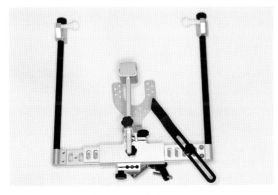

图 5-17 上颌面弓

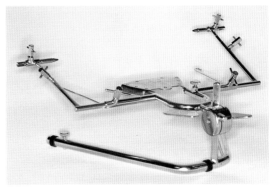

图 5-18 下颌面弓

四、哥特式弓

哥特式弓描记法可以在确定水平颌位关系时客观观察下颌后退程度。通过受试者反复做侧方及前伸运动,正中关系位将以轨迹最后方交叉点的形式表现出来。哥特式弓主要结构包括描记板、高度可调节的描记针(图 5-19)。在设定垂直距离后,开始让患者做双侧侧方运用,最终,轨迹描记显示出清晰的后边界箭头轮廓,箭头的顶点即为正中关系标志。将描记针尖对准顶点的位置记录并转移到𬌗架,就获取了患者的正中颌位。

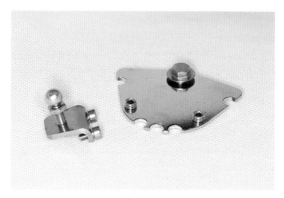

图 5-19　哥特式弓

第三节　颌位关系转移

转移颌位关系又称上𬌗架,是借助𬌗托将临床上所记录的患者上颌对于颞下颌关节的位置关系,上下颌模型间的高度及颌位关系再现于𬌗架之上,以便在𬌗架上很好地模拟人体的下颌运动,在口外进行排牙及调𬌗,制作出符合患者口腔内生理环境的全口义齿。根据是否使用面弓转移,可分为平均值法和面弓转移法。根据面弓转移的类型不同,可分为转移上颌关系的上颌面弓法和转移下颌关系的下颌面弓法。

为方便全口义齿树脂成型时将上𬌗架所用的石膏从工作模型上整体拆卸下来以备义齿完成后重新上回𬌗架对义齿进行口外的调𬌗,上𬌗架前可采用分离复位法在模型底部预备出沟槽,涂抹凡士林作为分离剂或将模型的底面用水浸几分钟,并用磁石与𬌗架上下颌架环相连。上𬌗架所用的石膏多为普通白石膏。

一、平均值法上𬌗架

平均值𬌗架在模拟人体下颌运动上虽不如可调节式𬌗架,只能大致地模仿人体的下颌运动,但完全可以完成一般临床的常见修复病例,又因其操作简便,而被广泛应用于全口义齿的制作。平均值𬌗架不使用面弓转移颌位关系,利用平均值𬌗架的𬌗平面板,将上下颌模型固定在𬌗架的适当位置。平均值𬌗架的𬌗平面板上有根据 bonwill 三角计算出的上颌中切牙位点标记,大多数在平面板的前方刻画有一个"十"字交叉线(图 5-20)。先将上颌蜡堤的𬌗平面与𬌗平面板接触,中线保持与𬌗平面板的竖线及切导针一致,中切牙处唇侧蜡堤切缘与𬌗平面板的横线平齐，调拌石膏固定上颌模型与上颌架环，再根据颌位记录将下颌模型固定于下颌架环。在固定上下颌模型时要注意保持上下颌𬌗托间的稳定，防止错位（图5-21，图5-22）。这种不用面弓转移的颌位关系，完成的全口义齿多不能达到理想的平衡𬌗，只能靠临床上的选磨来弥补。

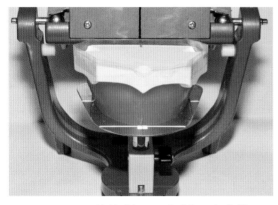
图5-20　平均值𬌗架平面台中切牙切缘线

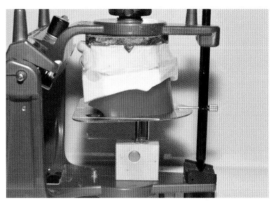
图5-21　平均值𬌗架固定上颌模型

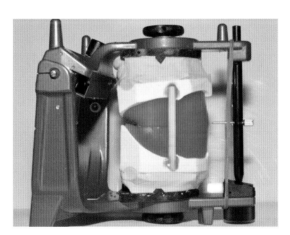
图5-22　平均值𬌗架固定下颌模型

二、上颌面弓法上𬌗架

当使用半可调节式𬌗架或全可调节式𬌗架时，需用面弓转移颌位关系。临床上通过上颌面弓记录的患者上颌对于颞下颌关节的位置关系，就是在上𬌗架的过程中被再现于𬌗架之上的。具体操作步骤如下：

1. 固定面弓　将记录有患者上颌对于颞下颌关节关系的面弓两侧髁梁内侧端，分别固定于𬌗架上的髁杆外侧端上，调动两侧髁梁并使之刻度相同，然后扭动螺钉固定髁梁于髁杆上。再将面弓前方的眶下点指针尖端调至与𬌗架上颌体前方的眶下点指示板平齐并固定，调整定夹下端使面弓保持这一位置，或利用𬌗架转接台将面弓固位于𬌗架的合适位置上（图5-23）。

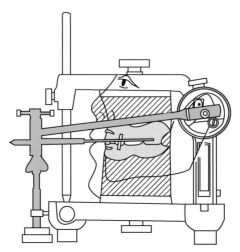

图 5-23　面弓转移上颌对颞下颌关节的位置关系并固定于𬌗架上模式图

2. 固定上颌模型　将上颌模型就位于上颌𬌗托上,调拌石膏固定上颌模型于上颌架环上(图 5-24)。注意上颌模型与上颌架环之间不可一次加入太多的石膏,以免石膏凝固时的膨胀使𬌗叉移位,如能使用硬石膏,可适当减小其变形的程度。

3. 拆去面弓　当上颌模型固定完成后,松开固定髁梁和定架的螺钉,取下弓体。然后用酒精灯加热𬌗叉柄使与之接触的堤蜡软化,并取下𬌗叉。

4. 倒置𬌗架,固定下颌模型　将𬌗架倒置呈上颌架环朝下的状态,先将下颌𬌗托根据正中颌位记录固定于上颌𬌗托上,再将下颌模型固定于下颌𬌗托上,然后用调拌好的石膏将下颌模型固定于下颌架环上(图 5-25)。

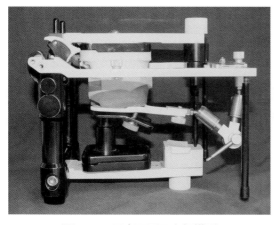

图 5-24　固定面弓及上颌模型

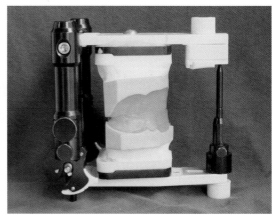

图 5-25　固定上下颌模型

三、下颌面弓法上𬌗架

下颌面弓是固定在下颌上的动态式面弓,通过面弓转移下颌相对于颞下颌关节的位置关系。动态式面弓可以用记录笔绘制下颌前伸运动时髁突的前伸轨迹,且可反复多次绘制,更精确测量得到患者的前伸髁导斜度。其操作步骤如下:

1. 装载哥特式弓　将描记针和描记板分别安装在上颌殆托的腭中部和下颌殆托两侧殆堤的中间（图 5-26）。

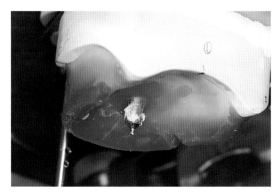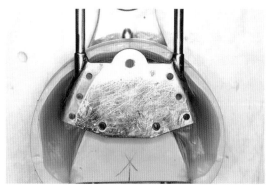

图 5-26　哥特式弓安装

2. 装载面弓　面弓与暂基托及描记板连接，在与瞳孔连线平行的位置安装面弓（图 5-27）。

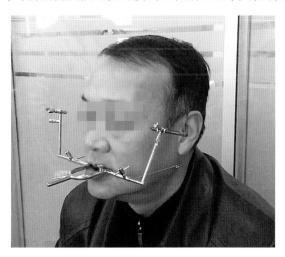

图 5-27　装载面弓

3. 确定经验轴点　医师在患者面部两侧髁突位置的皮肤上标记，两侧髁突的位置通常对称，位于外眦与耳屏连线上，耳屏前方 13mm 处。

4. 哥特式弓描记　通过调节描记针的高度，调整垂直距离，直到患者面部表情和谐，固定描记针高度。嘱患者下颌前伸、侧向运动时，固定在上颌的描记针在下颌的描记板上绘出"↑"形的图形，也就是当描记针指向该图形顶点时下颌恰好处于正中关系位（图 5-28）。

5. 确定髁道斜度　嘱患者小范围开闭口，下颌仅绕铰链轴转动，放入记录纸，记录纸的水平线应与定向杆平行。当记录笔从套筒中露出，嘱患者下颌做前伸运动，笔尖画出髁突运动的轨迹（图 5-29），用量角器测量髁道相对于鼻翼耳屏面的斜度。

6. 转移数据固定下颌模型　将面弓固定在支架上，把带有哥特式弓描记板和下颌殆托的下颌模型与面弓连接起来，检查一下，当重新把面弓装回到殆架上且记录笔尖对准关节轴中心时，模型底座是否不受妨碍，必要时打磨模型底座，然后调拌石膏将下颌模型固定在殆架上（图 5-30）。

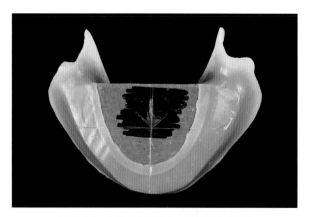

图5-28 哥特式弓描记确定正中关系

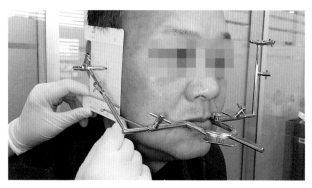

图5-29 确定髁道斜度

7. 根据正中记录,固定上颌模型(图5-31)。

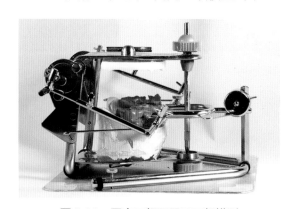

图5-30 固定下颌面弓及下颌模型

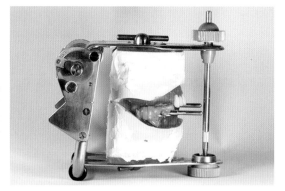

图5-31 根据正中记录,固定上颌模型

四、上𬌗架过程中的注意事项

1. 上𬌗架前应先检查𬌗架,并将𬌗架上各固定螺丝完全拧紧。

2. 上𬌗架的石膏不宜调拌过稀,以免模型因为石膏过软而发生下沉移位。

3. 固定上下颌模型时务必使切导针紧贴切导盘,归零锁死。

4. 𬌗架上好后,应洗净上𬌗架过程中多余的石膏并光滑石膏表面,避免石膏残渣影响𬌗架各部件的固位和滑动。

5. 为避免石膏凝固膨胀导致的垂直距离改变,在石膏初凝后用皮筋或细绳将𬌗架的上下颌体捆扎固定在一起。

知识拓展

转移颌位关系并上𬌗架

结合实训条件,向学生演示平均值过程中出现的问题进行讲解,并帮助学生𬌗架及半可调节式𬌗架的使用方法,使学生熟悉不同𬌗架的组成及上𬌗架的要求。学生可分组练习上平均值𬌗架,教师根据学生实训分析掌握各类𬌗架的优缺点及不同𬌗架适合的义齿制作。

五、确定前伸髁导斜度

(一)前伸髁道斜度和前伸髁导斜度

咀嚼运动中髁突在关节凹内运动的轨道称为髁道。下颌在前伸运动时,髁突在关节凹内向前下方运动的轨道称前伸髁道,髁道与眶耳平面的夹角称髁道斜度(inclination of condylar path)。人体上的前伸髁道斜度转移到𬌗架上,称前伸髁导斜度(inclinationofprotrusive condylar guidance)。

颌位关系转移到𬌗架上后,再将上下颌𬌗托戴入患者口中,正中咬合时可见上下𬌗堤平面紧密接触,下颌前伸运动时,上下𬌗堤的前端虽仍互相接触,但中部和后部则出现了前小后大的三角形间隙,这就是所谓的前伸 Christensen 现象(图 5-32)。这一现象是因为下颌在前伸过程中,髁突在前后倾斜的关节凹内滑动所致。临床上可以通过记录 Christensen 现象的三角形间隙大小来记录髁道斜度大小并转移到𬌗架上。不同的人,前伸髁道斜度不同,三角形间隙会随之改变。

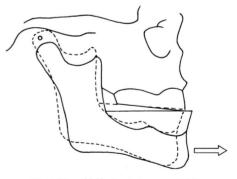

图 5-32　前伸 Christensen 现象

(二)取前伸颌关系记录

将上𬌗堤表面涂少许石蜡,将上下颌𬌗托放入口内。取出三片宽约 10mm 的蜡片,烤软后叠在一起放在下𬌗堤平面上,嘱患者下颌前伸 6mm 左右并咬合。此时由于 Christensen 现象而在上下颌𬌗托间形成的三角形间隙已被软蜡占据,将蜡片及上下𬌗堤取出口外,用水冷却后待用。

(三)在𬌗架上调节出前伸髁导斜度

1. 松开𬌗架上的正中锁和固定髁槽的螺钉。

2. 将上下颌𬌗托及前伸咬合蜡片记录放在上下颌模型上。

3. 松开切导针,使其离开切导盘。

4.推上颌体一侧向后约6mm,并来回移动,髁槽的倾斜角度便随之改变。角度过大时上殆堤后部与前伸蜡记录的后部不接触,前部接触。角度过小时后部接触,前部不接触,角度适中时,上殆堤与蜡记录表面完全接触,此时,髁槽倾斜的角度便是该患者这一侧的前伸髁道斜度。

5.用此方法调出另一侧前伸髁导斜度。

上述方法的精确性受患者前伸距离的大小、蜡条的软硬程度、殆堤与蜡记录接触状况等多种原因的影响。因此最好多做几次,取平均值。

下颌动态式面弓可以描记下颌前伸运动时髁突运动的轨迹,并测量出前伸髁导斜度。相对于前伸咬蜡法而言,通过运动面弓测量的前伸髁导斜度更准确。

六、确定侧方髁导斜度

侧方髁道斜度是指下颌做侧方运动时,非工作侧(如:下颌向左侧倾斜,左侧为工作侧,右侧为非工作侧)髁突向前下内方运动,与正中矢状面形成的夹角。当上下颌殆托戴入患者口中进行侧方运动时,工作侧上下殆堤相互接触,而非工作侧的上下殆堤则相互离开,致使工作侧和非工作侧之间出现一个三角形间隙,这就是所谓的侧方 Christensen 现象(图5-33)。

下颌在进行侧方运动时,髁突在关节凹内向前下内方运动的轨道称侧方髁道,人体上的侧方髁道斜度

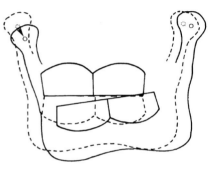

图 5-33　侧方 Christensen 现象

转移到殆架上,称侧方髁导斜度(inclinationoflateral condylar guidance)。可以通过侧方运动时的蜡记录来求得,但一般是通过 Hanau 公式计算得出:

$$侧方髁导斜度(L)=前伸髁导斜度(H)/8+12$$

七、确定切导斜度

下颌从正中咬合进行前伸运动时,下颌前牙切缘顺着上颌前牙舌面向前下方运动的轨道称切道,切道与眶耳平面的夹角称切道斜度(inclination of incisal path)。人体上的切道斜度转移到殆架上,称切导斜度(inclination of incisal guidance)。

切导斜度是切导盘与水平面的夹角。通常情况下,先将切导盘的前伸刻度固定在5°～10°,当切导针顺切导盘面向上方滑动时,使排列的前牙达到切缘接触。可以在完成上下颌前牙排列,形成较小的切导斜度后,松开固定切导盘的螺钉,推切导针使上颌体后退至上下颌前牙切缘接触位。调节切导盘一直与切导针下端保持接触,此时切导盘表面斜度就是所求的度数。

小　结

颌位关系记录包括垂直关系记录和水平关系记录两部分。正确掌握确定颌位关系的方法是准确记录无牙颌患者从非生理咬合关系位回到正中关系位的重要环节。

若正中关系出现偏差，则完成后的全口义齿在患者咬合时出现不协调，若正中关系出现严重的错误，则患者无法使用义齿。

𬌗架是技师用来在口腔外固定上下颌模型及𬌗托的仪器，它可以将人体口腔内上下颌的立体位置关系转移至口腔外来，并在一定程度上模拟下颌的运动，从而实现在口外制作精确修复体的目的。模型上𬌗架技术作为绝大多数修复体制作中的重要环节，为义齿人工牙的排列、雕刻、义齿其他部件的制作及咬合的调整提供了有效保障。通过面弓转移患者颌位关系较平均值法更为准确。

（闵　曦　彭　燕）

思考题

1. 确定垂直距离的方法有哪些？
2. 简述上平均值𬌗架的方法和步骤。
3. 简述面弓在转移颌位关系中的作用。
4. 如何在𬌗架上调节前伸髁导斜度及侧方髁导斜度？
5. 上𬌗架过程中有哪些注意事项？

第六章 平衡𬌗与排牙

学习目标

1. 掌握：人工牙的种类、选择；排牙原则；全口义齿的排牙方法。
2. 熟悉：人工牙的𬌗型及平衡𬌗的分类及其理论。
3. 了解：平衡𬌗的调整。

利用已确定的颌位关系记录，按上下颌的位置关系，用人工牙重现上下颌牙列，并以此恢复口腔形态及其功能的操作，称为排列人工牙。排列人工牙是制作全口义齿的重要步骤之一，具有恢复无牙颌患者咀嚼功能和美观的重要作用。排牙要达到的基本目的是：尽可能恢复患者个体特征的自然外观，最大限度地满足咀嚼和发音的功能要求。

第一节 人工牙的种类与选择

一、人工牙的种类

（一）按材料分类

人工牙根据所使用的材料主要分为两大类：树脂人工牙和陶瓷人工牙，特殊情况还有金属人工牙。

1. 树脂人工牙 是目前临床上应用最多的一种人工牙。树脂人工牙多以甲基丙烯酸甲酯为主要原料加热聚合而成。其优点是与同为甲基丙烯酸甲酯的基托结合好、质软，在形态、色调上接近于天然牙，耐冲击性强。但缺点是易着色，耐磨性较差。近年来随着填料技术应用于人工树脂牙，增加了其表面光洁度及耐磨性能。

2. 陶瓷人工牙 陶瓷人工牙的优点是美观效果好，表面光洁度好，不易着色，耐磨耗性能好。缺点是不易与基托材料产生化学结合，因此前牙舌侧有金属固位钉，后牙底面和邻面有固位孔以利于与树脂基托产生机械式结合；同时其质脆不耐冲击，不易调磨，临床很少使用。

3. 金属人工牙 是具有金属𬌗面的人工牙，多为铸造金属𬌗面，适用于某些颌间距离较低的特殊患者。

（二）按𬌗面形态分类

后牙𬌗面形态分为两大类：解剖式𬌗面形态或非解剖式𬌗面形态，其选择不仅要考虑义齿的功能，而且要考虑支持组织的健康。

1. 解剖式牙　其𬌗面形态模仿未经磨耗的天然牙。有明显的牙尖和斜面。其牙尖斜度约30°。也有人工牙模拟老年人的𬌗面磨耗，牙尖斜度略低，约20°。在正中𬌗时上下颌人工牙有尖窝交错的接触关系，在非正中𬌗时可以实现平衡咬合。

2. 非解剖式牙　其𬌗面形态与天然牙有区别，比较典型的为无尖牙，无高出𬌗面的牙尖，𬌗面仅有窝沟、排溢沟等（图6-1）。上下颌后牙𬌗面间呈平面接触。

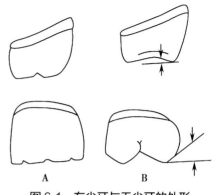

图6-1　有尖牙与无尖牙的外形
A. 无尖牙　B. 有尖牙

二、人工牙的选择

选择人工牙要充分考虑质地、形态、𬌗型、色泽、大小等方面。前牙的形态一般与身材、面型、性别、年龄及个性气质等相关；前牙的颜色需与人种、肤色、年龄等相协调；前牙的大小应参照患者的颌弓大小、口角线的位置、笑线高低、患者的身材、头部及口唇大小等因素。后牙需按牙弓长度和加工单信息，确定颜色、型号及其𬌗型。

人工牙的选择通常还取决于患者剩余牙槽嵴的状况和上下颌弓协调情况。

（一）前牙的选择

前牙关系到患者的面部形态和外观，因此对恢复面部美观十分重要。

1. 选择大小　一般以两侧口角线之间的𬌗堤唇面弧度为上颌前牙 3|3 总宽度的参考。前牙牙冠长度应参照唇高线位置确定。唇高线至𬌗平面的距离相当于上颌中切牙切 2/3 的高度，唇低线至𬌗平面的距离相当于下颌中切牙切 1/2 的高度。当颌间距离较小，可选择牙冠稍短的前牙；颌间距离较大时可选择牙冠稍长的前牙。

2. 选择形态　上颌中切牙唇面形态与颌弓、面形大致相似。面形的构成主要根据两侧颊线的位置关系。颊线为面部两侧颧突到下颌角外侧面的连线，两侧颊线的距离大致可构成三种主要面形（图6-2），为方形面、尖形面、卵圆形面。

（1）方形面：两侧颊线接近平行。此形的额部较宽，颏部方圆。方形面适合选择方形人工前牙，上颌中切牙牙颈部较宽，唇面切 1/3 和切 1/2 处的近中、远中边缘几乎平行，唇面平坦，切角近于直角。

（2）尖形面：两侧颊线自上而下地明显内聚，面形约呈清瘦的三角形。尖形面适合选择尖形人工前牙，上颌中切牙牙颈部呈中等宽度，近中、远中面几乎成直线，但不平行，唇面平坦，唇面宽度自切缘到颈部逐渐变窄，近中线角较锐。

（3）卵圆形面：两侧颊线自颧骨起呈向外凸形，面形圆胖，额部略尖，下颌下缘呈圆曲线式。卵圆形面适合选择卵圆形人工前牙，上颌中切牙牙颈部略宽，近中面微凸，远中面的切 1/2 较凸，唇面较圆凸，两切角较圆。

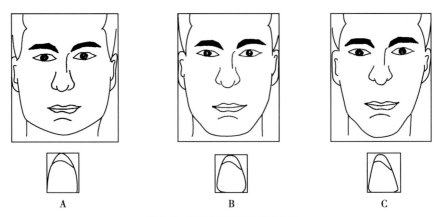

图6-2 牙形与患者面部形态
A. 方形 - 方形面　B. 卵圆形 - 卵圆形面　C. 尖形 - 尖形面

根据患者的个性特征，男性可选择切角锐、唇面较平而方的力量型前牙；女性可选择切角圆钝、边缘平滑纤细的前牙（图6-3）。

3. 选择颜色　牙色的选择要参考患者的肤色、年龄和性别以及患者的自身要求。一般来说，中年皮肤白的女性宜选择较白的人工牙，而年老面色黑黄的男性，宜选择较黄、色暗的人工牙，但要征求患者对牙色的选择意见。选牙时还可借助人工牙比色板。

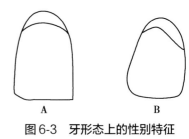

图6-3 牙形态上的性别特征
A. 力量型　B. 纤巧型

（二）后牙的选择

后牙主要是以恢复咀嚼功能为主，并重视义齿承托组织的保健。所以选择时应根据牙槽嵴近远中长度、牙槽骨吸收程度以及上下颌弓的位置关系和颌间距离的高低等因素，确定后牙的牯面形态和大小。

1. 选择后牙近远中宽度　一般以下颌后牙近远中径总长度为选择标准。将下颌尖牙远中面到磨牙后垫前缘作为下颌人工牙 7—4|4—7 近远中径的总宽度。上颌 7—4|4—7 的近远中宽度与下颌 7—4|4—7 相匹配。

2. 选择颜色　后牙牙色的选择应尽量与前牙颜色相匹配或略深。

3. 选择后牙牯面形态　全口义齿的后牙牯面形态主要有解剖式、非解剖式两种。一般上下颌位置关系正常，牙槽嵴情况良好者，可选择解剖式牯面形态的后牙以发挥其美观、尖窝锁结关系好、咀嚼效率高的特点。上下颌位置关系异常，牙槽嵴吸收低平、年龄较大而且正中关系不稳定者多选用非解剖式后牙，以减小后牙侧向力，有利于义齿的平衡和稳定。

4. 牙尖与颊舌径的选择　一般根据牙槽嵴宽窄和高低来选择后牙的牙尖高低和颊舌径宽窄。牙槽嵴窄且低平者，选择牙尖低的解剖式牙（约 20° 牙尖斜度）或非解剖式牙，并要减小颊舌径。牙槽嵴高而宽者，可选择解剖式的后牙（约 30° 牙尖斜度）。

第二节 全口义齿的𬌗型与平衡𬌗

一、全口义齿的𬌗型

𬌗型指人工牙的𬌗面形态特征及其咬合方式，及由此确定上下颌牙的咬合和滑动接触关系。全口义齿𬌗型选择的基本原则是与患者的口腔条件及其适应能力相宜，行使咀嚼功能时保持稳定；尽可能使人工牙承受的𬌗力垂直且均匀地传导向牙槽嵴顶，同时尽可能减小侧向力；最大限度地避免损伤支持组织的同时，恢复咀嚼、美观和发音功能。

全口义齿的𬌗型分为解剖式𬌗和非解剖式𬌗（图6-4）。解剖式𬌗泛指解剖式人工牙，咬合方式以两侧𬌗平衡类𬌗型和舌向集中𬌗的𬌗型为代表；非解剖式𬌗型指平面𬌗为主。

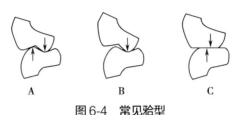

图6-4 常见𬌗型

A.两侧𬌗平衡类𬌗型 B.舌向集中𬌗类𬌗型 C.平面𬌗类𬌗型

（一）两侧𬌗平衡类𬌗型

是指正中𬌗除前牙外，上下颌后牙的同名牙尖工作斜面互相紧密咬合；侧方运动时包括前牙在内，工作侧的上下颌前方牙尖工作斜面与后方牙尖工作斜面互相接触滑动，平衡侧的𬌗平衡小面互相接触滑动，以此确保义齿的两侧𬌗平衡；前方运动时，前牙与后牙上的前方牙尖工作斜面互相接触滑动，确保义齿全面𬌗平衡。以此类𬌗平衡为平衡𬌗目的的人工牙，称为两侧𬌗平衡类𬌗型。

（二）舌向集中𬌗型

该𬌗型的𬌗接触集中在舌侧、舌向，均为上颌牙舌尖与下颌牙窝沟的接触。特点是下颌后牙的中央窝宽阔，使上颌舌尖与下颌牙的中央窝的接触滑动自如，在一定程度上滑除了侧向力，也保持了较高的咀嚼效率，更易于实现平衡𬌗。不仅实现非解剖式牙的自由运动，同时保持了解剖式牙的美观及其食物穿透力强的特征。原则上两侧𬌗平衡类人工牙也适用于舌向集中𬌗。

（三）线性𬌗型

该设计源于 Godilarl，后由 Frush 于 1966 年改进完成。其特点是上颌后牙单颌为平面牙，下颌为颊尖刃状牙（图6-5），无论在正中𬌗还是非正中𬌗接触时，只产生垂直向𬌗力，可以把使义齿倾斜的力降到最低点，大大减小了侧向力从而增加义齿的稳定性；在刃的舌侧有食物压碎区，帮助提高咀嚼效率。

（四）长正中𬌗型

该𬌗型设计尽可能增大𬌗面颊舌向的宽容度，使其在侧方运动时尽量不产生斜面间的接触，每一次咬合的全部牙尖尽快地接触到𬌗面窝底产生垂直向力。其𬌗型特点为：下颌

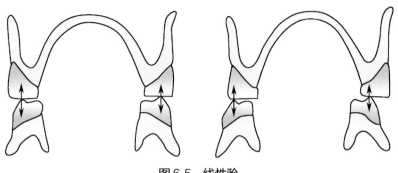

图6-5　线性殆

第一前磨牙远中边缘嵴与下颌第二前磨牙近远中边缘嵴以及下颌第一磨牙近中边缘嵴贯通，形成一个自下颌第一前磨牙远中至下颌第一磨牙远中窝，下颌第二磨牙近中至远中窝近远中向凹向上的圆形底面的沟形；将下颌后牙颊舌尖三角嵴去除；加高上颌前磨牙舌尖和上颌磨牙近中舌尖；降低上颌后牙颊尖三角嵴（图6-6）。

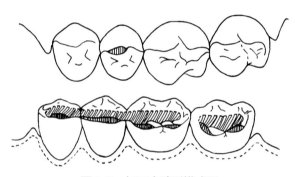

图6-6　长正中殆型模式图

 课堂互动

　　请集体讨论两侧殆平衡与舌向集中殆这两种不同殆型的适应证、机械和生物力学原理、具体特征。这两种不同殆型所在的历史背景又有何不同？

二、平衡殆

　　全口义齿的平衡殆是指下颌处于正中殆及前伸、侧方殆时，上下颌相关人工牙都能保持同时接触的咬合关系。其主要表现为义齿在非正中殆时，上下颌人工牙列保持有三点或者多点的平衡接触，使义齿不撬动、不脱落。平衡殆是在人工牙排列过程中，通过将人工牙排列形成一定的咬合曲线，或调整上下颌人工牙的覆殆、覆盖关系等来实现的。

　　平衡殆是全口义齿咬合形式与天然牙列咬合形式的主要区别。天然牙列的后牙在下颌前伸运动时无殆接触；侧方运动时，非工作侧的后牙也无接触。而全口义齿在下颌前伸及侧方运动时则必须保持三点或多点的平衡殆接触，这是因为下颌非正中运动时，上下颌义齿如只有前牙或单侧后牙接触，由于杠杆力量作用，就会使义齿发生翘动和脱位。全口义齿的人工牙和基托作为一个整体共同发挥作用,人工牙借基托形成一个整体,附着在无牙颌的黏膜表面,固定在口腔内。当义齿的某一个部分受力时,可影响整个义齿,使义齿产生松动或脱位。原则上,全口义齿需具备平衡殆。

（一）平衡殆的分类

1. 正中平衡殆 正中平衡殆指正中殆时,上下颌人工牙,前牙无殆接触,双侧后牙尖窝交错,存在最广泛的均匀接触（图6-7）。

2. 前伸平衡殆 前伸平衡殆是指在下颌从正中殆依切道及髁道向前下运动到前牙切缘相对,再滑动到正中殆的过程中,双侧上下颌后牙保持接触关系。根据下颌前伸至前牙对刃时,上下颌后牙接触数目的多少,分为三点、多点与完全接触的平衡殆。

（1）三点接触平衡殆:指下颌向前运动到上下颌前牙切缘相对的过程中,不仅上下颌前牙接触,且两侧最后磨牙间各有一牙尖也保持接触关系（图6-8）。

（2）多点接触平衡殆:指下颌向前运动到上下颌前牙切缘相对的过程中,不仅上下颌前牙接触,且两侧最后磨牙间有两点接触外,至少还有一牙尖保持接触关系。

（3）完全接触平衡殆:指下颌向前运动到上下颌前牙切缘相对的过程中,上下颌各个人工牙均保持接触关系（图6-9）。

3. 侧方平衡殆 侧方平衡殆是指下颌侧方运动至工作侧上下颌后牙颊尖相对,再滑动至正中殆过程中,工作侧上下颌牙同名牙尖相接触,非工作侧上颌牙舌尖与下颌牙颊尖接触。非工作侧称平衡侧（图6-10）。

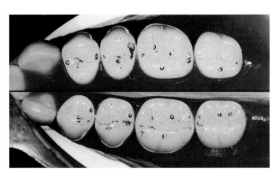

图6-7 正中殆存在最广泛的殆接触

上图为上颌后牙,下图为下颌后牙

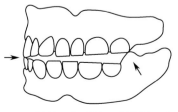

图6-8 前伸平衡殆的三点接触平衡殆

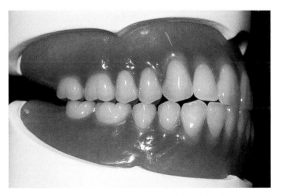

图6-9 前伸殆的完全接触平衡殆

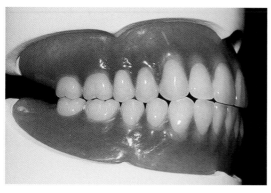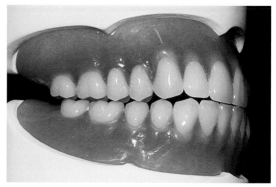

图6-10 侧方平衡殆

左图为工作侧,右图为平衡侧

如上所述,从正中颌位起,下颌侧方运动时工作侧的上颌颊尖与下颌颊尖接触,上颌舌尖与下颌舌尖接触,在平衡侧上颌舌尖与下颌颊尖接触,该咬合方式称为双侧平衡殆,又称全面平衡殆。正中殆是每次咀嚼循环的始终位置。如果没有平衡殆,义齿在回到正中殆时无法保持稳定,重新开口咀嚼时义齿易脱位或翘动,因受力不均损伤支持组织。

从修复学角度看,全口义齿修复中需要两侧平衡殆,以维持义齿的稳定,增强固位。

(二)平衡殆理论

全口义齿的平衡殆,有利于咀嚼功能的完成和无牙颌的保健,平衡殆的有无直接决定了义齿的成功与否,任何一个破坏平衡殆的人工牙早接触或咬合干扰都会使义齿产生翘动乃至脱位,从而使全口义齿不能在口腔内发挥良好的功能,致使义齿基托下的软组织产生压痛,受到损害。因此提出了平衡殆的理论,其中 Gysi 在 1908 年提出的同心圆学说最为著名。Gysi 认为髁道、切道和牙尖工作斜面同为同心圆上的一段截弧(图6-11)。1926 年 Hanau 据此提出了全口义齿平衡殆的五因素。

1. 髁导斜度 殆架上髁槽与水平面的交角。可以通过口内前伸关系记录的髁道斜度在殆架上重现。

2. 切导斜度 殆架上切导盘与水平面的交角。

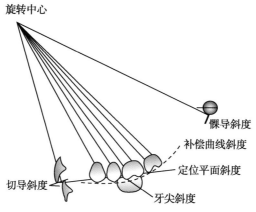

图6-11 前伸平衡殆的五个影响因素

3．牙尖斜度或牙尖高度　后牙的牙尖斜面与其牙尖底水平线的交角称为牙尖斜度。下颌后牙颊尖的近中斜面与上颌后牙颊尖的远中斜面在下颌前伸功能运动时相互摩擦，承担研磨食物的功能。牙尖顶向牙尖底所做的垂线为该牙尖的高度。

4．补偿曲线曲度　连接上颌尖牙牙尖，前磨牙颊尖及磨牙颊尖，形成一段凸向下的弧线，这条弧线恰与下颌的 Spee 曲线相吻合，称为补偿曲线。该曲线的曲度大小，称补偿曲线曲度。

5．定位平面斜度　上颌中切牙近中切角与两侧第二磨牙颊尖顶相连所成的平面称为定位平面。定位平面与眶耳平面所交的角度称为定位平面斜度。

五因素间必须保持下述的相互关系：髁导斜度和切导斜度间为反比关系；补偿曲线曲度、牙尖斜度和定位平面斜度间为反比关系；髁导斜度或切导斜度与其余任何一种因素都是正比关系（图 6-12）。

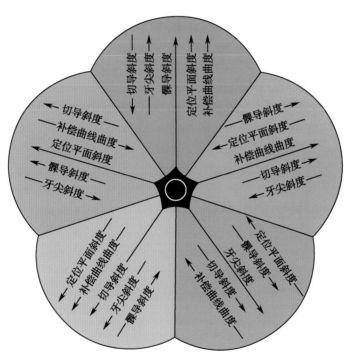

图 6-12　Hanau Quint 显示平衡殆五因素相互对应关系
（箭头向外为数值增大，箭头向中心为数值减小）

第三节　排牙原则

全口义齿人工牙的排列要考虑美观、功能和组织保健等三个方面的特点，如殆平面需平分颌间距离、牙弓与颌弓一致，前牙为浅覆殆、浅覆盖等；要符合生物力学的原理，如：后牙应具备两条合适的殆曲线，原则上具备两侧平衡殆等；也要符合机械力学原则，如：后牙应在牙槽嵴顶，前牙不能过于偏向唇侧和殆平面要平分颌间距离等。

一、美观原则

全口义齿在改善、恢复丧失功能的同时，也维持整个口颌系统的平衡乃至全身的健康平衡，改善其外观。一副良好的全口义齿可以恢复患者面下部 1/3 的生理形态，达到面下 1/3 与整个面部比例协调，使人表现出健康的容颜，而显得年轻，给人以美感，同时也是参加社交活动必不可少的。全口义齿的美观主要体现在前牙的排列上，后牙的排列在一定程度上对美观也可造成影响。要达到美观，必须掌握前牙排列的基本原则。第一前磨牙须视为前牙的美学延伸。

前牙排列原则：前牙的排列要着重美观，同时兼顾功能。上颌前牙的切缘连线与下唇的微笑线相一致，形成向下突起的圆弧（图 6-13）。口角与牙齿的位置关系也与颜面部的审美密切相关，颈缘线的一部分过于突出或高低不平也会破坏左右的平衡，并影响美观（图 6-14）。因此应注意以下问题：

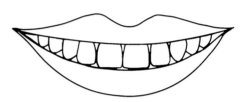

图 6-13　切缘连线与微笑线的关系

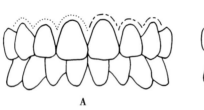
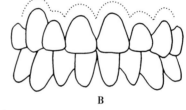

A　　　　　　　　　　　　　B

图 6-14　颈缘线走行

A. 协调　B. 不协调

1. 牙弓弧度与颌弓一致　上颌𬌗托的𬌗堤部分是临床医师在患者口腔内取得的，它包含了患者本身的审美及功能等诸多因素，人工牙的排列应以此为基准。而下颌前牙的排列则应以上颌前牙为基准，形成适当的覆𬌗、覆盖关系（图 6-15）。通常情况下颌弓与面型一样也有方圆、尖圆和卵圆三种。原则上人工牙列的弧度需与颌弓弧度协调一致。

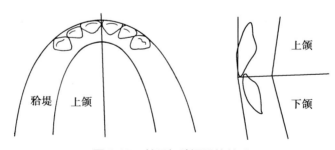

𬌗堤　上颌　　　　　　上颌

下颌

图 6-15　前牙与𬌗堤弓的关系

2. 浅覆𬌗、浅覆盖　下颌前牙的排列和发音与𬌗平衡关系密切，上下颌前牙间不宜排列成过深的覆𬌗、覆盖关系。其覆盖程度受前伸髁导斜度的影响，在不妨碍美观及发音的情况下,可根据前伸髁导斜度的大小决定覆盖的大小。前牙的咬合关系是正中𬌗时不接触,非正中𬌗时接触;当上下颌弓关系正常时,上下颌前牙一般排成浅覆𬌗、浅覆盖(1~3mm)(图6-16)。若上下颌弓关系异常,必须排成深覆𬌗时,则应加大覆盖。

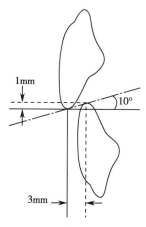

图6-16　浅覆𬌗、浅覆盖

3. 保持丰满度　唇部的丰满度依靠唇侧基托突度和上颌前牙的位置实现,上颌中切牙唇面至切牙乳突中点距离一般约为8~10mm(图6-17),年轻人上颌两侧尖牙顶连线通过切牙乳突中点,而老年人上颌两侧尖牙顶连线与切牙乳突后缘平齐,上颌尖牙的唇面与第一条腭皱的侧面相距约10.5mm,上颌前牙切缘在唇下显露2mm,年老者显露较少。

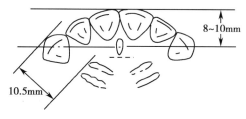

图6-17　排列上颌前牙的位置标志

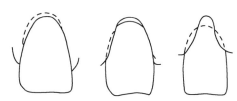

图6-18　牙颈线随年龄的变化而变化

4. 重现患者的个性　除选牙时要根据患者的面形、年龄、肤色和颌弓大小进行外,排牙时也要尽可能模仿患者原有的天然牙位置,可参照牙列缺失前患者的照片或满意的旧义齿牙形,作为排列上颌前牙的参考。处理切缘和颈缘时要考虑年龄的差异,年老者切端及尖牙牙尖可略磨平,以模仿牙磨耗情况。年老者牙颈部外露较多,以模仿真牙的牙龈萎缩(图6-18)。必要时还可模仿天然牙的某些着色。模仿真牙的轻度拥挤和扭转,不要排列过齐,产生"自然美"的感觉(图6-19)。根据上下颌骨的位置关系排列上下颌前牙的覆𬌗、覆盖,一般要求浅覆𬌗、浅覆盖,切道与𬌗平面的交角接近10°为宜。

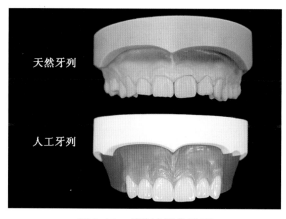

图6-19　仿真个性化排牙

二、组织保健原则

义齿在功能状态下的稳定,是口腔组织保健的重要方面。人工牙的排列与义齿在功能状态下的稳定有很重要的关系。

1. 人工牙的排列要不妨碍口腔周围肌群的活动,处于肌力平衡位置。

2. 𬌗平面与鼻翼耳屏线平行,其高度位于舌外侧缘最突出处,便于舌头将食物送至后牙𬌗面,利于义齿在功能状态下的稳定。

3. 下颌后牙功能尖应尽量排在牙槽嵴顶上,使𬌗力沿垂直方向传至牙槽嵴(图6-20)。

4. 如果牙槽嵴吸收较多,要根据牙槽嵴斜坡倾斜方向调整后牙倾斜度,使𬌗力尽可能以垂直方向传至牙槽嵴,如果牙槽嵴严重吸收,则需将𬌗力最大处置于牙槽嵴最低处,减少义齿在功能状态下的翘动。

5. 前牙要排列成浅覆𬌗、浅覆盖,正中𬌗时前牙不接触,并在前伸及侧方运动时至少在1mm的范围内,下颌牙沿上颌牙斜面自由滑动。

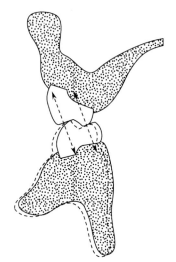

图6-20　𬌗力沿垂直方向传至牙槽嵴

6. 在上下颌牙间自由滑动时,要有平衡𬌗接触,即前牙对刃接触时,后牙每侧至少一点接触,后牙一侧咬合时,工作侧为组牙接触(尖牙保护𬌗不适用于全口义齿),非工作侧至少有一点接触。

7. 减少功能状态下的不稳定因素,非功能尖要适当降低,如上颌磨牙颊尖和下颌磨牙舌尖要适当降低,减少研磨食物时义齿的摆动。

三、后牙排列原则

1. 牙槽嵴顶线原则　原则上上颌前磨牙的中央沟和第一磨牙的舌尖内斜面中央部及下颌前磨牙的颊尖和第一磨牙的颊尖内斜面中央部尽可能排在各自的牙槽嵴顶上,使𬌗力通过牙槽嵴顶传导。当用一侧咀嚼时,另一侧基托才不会发生翘动,这样就能保证义齿的单侧平衡。如果后牙排列过于偏向牙槽嵴顶颊侧,咀嚼时由于𬌗力加于颊侧,而牙槽嵴顶形成支点,对侧基托就会发生翘动,这在下颌表现特别明显。如后牙过分偏向牙槽嵴舌侧,虽对义齿稳定有利,但可妨碍舌的活动,也能够使义齿脱位(图6-21)。

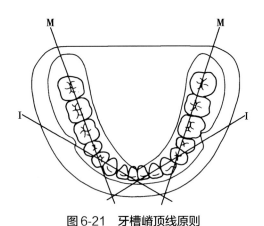

图6-21　牙槽嵴顶线原则

I:前牙区牙槽嵴顶线　M:后牙区牙槽嵴顶线

2. 牙槽嵴顶间线原则　上下牙槽嵴顶间的连线称之为牙槽嵴顶间线(图6-22)。上下颌后牙的人工牙应排列在牙槽嵴顶间线上,这样可以使全口义齿在咀嚼食物时𬌗力直接传递到牙槽嵴顶上,而不偏向舌侧或颊侧,保证义齿的稳定。牙槽嵴顶间线与𬌗平面的交角称为牙槽嵴顶线角,若该角度小于80°,仍运用此原则排牙,则往往会影响义齿修复后的外观或妨碍舌的运动。牙槽嵴顶间线在前磨牙区通过上颌前磨牙的中央窝和下颌前磨牙的颊尖;在磨牙区通过上颌磨牙的舌尖颊斜面中央和下颌磨牙颊尖舌斜面中央(图6-23)。另外,一般来说下颌牙槽嵴狭窄,不利于义齿的固位,因此在排列下颌人工后牙时,应优先考虑这一原则。

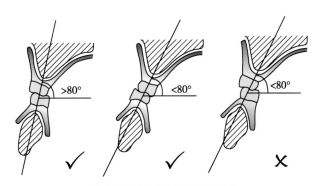

图6-22　牙槽嵴顶间线原则

3. 平衡拾原则　在非正中拾运动中,天然牙的上下颌牙列间只是一部分牙有拾接触,而这种咬合关系不会损害整个牙列及口颌系统的健康。但全口义齿则不同,非正中拾运动中如只有一部分牙齿的接触,则会破坏义齿的稳定,使义齿不能发挥良好的功能。因此全口义齿的咬合关系与天然牙不同,应当具有其特殊之处。这种咬合关系是通过调整人工牙的拾面使义齿行使功能,在前伸及侧方运动时,上下颌的双侧磨牙仍能保持同时接触,使义齿获得稳定。

侧方运动时,工作侧上下颌后牙同名牙尖相对,非工作侧(平衡侧)下颌磨牙颊尖的舌斜面和上颌磨牙舌尖的颊斜面相接触(图6-24)。在前伸运动时,上颌各人工牙牙尖的远中斜面和下颌各人工牙牙尖的近中斜面相接触(图6-25)。前伸时,只有上下颌前牙的切缘和两侧最后磨牙牙尖的三点接触关系。

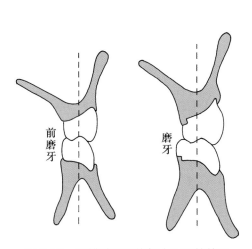

图6-23　牙槽嵴顶间线与人工牙的位置

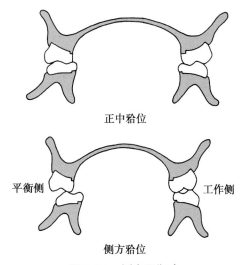

图6-24　侧方平衡拾

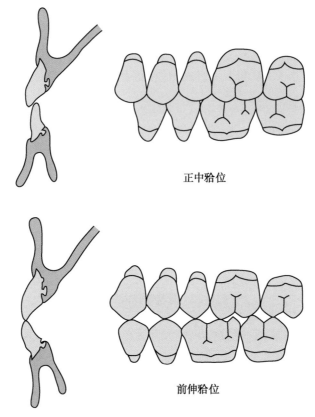

正中殆位

前伸殆位

图 6-25 前伸平衡殆

四、义齿间隙或中性区原则

　　1933 年 Wilfredfish 提出了中性区（neutral zone）的概念，天然牙在萌出过程中受到唇颊肌向内的压力和舌肌向外的推力，使天然牙在完全萌出后的位置恰好位于向内和向外的力的平衡区域内。当牙列缺失后，牙列原来所占据的空间便形成了一个潜在的间隙，此间隙为唇颊肌和舌肌内外作用力的中性区。如果将人工牙排列在中性区内，仍可受到唇颊肌向内和舌肌向外基本处于平衡状态的力，则有利于全口义齿的固位。因此全口义齿应按中性区位置排牙。中性区（或潜在间隙）的具体位置可以根据临床经验或口腔肌功能活动成形法来确定，其基本原则如下：由于无牙颌口腔内的上颌弓前牙区唇侧、后牙区颊侧、下颌弓前牙区唇侧和后牙区舌侧骨吸收较多，而前牙区唇、舌侧骨吸收的量相差不多，因此排列人工牙时，上下颌前牙可排在牙槽嵴的唇侧，上颌后牙可排在牙槽嵴颊侧少许，而前磨牙则不能偏舌侧，这样才能使人工牙排列在原来天然牙所占据的位置，即处于"中性区"内，可受到唇颊舌侧较均衡的肌力，有利于义齿的固位。人工牙偏颊、偏舌的距离不能过大，偏离的距离常常要视唇颊的松弛程度、前庭沟的宽窄和舌体的大小而定。由于全口义齿的支持和固位与天然牙完全不同，故在排列人工牙时，要求能符合口腔的解剖生理特点，以达到恢复功能，增进美观，并能保护口腔组织的健康（图 6-26）。

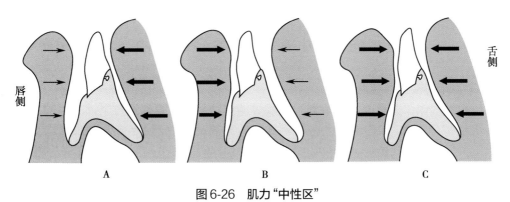

图6-26 肌力"中性区"

A.义齿过于偏向舌侧 B.义齿过于偏向唇侧 C.义齿处于"中性区"的正确位置

五、其他

1.殆平面尽量平分颌间距离 殆平面是指上颌中切牙的切缘与两侧第一磨牙的近中舌尖三点所形成的假想平面。在实际操作中,蜡堤平面即代表殆平面。人工牙所形成的殆平面应平分颌间距离,而且还应与牙槽嵴接近平行。若殆平面与牙槽嵴不平行,前部低后部高,在咀嚼时,上颌义齿可被推向前。若前部高而后部低,则下颌义齿有被推向前的可能。若遇上颌或下颌牙槽嵴过度吸收时,为了义齿的稳定,临床上可适当调节殆平面的上下位置,使殆平面稍向吸收严重的颌骨靠近。

2.殆平面尽量低于舌侧缘1~2mm,以免妨碍舌的运动。

3.下颌后牙功能尖应尽量位于磨牙后垫颊舌缘与下颌尖牙近中面构成的三角区内。

4.殆力应集中在颌弓后段的中份 牙槽嵴是承受殆力的主要区域。但前牙区牙槽嵴较为窄小,下颌磨牙后垫区的组织又较为松软,都不宜支持较大的力。故在排牙时,应将承受力较大的第二前磨牙和第一磨牙集中在颌弓后段的中份,因为此区的牙槽嵴最适合于支持较大的殆力。

5.按上下颌骨对应关系排牙 上下颌人工牙的殆关系,亦应根据上下颌骨的对应关系排列。若上下颌骨对应关系正常,则按正常关系排列人工牙,即前牙排成浅覆殆和浅覆盖,后牙按中性关系排列,即上颌第一磨牙近中颊尖正对下颌第一磨牙近中颊沟,上颌第一磨牙近中舌尖处于下颌第一磨牙的中央窝内。下颌第一前磨牙的颊尖处于上颌尖牙与第一前磨牙之间。若上下颌骨对应关系异常,则不能按正常殆关系排列,而应根据异常情况进行不同的排牙。

第四节 人工牙排列方法

全口义齿的排牙方法很多,但排列的基本原则和位置要求是一致的。

一、排牙前的准备

全口义齿排牙前必须进行多项准备工作,包括必要的器械、殆架、殆托、后堤区、人工牙等。

（一）常用器械及材料的准备

排列人工牙必要的器械包括蜡刀、雕刻刀、殆平面板、酒精灯，材料包括红蜡片、人工牙等。

（二）殆架的检查与准备

殆架是重现颌位关系的保持装置。一般可调式殆架均可模拟人体下颌关节的活动。它由许多机械零件构成，如出现误差将影响颌位关系的准确性，因此排牙前必须进行严密的检查。

1. 正中锁固定时，上颌体不能左右前后移动；正中锁打开时，上颌体能进行前伸和侧向运动。

2. 切导针上刻线与上颌体平齐，下刻线与殆堤平面高度一致。正中殆位时，切道针与切导盘中央紧密接触，这时要将切导盘固定器拧紧。

3. 上下架环与上下颌体密合，无松动。

（三）殆托的检查

殆托的标志线（中线、口角线、唇高线和唇低线）应清晰准确；蜡基托与模型、上下殆堤平面之间应紧密贴合。

（四）模型的分析与设计

在排牙之前进行模型的分析与设计，描绘对排列人工牙具有指导意义的牙槽嵴顶线等，并描绘基托边缘线和处理后堤区。

1. 上颌结节及其中点　上颌结节中点大多处于牙槽嵴顶线上，为上颌后牙颊舌侧的分界线。原则上，上颌尖牙远中牙尖嵴指向上颌结节颊侧边缘与该中点之间的区域。

2. 切牙乳突及其中点　切牙乳突对确定上颌中切牙、尖牙的唇侧位置具有重要作用。牙列缺失后，若切牙乳突移位，需合理分析并确定其原有的正确位置。通常参照切牙乳突中点到模型后侧方的平均值为 53mm，据此确定切牙乳突的原有位置。排牙前可暴露切牙乳突，在上颌殆托相当于切牙乳突处开孔。以此判断上颌中切牙切缘及尖牙牙尖位置的正确性。

3. 模型中线　模型中线起于切牙乳突中点，经腭中缝，平分两侧的腭小凹。由于腭中缝骨吸收少位置稳定，因此腭中缝是确定模型中线的重要标志之一。

4. 上颌牙槽嵴顶线　上颌牙槽嵴最高点连线为上颌牙槽嵴顶线，是排列上颌后牙区人工牙的重要标志线。

取下上下颌殆托，沿相当于中切牙的牙槽嵴顶，连接到相当于尖牙的牙槽嵴顶画一横线，并延伸至模型边缘。描绘两侧上颌结节的范围，并勾勒其中点；上颌第一横腭皱襞远中端及颊系带近中处的牙槽嵴顶为上颌第一前磨牙的位置参考，将上述两点连接，画一前后向的直线并延伸到模型边缘。下颌颊系带附近的牙槽嵴顶为下颌第一前磨牙位置，将上述两点连接，画一前后向的直线并延伸到模型边缘。最后复位殆托，根据模型上的延伸线，用蜡刀在殆堤上刻出牙槽嵴顶的沟槽，以便排牙时参考（图6-27）。

5. 翼上颌切迹　两侧翼上颌切迹之间是舌在上颌所占据的空间，原则上翼上颌切迹大致指向上颌最后磨牙的远舌轴面角。

6. 上下唇系带、颊系带　因基托需避让唇系带、颊系带，所以需在模型上描绘上下唇系带、颊系带。

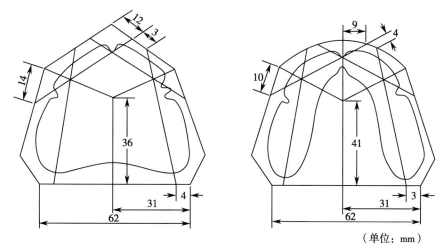

（单位：mm）

图6-27　描绘基托范围及牙槽嵴顶线的位置

7. 描绘基托边缘线　用红铅笔沿模型唇颊侧黏膜反折线画出基托边缘线，以保证义齿基托边缘在不妨碍正常唇、颊、舌功能活动的前提下尽量伸展，以增强基托的固位力。上颌后界在腭小凹后 2mm 与翼上颌切迹连线处，下颌后界在磨牙后垫的前 1/2 处或全部。

8. 后堤区处理　在两侧翼上颌切迹间画一连线为后堤沟的后缘，该线中部应通过腭小凹后 2mm。用雕刻刀沿此线刻沟，深约 1～1.5mm，最宽处约 4～5mm，然后向前及向两侧扩展并逐渐变浅变窄形成弓形后堤区（图6-28）。后堤区的深浅和范围常因人而异，可根据基托后缘线前 5mm 内黏膜可压入的程度来确定。

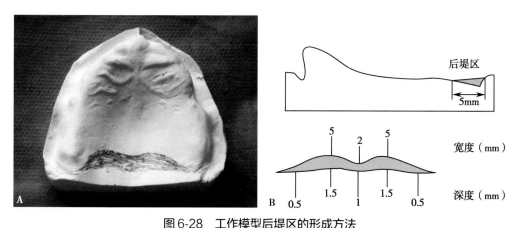

图6-28　工作模型后堤区的形成方法

A. 模型形成后堤区　B. 后堤区处理形式（箭头间为后堤区最宽处）

9. 磨牙后垫及其中点　磨牙后垫是水平面和矢状面的排牙参照物。磨牙后垫前缘是下颌后牙的止线。磨牙后垫中点是下颌后牙颊舌侧的分界线，下颌尖牙远中牙尖嵴大致对准磨牙后垫颊侧边缘与下颌牙槽嵴顶线之间的范围。

10. 下颌前牙区黏膜反折线　天然牙列时期，下颌前牙唇面位置通常不超过黏膜反折线，因此该处是下颌前牙的唇侧止线。在排牙过程中，为便于检查，需把该线延伸出组织面。

11. 下颌模型中线　从舌系带的顶点到下颌后牙区牙槽嵴的等分线是下颌模型中线。

12. 旁氏线　从下颌侧切牙与下颌尖牙的邻接点到同侧磨牙后垫舌侧的连线,称为旁氏线(Pound 线)(见图6-35)。通常,因为舌处于两侧磨牙后垫的舌侧之间,所以该线为下颌后牙的舌侧止线。在无牙颌模型上,下颌面部中线距左右两侧约10mm处,大致相当于下颌尖牙近中邻接点的位置。为防止义齿侵占舌的运动空间,所有下颌后牙舌侧不得处于比该线更偏向舌侧的位置。

13. 描绘牙槽嵴顶线的矢状面形态　把上下颌后牙区牙槽嵴顶线的矢状面平行线描绘在模型侧面。以此检查上下颌第一磨牙是否正确处于牙槽嵴最低处。

14. 描绘磨牙后垫范围　在下颌模型上描绘磨牙后垫的范围,并把磨牙后垫前缘延伸到模型侧面。以此作为选择下颌后牙规格的标准,并用以检查下颌第二磨牙远中终止位置的正确性。

15. 描绘殆平面高度　把殆托平面的高度描绘在下颌模型后缘的侧面。以此作为 Gysi 下颌排牙法下颌第二磨牙远中颊尖的高度标准。Gysi 上颌排牙法下颌第二磨牙远中颊尖的高度略高于此处(图6-29)。

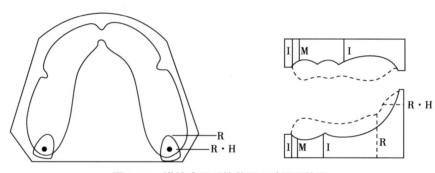

图6-29　描绘磨牙后垫范围及殆平面位置

(五)充分理解义齿加工单

　　义齿加工单是临床的订货合同,该合同规范了双方的责任、权利、义务及其对义齿产品的各项技术要求。由临床医师承担口腔医疗的法律责任,口腔技师需正确理解义齿加工单的各项要求,正确操作。如有不明,需及时与临床医师展开有效沟通,听取临床医师的技术要求。

课堂互动

殆架检查及画线

　　请同学分两组进行殆架及画线互查,每组把所有装载画线后模型的殆架在课桌上排成一排,让另一组的同学检查,比较。教师点评、评分。

　　通过上述互动使学生正确掌握殆架检查及画线的方法。

二、前牙的排列

(一)前牙排列的基本定位

1. 唇舌向位置　上颌前牙的位置要满足上唇丰满度的要求,一般应排在牙槽嵴顶的唇侧。上中切牙唇面距切牙乳突中点约 8～10mm 处，牙弓的弧度应与颌弓的形态相协调。下颌弓的形态与面形相似，分别为尖圆形、卵圆形、方圆形。当人工牙以正确的前后位置排列于牙槽嵴的唇侧时，两侧上颌尖牙牙尖的连线应横穿切牙乳突中点或与切牙乳突后缘平齐（一般前者为年轻人，后者为老年人）（图 6-30）。

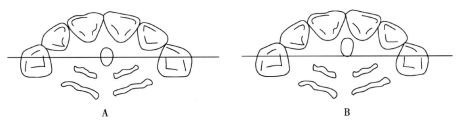

图 6-30 切牙乳突与尖牙牙尖连线的位置关系
A. 尖牙牙尖连线横穿切牙乳突中点 B. 尖牙牙尖连线与切牙乳突后缘平齐

2. 殆龈向位置 在小张口时上颌前牙的切缘位于上唇下缘约 2mm（以上颌殆堤平面为准）。

3. 近远中向位置 两中切牙邻接点应与殆托的面部中线（鼻尖人中）一致。解剖学中线为两中切牙近中之间的切牙乳突中点与和腭中缝中部连线。面部中线与解剖学中线常常会不一致，解剖学中线仅供排牙参考。

4. 前牙倾斜度 根据各个前牙不同的功能特点，牙倾斜长轴有不同程度的唇、舌方向和近远中方向的倾斜。

（二）前牙排列的具体要求

前牙排列的具体要求见表 6-1。

表 6-1 前牙排列的具体要求

	唇舌向倾斜	近远中向倾斜	旋转度	与殆平面关系
上颌中切牙	85°	88°	与前牙区颌弓曲度一致	切缘与殆平面接触
上颌侧切牙	82°	86°	远中微向舌侧旋转	切缘高于殆平面 0.5～1mm
上颌尖牙	90°	87°	唇面远中向舌侧旋转与后部颌弓曲度一致	牙尖与殆平面接触
下颌中切牙	颈部稍向舌侧倾斜	垂直	与前牙区颌弓曲度一致	高出殆平面约 1mm
下颌侧切牙	垂直	颈部稍向远中倾斜	同中切牙	同中切牙
下颌尖牙	颈部稍向唇侧突出	颈部稍向远中倾斜	唇面远中向舌侧旋转与后部颌弓曲度一致	同中切牙

1. 上颌中切牙 位于中线的两侧，近中接触点与殆堤中线一致，唇面与殆堤唇面弧度和坡度一致，邻面观颈部微向舌侧倾斜，与殆平面呈 85°，唇面观颈部微向远中倾斜与殆平面呈 88°。上颌排牙法要求切缘与殆平面一致；下颌排牙法要求切缘低于殆平面 1mm。

2. 上颌侧切牙 位于上颌中切牙的远中，唇面弧度与殆堤唇面弧度和坡度一致，邻面观颈部微向舌侧倾斜，与殆平面呈 83°，唇面观颈部微向远中倾斜呈 86°。上颌排牙法要求该缘高于𬌗平面0.5～1mm；下颌排牙法要求该切低于𬌗平面0.5～1mm。

3. 上颌尖牙　位于上颌侧切牙远中、口角线的近中，其唇面的近中与𬌗堤前牙区弧度一致，唇面的远中与𬌗堤的后牙区弧度相延续；邻面观颈部微突向唇侧，轴向直立与𬌗平面垂直呈90°，唇面观颈部略向远中倾斜呈87°，倾斜度介于上颌中切牙和侧切牙之间。上颌排牙法要求牙尖顶与𬌗平面一致（图6-31）；下颌排牙法要求牙尖顶低于𬌗平面1mm（图6-32）。

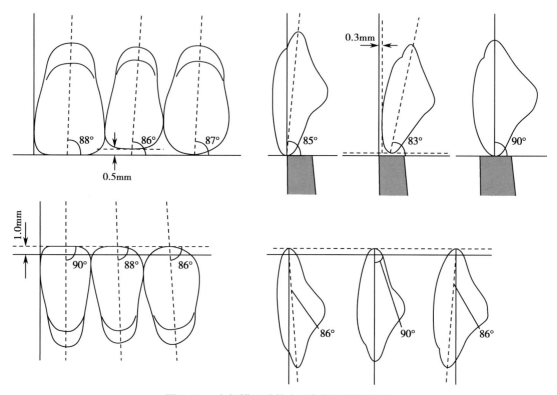

图6-31　上颌排牙法的上下颌前牙排列要求

4. 下颌中切牙　位于中线的两侧，近中接触点与𬌗堤中线一致，唇面与𬌗堤唇面弧度相协调，邻面观颈部微向舌侧倾斜，唇面观近远中向垂直。上颌排牙法要求切缘高于𬌗平面1mm，即与上颌中切牙保持1mm的覆𬌗关系，唇面与上颌中切牙保持1mm的覆盖关系。下颌排牙法要求切缘与𬌗平面平齐。

5. 下颌侧切牙　位于下颌中切牙的远中，唇面弧度与𬌗堤弧度相协调，邻面观唇舌向垂直，唇面观颈部微向远中倾斜，切缘与下颌中切牙平齐，覆盖、覆𬌗关系同下颌中切牙。

6. 下颌尖牙　位于下颌侧切牙的远中，唇面弧度与𬌗堤弧度相协调；邻面观颈部微突向唇侧，唇面观颈部略向远中倾斜，倾斜度大于下颌中切牙和侧切牙；覆盖、覆𬌗关系与下颌侧切牙相协调。下颌尖牙的牙尖顶高度为侧方运动时，上下颌尖牙的𬌗接触约为0.5～1.0mm。

7. 上下颌前牙的覆盖　临床上，可根据患者的具体情况进行适当调整。

8. 上下颌前牙的覆𬌗　临床上，可根据前牙的覆𬌗及切导斜度进行适当调整，以保证前伸𬌗平衡。

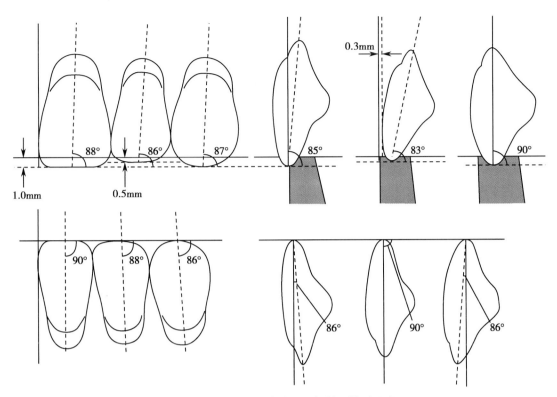

图 6-32　下颌排牙法的上下颌前牙排列要求

（三）上下颌前牙覆盖异常的排牙

上下颌弓关系异常有各种不同的表现，如颌弓前部关系正常而后部关系异常、前部关系异常而后部关系正常，或前后关系均异常及一侧关系正常一侧关系异常等。排牙的基本原则不变，只是根据不同情况采用不同的排牙方法。

1. 上颌前突的排牙方法　上颌前突是指上颌弓前部位于下颌弓的前面。对于这种异常关系，在排牙时应注意建立正常的尖牙关系，才能使后牙排列在正常的秴关系位置上。因此，根据上颌前突程度不同，需采用不同的排牙方法。

（1）轻度上颌前突：上颌弓前部位于下颌弓前部的稍前方，这种情况在临床上较为常见。为了美观和功能需要，可将上颌人工牙的盖嵴部磨薄后，略向舌侧排列，下颌前牙稍向唇侧排，适当减小前牙的覆盖，下颌前伸时，上下切缘能保持接触。

（2）严重上颌前突：上颌弓前部明显位于下颌弓的前方。可将上颌前牙盖嵴部磨薄后，略向舌侧排列，下颌前牙稍排向唇侧，下颌前牙不能离下颌牙槽嵴过远，否则可影响下颌义齿的固位和稳定。为了确保建立正常的后牙秴关系，可选用较上颌小一型号的下颌前牙或减少 1~2 个下颌前牙，亦可将下颌前牙排列拥挤一些，以此建立正常的尖牙对应关系。为了使下颌前牙保持非正中秴的秴接触且不影响发音，可将上颌前牙腭侧基托加厚，形成与下颌前牙切缘相接触的秴平面板。

2. 下颌前突的排牙方法　下颌前突是指下颌弓前部位于上颌弓的稍前方。根据下颌前突的程度，采用不同的排牙方法。

（1）轻度下颌前突：下颌弓前部位于上颌弓的稍前方。此类关系可将上颌前牙稍排向唇侧，选用较上颌大一型号的下颌前牙，将盖嵴部磨薄后稍向舌侧排，形成较浅的覆拾或呈对刃拾关系（又称切拾关系）。如果为了美观而强求正常的覆拾和覆盖关系，则必然会将上颌前牙过分排向牙槽嵴的唇侧，或下颌前牙过分偏向舌侧，两者均不利于义齿的固位和稳定。

（2）严重下颌前突：下颌弓前部明显位于上颌弓前方。上下颌前牙必须排成反拾关系，即下颌前牙位于上颌前牙的唇侧。为了建立正常的后牙拾关系，应选用大型号的下颌前牙或小型号的上颌前牙。若上下颌前牙选用相同型号，则必须增加下颌前牙的数量。

（四）个性化排牙法

依照前述常规排牙法，全口义齿的外观容易千篇一律，难以重现患者的特点和个性。完全采用常规排牙法制作的全口义齿，不同的患者笑容往往相似，被称为全口义齿笑容或全口义齿面容。

为使全口义齿与每个患者的面容和个性特征相协调，需参照患者自身的天然牙列形态和排列特点，因此在选牙、排牙前可以让患者提供其有天然牙列照片的作为参考，最好为患者大笑露齿的照片。

个性化总义齿修复是常规义齿表现形式上的进步，不但不违背义齿的形式美规律，而且更加贴近形式美的最高法则即多样统一性，使人工器官静态的、规则的美升华为动态的、协调的美，并寓美于患者的个性气质之中。但个性化的体现一定要医师和患者的共同参与并使双方意见统一。

个性化排牙可通过以下几种方式体现：对于女性，上颌前牙切缘的形态与上唇下缘一致，为两侧弯向上的弧形，可以显示女性的柔美；而男性的上颌前牙切缘形态可以比较平直以体现阳刚之气。另外，对于鼻底比较平直的人，可根据鼻翼的形态选择人工牙形态和排列方式。

1. 中线的变化　临床上常见面部中线与人中及唇珠位置不一致的现象，或是患者两侧口角不一致或笑时嘴歪的现象。此时应根据患者的具体情况调整上中切牙中线位置，在视觉上适当纠正患者面部或唇部的偏差。

2. 个别牙的扭转与倾斜　排牙时将个别牙或多个牙进行不同程度的扭转或倾斜，亦可产生不同程度的个性效果。

两侧中切牙的远中切缘向唇侧突出，可产生类似男性牙冠宽大、个性张扬的感觉；相反，两侧中切牙的远中向舌侧内收。可产生类似女性牙冠较窄，个性内敛的感觉。

将侧切牙的近中略向唇侧扭转至中切牙的远中相重叠，可产生类似柔弱的女性感；相反，侧切牙的近中向舌侧扭转叠入中切牙的远中，则产生强有力的男性感。

调整尖牙的牙颈部向唇侧突出，可产生较强悍的男性感；反之，若尖牙的牙长轴较垂直，则为个性不强的女性感。

3. 牙弓形状及前牙弧度　当前牙弧度为方形时易给人健壮的感觉，若前牙弧度为尖形时为柔弱的表现，若前牙弧度为卵圆形则有温和的感觉。

4. 下颌前牙的自然个性　下颌前牙的排列可以有很多种变化组合，将下颌前牙适当地做一些扭转或倾斜会更接近自然，但无论如何变化一定要保证适当的覆拾、覆盖以及前伸拾接触。

三、后牙的排列

（一）两侧𬌗平衡类后牙排列的基本定位

1. 确定后牙的上下位置关系　上下颌后牙的基本位置须平分颌间距离，但也要与前牙的上下位置协调一致。同时后牙的上下位置还要根据纵𬌗曲线和横𬌗曲线的要求进行适当调整（图6-33）。各个后牙的边缘嵴高度流畅衔接，无台阶存在。

2. 确定后牙的颊舌向位置关系　在颊舌向位置，后牙原则上应排在牙槽嵴顶上。随着牙槽骨的吸收，上颌弓越来越小，下颌弓越来越大，所以排牙时可将上下颌后牙颊舌向倾斜度加大，即上颌后牙牙冠稍向颊侧，下颌后牙牙冠稍向舌侧，使𬌗力作用于牙槽嵴顶。但上下牙槽嵴顶间线角小于80°时则需排成反𬌗（图6-34）。下颌后牙的舌尖原则上位于下颌尖牙近中面与磨牙后垫颊舌两侧连线所形成的三角内（图6-35）。

3. 确定后牙的前后衔接关系　后牙前后位置确定的基本原则是，第一前磨牙的近中面必须紧贴尖牙的远中面，邻接点须流畅衔接。第二前磨牙和第一磨牙必须放在颌弓中段的主承托区上。

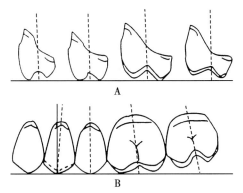

图6-33　上颌后牙排列要求

A. 邻面观　B. 颊面观

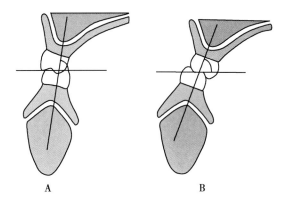

图6-34　上颌后牙排列要求

A. 尽量将后牙排列在牙槽嵴顶　B. 上下牙槽嵴顶连线与𬌗平面夹角小于80°时

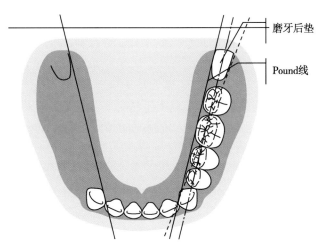

图6-35　下颌后牙舌尖排列原则

（二）两侧𬌗平衡类后牙排列的具体要求

见表 6-2。

表 6-2　两侧𬌗平衡类后牙排列的具体要求

	颊舌向倾斜	近远中向倾斜	与𬌗平面关系
上颌第一前磨牙	颈部微向颊侧倾斜	89°	颊尖在𬌗平面上,舌尖离开𬌗平面约 0.5mm
上颌第二前磨牙	垂直	垂直	颊舌尖均在𬌗平面上
上颌第一磨牙	颈部稍向腭侧倾斜	颈部稍向近中倾斜	近中舌尖在𬌗平面上,远舌尖、近颊尖离开约 0.5mm,远颊尖离开约 1mm
上颌第二磨牙	颈部稍向腭侧倾斜	颈部稍向近中倾斜	近中舌尖离开𬌗平面约 1mm,远舌尖、近颊尖离开约 1.5mm,远颊尖离开约 2mm

注:下颌后牙以上颌后牙𬌗面为准,按正中𬌗要求排列。

（三）后牙颌弓异常的排牙

1. **上颌弓宽于下颌弓的排牙方法**　此类异常关系是指上颌弓后部位于下颌弓的颊侧,上颌牙槽嵴顶位于下颌牙槽嵴顶的颊侧。这类情况在临床上较为少见,但排列人工牙最困难。

（1）上颌弓稍宽于下颌弓者:可将上颌后牙稍排向腭侧,下颌后牙稍排向颊侧,以建立正常的𬌗接触关系。

（2）上颌弓明显宽于下颌弓者:可采用下列两种方法排牙。

方法一:按正常位置要求,将上下颌后牙分别排于各自的牙槽嵴顶上。咬合时上颌后牙的舌尖与下颌后牙的颊尖会出现早接触,可磨改早接触的牙尖以保持原有的颌间距离。然后在上颌后牙腭侧加适当厚度的软蜡片与下颌后牙相咬合,再雕出面的解剖外形,以后置换为树脂。

方法二:先将下颌后牙按正常要求,排列于下颌牙槽嵴顶上,再按后牙的咬合关系排列上颌后牙。然后在上颌后牙颊面加蜡,按颌弓的形状雕出后牙牙冠的颊面及𬌗面外形,以恢复对面颊部软组织的支持。以后将蜡置换为树脂。

以上两种排牙方法,既能保证上下颌后牙的功能接触,又不会影响面部外形及义齿的固位和稳定。此外,亦可选用无尖牙,使上颌后牙面的舌侧部分与下颌后牙面的颊侧部分建立𬌗接触。

2. **下颌弓宽于上颌弓的排牙方法**　此类关系是指下颌弓后部位于上颌弓的颊侧,即下颌牙槽嵴顶位于上颌牙槽嵴顶的颊侧。根据上下颌弓差异的程度,采用不同的排牙方法。

（1）下颌弓稍宽于上颌者:可将上颌后牙稍排向颊侧,下颌后牙稍排向舌侧,以建立正常的𬌗接触。排牙时应注意上颌后牙不宜过于偏向颊侧,否则以后在使用中易在上颌基托中线处发生折裂。

（2）下颌弓明显宽于上颌弓者:后牙应排成反𬌗关系,即上颌后牙的颊尖与下颌后牙中央窝接触,下颌后牙的舌尖与上颌后牙中央窝接触。一般是将上下左右后牙互换位置排列,上下第一磨牙的接触关系,为下颌第一磨牙的近中颊尖位于上颌第一磨牙颊沟的颊面。因此,下颌第一前磨牙与尖牙之间就必然留有间隙,因而下颌应多排一个前磨牙。若上颌弓较小，不能容纳互换后的下颌后牙，可减去第一前磨牙。若上颌弓长度足够排列互换后的四个后牙，但将𬌗架闭合，上颌第一磨牙的位置已与下颌磨牙后垫接近，则上颌也应减去第一前磨牙，这样才不致使下颌第二磨牙位于磨牙后垫上，以免影响义齿的功能和稳定。总之，若互换后牙排列反𬌗关系时，下颌均应比上颌多排一个前磨牙。上颌若排两个前磨牙，下颌应排三个前磨牙，若上颌只排一个前磨牙，下颌就应排两个前磨牙。

3. 上下颌弓后部关系一侧异常一侧正常的排牙方法 临床上有时发现一些无牙患者一侧颌弓后部的关系正常，而另一侧为异常关系。出现这种异常关系多为双侧后牙缺失的时间长短不同所致。排牙时对关系正常侧则按正常咬合关系排列上下颌后牙。关系异常侧则根据其异常的程度，分别按前面所述的方法排列上下颌后牙。

四、人工牙排列的具体方法和要求

（一）前牙排列方法

排列前牙应充分重视恢复美观和发音功能。特别需重现上颌前牙的美观性，下颌前牙应优先排列在有利于发音及义齿稳定的位置。因临床上确定𬌗平面的不同位置，故前牙排列有上颌排牙法和下颌排牙法之分，具体方法如下：

1. 上颌法排列前牙 常规排牙方法：根据𬌗堤上的标志，将靠近中线两侧的蜡烫软，先排上颌中切牙。中切牙的定位很重要，在排列时一定要根据排列前牙的基本位置及精确位置的要求，将中切牙盖嵴面紧贴牙槽嵴顶的唇侧，切缘位于𬌗堤平面上。唇面与𬌗堤唇面弧度一致。两侧中切牙近中邻接点与面部中线对齐。接着按顺序排一侧上颌侧切牙和尖牙，再排另一侧上颌侧切牙和尖牙。因尖牙位于前后牙弓连接处，故旋转幅度较大，应特别注意前后牙弓的协调。上颌前牙排完后，可用示指横贴上颌前牙唇侧切缘，从切龈方向观察上颌前牙排列是否在一均匀的弧线上，与颌弓形状是否一致，左右是否对称（图 6-36）。原则上，从正面看不到两侧上颌尖牙的唇侧远中。根据排好的上颌前牙再用同法排下颌前牙。先排下颌中切牙，按顺序排列下颌侧切牙和尖牙（图 6-37）。

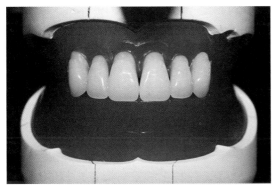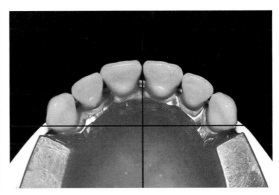

图 6-36 上颌排牙法排列上颌前牙

左图为正面观，右图为切缘观

2. 下颌法排列前牙 口腔医师确定𬌗平面时，在息止颌位时使上颌𬌗托的下缘与上唇下缘平齐。因此，需把下颌𬌗托前牙区𬌗平面切低 1mm，使上中切牙和尖牙的切缘处于其上（图6-38），其他同上颌排牙法。上下颌前牙排列完成后，尽可能在患者的口内进行试戴，检查人工牙列中线与面部中线是否一致，殆平面与瞳孔连线是否平行，上下唇缘关系是否自然协调，结合患者的要求，进行必要的调改。

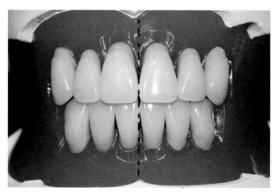

图6-37　上颌排牙法排列下颌前牙

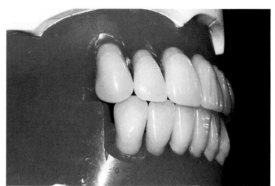

图6-38　下颌排牙法排列前牙

（二）后牙的排列方法

后牙排列有多种方法：如上颌排牙法是先排好上颌后牙，然后再排下颌后牙；下颌排牙法是先排下颌后牙，再排上颌后牙；Snow 排牙法是先排好一侧牙，再排另一侧牙；协调对称排牙法是先排一侧第一前磨牙，然后排同侧下第一前磨牙，再排上第二前磨牙，接着排下第二前磨牙，以此类推，可根据自己的习惯，按顺序排列。

1. 上颌排牙法排列后牙　遵循后牙排列的三个基本定位和精确位置的要求，用蜡刀削去上颌一侧的部分蜡堤，按顺序排列 7654| 或 |4567。Gysi 倡导上颌前磨牙的舌尖及上颌第一磨牙的舌尖内斜面中部对应下颌牙槽嵴顶线。一侧上颌后牙固定后，按上下颌后牙尖窝嵌合的最稳定位置关系，将同侧下颌第一磨牙固定于殆堤上，然后依次排列第二磨牙、第二前磨牙，最后排第一前磨牙。一侧的上下颌后牙排列完成后，仔细检查殆曲线是否正确，正中殆是否具备最多点的殆接触，是否具备平衡殆后，同法完成另一侧后牙的排列。由于上颌法的上牙列是排列下牙列的标准，在排列下牙前应使上牙列处于最正确的位置。排列下牙时，不得无端改动上牙列。

2. 下颌排牙法排列后牙的方法和要点　下颌排牙法是优先下颌义齿稳定，从下颌开始排列后牙的方法（图6-39）。下颌排牙法排列下颌后牙时，需让下颌前磨牙的颊尖和下颌第一磨牙、第二磨牙的颊尖内斜面中央部处于下颌牙槽嵴顶线上。由于下颌法的下牙列是排列上牙列的标准，在排列上牙前应使下牙列处于最正确的位置。排列上牙时，不得无端改动下牙列。下颌后牙是依据上颌后牙的位置关系排列的。按排牙次序，首先将下颌殆堤相当于下颌第一磨牙部位的蜡烫软，然后排下颌第一磨牙，并与上颌第一磨牙轻轻咬合，直到切针与切导盘接触，直接确定其位置的高度，再用蜡刀从颊舌方向将上下颌磨牙面抵紧。按此方法依次排列其余下颌后牙，下颌后牙排列时应注意以下问题：为达到最广泛、最均匀的正中殆接触，首先应明确后牙各功能尖相对的位置（图6-40）。其主要标志为上颌第一磨牙的颊尖正对下颌第一磨牙的颊面沟，近舌尖咬在下颌第一磨牙中央窝内。下颌第一前磨牙的颊尖对上颌尖牙与第一前磨牙近边缘嵴的相邻处。要求每个后牙都具有明确的尖窝相对的咬合关系。如出现𬌗面接触不紧的情况，可将下颌后牙略向上或向近远中移动或改变近远中的倾斜；也可将人工牙向颊、舌向扭转，消除可能出现的尖尖相对的情况。需形成一颗牙对应两颗牙的位置关系。此外，特别注意在排牙过程中不要轻易磨改牙尖。

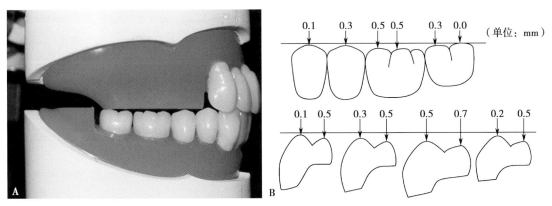

图 6-39　下颌排牙法排列下颌后牙

A. 矢状面观　B. 排列要求

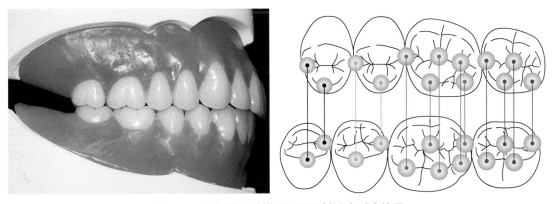

图 6-40　上颌排牙法排列后牙及其咬合对应位置

3. 舌向集中𬌗排牙法　舌侧集中𬌗排牙的主要特征如下：

（1）正中𬌗时，上下颌后牙呈一颗牙对应一颗牙的位置关系。

（2）下颌后牙的舌尖需处于下颌尖牙的近中切缘轴面角至磨牙后垫远中端的颊舌两侧连线中。

（3）仅上颌舌尖为功能牙尖。

（4）𬌗接触点小，切断食物的效率高。

（5）原则上，下颌后牙的中央沟处于牙槽嵴顶线上。

（6）舌向集中𬌗也有上颌排牙法和下颌排牙法之分（图 6-41）。

（7）上下颌后牙的咬合对应关系（图 6-42）。

（8）上颌后牙舌尖位于下颌牙槽嵴顶线上。

（9）侧方运动和前伸运动时，原则上上下颌后牙的颊尖无𬌗接触。

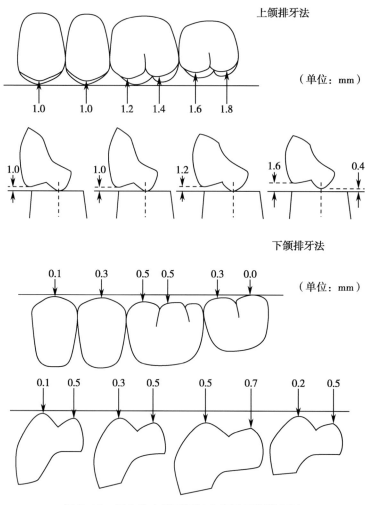

图 6-41　舌向集中𬌗后牙的上颌及下颌排牙法

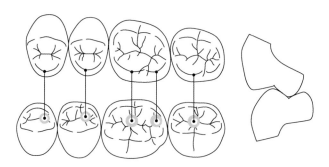

图 6-42　舌向集中𬌗的上下颌后牙咬合对应关系

4. 无尖牙后牙排列法　无尖牙由于其没有牙尖斜面，故容易形成平衡𬌗。又因无尖牙承受的力多为垂直向力，对义齿稳定有利，且障碍少，有利于无牙颌的保健。人工牙排列时如前牙形成一定覆𬌗，则需要在下颌第二磨牙后面形成平衡斜台以达到三点接触的前伸𬌗平衡。但必须注意这种人工牙的咀嚼效率远不及有尖牙，且因无牙尖，部分患者认为不美观不容易接受。

（1）无尖牙形成单一平面的排列法：①排列前牙：上颌前牙排列如常规，但上下颌前牙需排列成较大覆盖，切道斜度为0°；②排列后牙：将上下排列的后牙接触呈与水平面平行的单一平面。

（2）无尖牙形成单一平面后牙的方法：此种全口义齿的前牙列具有一定的覆殆，前伸殆时前牙接触，在下颌第二磨牙远中形成平衡斜台与上颌第二磨牙接触形成类似"三点接触的前伸平衡殆"。

五、排牙后的检查

全口牙列排完后，应从各个不同的角度进行检查，由于所采用的殆架种类不同，有的不能模拟人体的下颌运动，所以应特别强调正中殆的检查，使全口牙列能保持良好的外形，并具有平衡殆的条件。检查主要从以下几方面进行。

（一）殆面观（切龈方向）

1. 上下颌牙列的形态　观察整个牙列形态是否与颌弓一致，上下颌牙列是否整齐、衔接流畅、对称。前牙切缘与后牙颊尖连线应呈自然弧线。必要时可用透明格子板辅助检查。

2. 牙列与牙槽嵴顶的位置　检查人工牙的排列与上下颌弓是否协调，上下颌后牙与牙槽嵴顶线的位置关系，牙列既不能偏唇颊侧，又要留有舌体运动的空间。下颌第二磨牙应止于磨牙后垫前缘。

（二）唇、颊、舌面观

1. 唇面观　正中殆时，检查上下颌前牙中线是否一致。尖牙应位于口角转折处。上下颌前牙牙体长轴的倾斜角度是否妥当。前牙的覆盖、覆殆是否正确。打开殆架从前向后观察牙列平面高低是否一致，有无偏斜。

2. 颊面观　首先检查上下颌后牙是否平分颌间距离。后牙是否具有两条合适的曲线。是否正确体现了咬合方式所要求的上下颌后牙咬合对应关系；尖窝相对的咬合关系是否显著。上下颌后牙的覆盖、覆殆是否妥当。

3. 舌面观　在口外殆架上排牙为全面观察及了解咬合接触情况提供了方便条件，可从舌侧检查正中殆时各个牙的咬合接触状况，以保证有最广泛紧密的殆接触。

（三）前伸平衡殆的调整

1. 上下颌前牙切缘接触而后牙无殆接触时的调整　表明切导斜度过大或牙尖斜度过小，不适合髁导斜度。因此，首先考虑增加补偿曲线曲度使牙尖工作斜面斜度加大，以此达到平衡接触，其次考虑在不影响美观和功能的原则之下，适当减小前牙的切导斜度。

2. 上下颌前牙切缘无接触而后牙有接触时的调整　表明切导斜度过小，或牙尖斜度过大。一般调整后牙的远近中向倾斜度，以减小补偿曲线曲度。

（四）侧方平衡殆的调整

1. 工作侧早接触而平衡侧无接触时的调整　主要是通过加大横殆曲线的方法来调整。即加大平衡侧上颌后牙殆端的颊向倾斜，相对的下颌后牙则加大殆端的舌向倾向。

2. 平衡侧早接触而工作侧无接触时的调整　表明工作侧横殆曲线过小，或平衡侧横殆曲线过大。可用减小平衡侧横殆曲线的方法，或加大工作侧横殆曲线的方法。一般不宜磨改平衡侧牙尖。

患者全口牙缺失后，切导斜度、牙尖高度、牙尖斜度均由人为确定，为最大限度地维护全口义齿的固位和稳定，在排牙时常以浅覆殆、浅覆盖，调整 Spee 曲线和横殆曲线为基本原则。

课堂互动

检查人工牙列及其咬合关系

请同学分两组，每组把所有排牙后的殆架打开，在课桌上排成一排，让另一组的同学检查人工牙列的位置及其大小、殆平面的位置、咬合关系的紧密性、覆盖、覆殆、平衡殆情况；学生互相点评，教师点评、评分。

通过上述互动使学生正确掌握排列人工牙的方法。

小　结

排列全口义齿人工牙前，需做精心的准备。特别是检查殆架、检查颌位关系、画线、精读加工单是重中之重。遵照临床的指示，确定选用上颌排牙法或下颌排牙法；确定选用两侧殆平衡或舌向集中殆的殆型；采用各种科学的手段，准确判断人工牙的三维位置；在充分理解平衡殆理论的基础上，充分体现平衡殆。由此完成高精度的人工牙的排列。

（蒋　菁　赵　军）

思考题

1. 人工牙按材质的分类？
2. 人工牙按形态分哪几类？
3. 人工牙按殆面形态分哪几类？
4. 什么是牙槽嵴顶线原则？
5. 什么是牙槽嵴顶间线原则？
6. 前牙排列原则有哪些？
7. 后牙排列原则有哪些？
8. 舌向集中殆有哪些特征？
9. 什么是平衡殆？
10. 什么是前伸平衡殆？
11. 什么是侧方平衡殆？
12. 工作侧与平衡侧有何区别？

第七章 蜡型的试戴与全口义齿完成

 学习目标

　　1. 掌握：义齿蜡型与工作模型的准备；基托蜡型、牙龈、牙根突及腭皱的塑形要求；重上𬌗架；全口义齿装盒，除蜡，树脂充填及热处理，出盒磨光。
　　2. 熟悉：义齿蜡型试戴前的准备；调整咬合关系。
　　3. 了解：义齿蜡型戴入口腔后的检查。

第一节 义齿蜡型的试戴

　　义齿树脂基托最终聚合前，通常要让患者试戴义齿蜡型，检查义齿蜡型的适合性，以便发现问题及时修改，避免造成全口义齿的最终失败。

一、试戴前的准备

　　患者试戴义齿蜡型前，应先在𬌗架上做好如下准备。

（一）按照排牙标准与平衡𬌗理论检查排列情况

　　1. 牙列是否整齐，上下颌牙列中线是否正确并对齐，两侧是否对称协调，覆𬌗、覆盖关系是否合适，后牙与牙槽嵴顶间连线的位置关系是否正确。

　　2. 正中𬌗是否达到均匀、广泛、稳定的尖窝交错关系，前伸𬌗与侧方𬌗是否具备多点接触的平衡𬌗。

　　3. 基托边缘是否正确，厚度是否均匀，根形是否协调自然。

　　4. 义齿蜡型与模型是否密合、稳定。

（二）人工牙的检查

　　1. 去净人工牙表面的残蜡。

　　2. 牙龈雕刻的形态协调自然。

　　3. 选磨过的牙尖及斜面应磨光。

（三）修整暂基托

　　将义齿蜡型的周缘用蜡封闭。暂基托应与模型贴合，在模型上应稳定，边缘伸展适当，根突形态协调,表面光滑,组织面清洗干净,选磨过的牙尖及斜面应磨光。

上述工作完成后,将义齿蜡型正确放回𬌗架的上下颌模型上,准备在患者口腔内试戴。

二、试戴义齿蜡型的检查

义齿蜡型戴入口腔后,应从以下几方面进行检查。

(一)检查外观及垂直距离

全口义齿蜡型戴入口腔后第一印象很重要,患者直立时在正中𬌗咬合稳定后,医师要从正面和侧面分别观察患者的颜面外形是否自然和谐,中线是否正确,鼻唇沟、口角线、前牙切嵴线是否与其年龄相适宜,面部丰满度是否恢复适度。前牙与唇的关系,包括牙尖交错位、下颌休息位是否符合覆盖关系,发音、微笑时是否自然。患者在颏肌放松的状态下,上下唇是否轻微接触;在患者说话时上下牙有无碰撞声;是否有合适的息止𬌗间隙;通过吞咽动作检查舌顶压腭侧基托的力量是否薄弱。

(二)检查义齿蜡型是否平稳

将义齿蜡型戴入口腔后,术者可用两手示指交替按压左右两侧牙列𬌗面,检查有无翘动,以判断义齿蜡型与牙槽嵴的紧密贴合程度。

(三)检查颌位关系

患者咬合时,上下颌牙列对合良好,与𬌗架上一致,反复咬合位置稳定,表明颌位关系正确。

检查颌位关系可通过以下方法进行:

1. 扪诊颞肌 术者的双手手指分别放在患者的两侧颞部,嘱患者反复做咬合动作。若两侧颞肌收缩有力,且左右肌力一致,说明颌位关系正确;若收缩无力,表明下颌前伸;若左右肌力不一致,说明下颌有偏斜,偏向有力的一侧。

2. 扪诊髁突动度 术者双手小指放在患者两侧外耳道中,指腹紧贴外耳道前壁,当患者做咬合动作时,指腹应能感觉到髁突向后的冲击力,且左右两侧力度一致。若冲击力不明显,说明下颌前伸;若冲击力左右不一致,说明下颌有偏斜,偏向冲击力强的一侧。

3. 观察面形 义齿蜡型戴入后,术者应观察患者在自然状态下的侧貌轮廓,以帮助判断下颌有无前伸,特别要注意下颌与面中部的前后位置关系。不正确的颌位关系可能出现下列现象:

(1)下颌后退:如果义齿蜡型试戴时上下颌前牙呈水平开𬌗,上下颌后牙呈尖尖接触,垂直距离增高,表明下颌呈后退位。造成这种情况的原因是在确定颌位关系时,患者下颌处于前伸位,前伸位的蜡𬌗堤咬合记录转移至𬌗架上,完成排牙后,患者试戴时,下颌又回到正确的位置,因此出现下颌后退现象。

(2)下颌偏斜:上下颌牙列中线不一致,一侧后牙呈对刃𬌗或反𬌗,另一侧呈深覆𬌗,表明下颌偏斜。造成这种情况的原因是:确定颌位关系时,咬合动作偏向一侧,试戴暂基托义齿时,下颌回到正中的位置,与上颌牙列相对呈偏向另一侧的现象;下颌后退时,也常伴有下颌义齿偏斜。

(3)前牙开𬌗:咬合时上下颌后牙接触,前牙不接触。造成这种情况是因为咬合记录错误,或上𬌗架过程中移动了咬合记录。

（四）检查咬合关系

首先检查义齿蜡型的拾平面是否与拾托的拾平面一致。

咬合关系良好是指义齿蜡型的高度与口腔相应各部位颌间距离完全一致，正中拾时上下颌牙列拾面达到广泛密切接触。良好的咬合关系以正确的颌位关系为基础，其标志为：

1. 用两段咬合纸分别放于两侧上下颌牙列之间，嘱患者做正中咬合。咬紧时向外拉咬合纸，如两侧的咬合纸都拉不动，说明两侧的压力均等；如一侧咬合纸易拉出，则该侧上下颌牙列接触不紧。

上下颌人工牙接触紧密的部位拾面会染上印迹，印迹的深浅表示接触的紧密程度。以此判断咬合的接触状况。若各牙的拾面均有印迹，表明已达到广泛的接触。

2. 术者将右手拇指、示指分别放在上颌暂基托前磨牙区的颊侧，嘱患者反复进行正中咬合运动，暂基托应平稳，不翘动。如暂基托随咬合运动有前后或左右方向翘动，表明个别人工牙有早接触或暂基托不密合。

3. 正中拾时，术者可拉开口颊，用镊子或雕刻刀分别插入上下颌人工牙间，上下摇动，暂基托稳定不摇动者，表明暂基托密合，这与建立良好的咬合关系也密切相关。

（五）检查平衡拾

嘱患者做正中、前伸、侧方咬合，分别用红蓝两种颜色的咬合纸放于上下颌牙列之间，红色印迹表示下颌向工作侧运动时的上下牙接触状况，蓝色印迹表示下颌向平衡侧运动时的上下牙接触状况，观察上下颌相关人工牙尖是否都能接触。

（六）检查排牙情况

试戴全口义齿蜡型主要从以下方面检查排牙情况：

1. 人工牙的大小、形态、颜色与性别、面型、肤色是否协调，左右是否对称。

2. 义齿蜡型中线是否与面部中线一致。

3. 上颌前牙切缘连线是否与瞳孔连线相平行。

4. 上唇下显露的切缘是否在 2.0mm 范围内。

5. 上唇部是否丰满。

6. 下颌前牙是否过分唇向或舌向移位，下牙弓是否偏颊或偏舌侧。

（七）检查发音情况

前牙的排列情况及唇、腭基托厚度对发音会有一定影响：

1. 前牙的唇舌位置影响唇音。

2. 上颌前牙的长短影响唇齿音。

3. 上颌前牙过分唇移、前牙覆盖过大影响舌齿音。

4. 前牙的唇舌位置、腭托前部厚度影响舌腭音。

5. 垂直距离过高影响发含"s"的音。

6. 上颌两侧前磨牙偏腭侧影响舌运动；下颌前牙过分偏舌侧，上颌前牙舌面或腭托过分光滑等与哨音有关。

（八）检查基托

检查基托和组织面是否密合；检查基托边缘伸展是否合适，尤其是上颌后缘、下颌磨牙后垫处；检查基托外形是否影响唇、颊、舌肌的活动。根据后堤区可压迫状态，对模型进行后堤区修整。检查上颌前牙唇侧及上颌唇侧基托是否支撑起上唇的丰满度，使患者面部协调自然。

（九）患者自查

嘱患者用大镜子查看半身像。医师暂时离开，让患者同伴多发表意见，并听取患者的满意度。

试戴合适后，将义齿蜡型放回到模型上，进行下一步制作。试戴中发现有问题要及时纠正。必要时重新确定颌位关系，重新排牙。

第二节 蜡型的塑形

全口义齿修复的目的是恢复患者已经丧失的天然牙列及牙龈，牙槽骨等组织，重建面部外观，恢复咀嚼和发音功能。基托的蜡型塑形是完成基托磨光面所需的形态，用蜡修复缺失的牙龈，并在表面雕塑牙根形态。塑形范围是从义齿蜡型的牙颈线到基托边缘线，使基托磨光面适应口腔功能需求，此步操作称为基托蜡型的塑形。基托磨光面的形态不仅关系到咀嚼、发音、美容及舌感，对义齿的固位、稳定也有很大的影响。

基托是全口义齿的重要组成部分。基托组织面的外形已由模型的形态所决定，磨光面的形态要由技师根据口腔周围肌群的运动方向雕塑成形，也可由医师从患者的闭口印模中直接取得。

全口义齿基托要求组织面与口腔黏膜有广泛紧密的接触，使义齿获得吸附力和大气压力，同时也要求磨光面具有一定外形，并通过对磨光面的"仿生"处理，使其形态更接近于自然，与颊肌的黏膜面接触广泛，对义齿产生最大的夹持力，达到辅助固位，使义齿更稳定的目的。

一、蜡型与工作模型的准备

（一）明确基托边缘的伸展范围

一般在排牙前画好基托边缘线，即为基托边缘的伸展范围。上下颌基托唇颊侧边缘位于前庭沟唇颊黏膜转折处，下颌基托舌侧位于口底黏膜转折处，注意避让系带。上颌基托后缘止于腭小凹后 2.0mm 至两侧翼上颌切迹的连线。下颌基托后缘覆盖磨牙后垫的前 1/2 或全部。

（二）确定基托厚度及义齿磨光面外形

1. 原则上基托厚度等同于义齿间隙占据的空间，随着牙槽骨的不断吸收，基托的厚度会随之增加。临床实践中一般为 1.5～2.0mm，尽量模拟生理外形特点。

2. 基托边缘、翼上颌切迹、磨牙后垫厚度为 2.5～3.0mm，呈圆钝状。

3. 缓冲区基托应适当加厚，以备缓冲时留有余地。

4. 唇、颊侧基托厚度以试戴时恢复患者唇、颊的丰满度为准，不要随意增减。前牙区牙槽嵴丰满者，唇侧基托可适当薄些；如上颌前突较重，前牙区可做成翼式基托或唇侧不做基托（图 7-1）；前牙区牙槽嵴吸收多者，可适当加厚基托，以衬托唇部的丰满度，但基托的厚薄要与人工牙的排列相协调。

（三）固定暂基托

将经处理合适的暂基托周缘，用蜡密封固定于模型上。注意模型不能浸水，否则蜡型与模型之间会出现缝隙，导致装盒时石膏进入组织面，使最终的树脂基托与口腔黏膜不贴合，影响义齿固位。

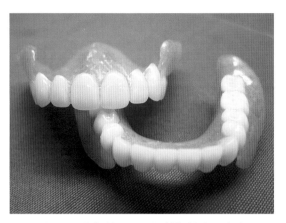

图 7-1　上颌前牙区不设基托的全口义齿

二、蜡型基托的塑形

全口义齿行使功能时，舌、颊肌会施加于基托磨光面一定力量，基托磨光面外形上的差别，可以决定这种力量是一种机械助力还是不良的斥力。

因此基托磨光面要形成利于固位的外形，使其与唇、颊肌群的支持和运动方向协调一致。

按照基托固位形的要求，在基托的龈缘和基托边缘之间形成凹面：上颌腭侧向上内，颊侧向上外；下颌舌侧向下内，颊侧向下外（图 7-2）。

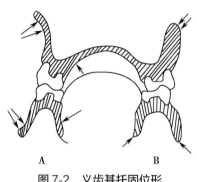

图 7-2　义齿基托固位形
A. 正确　B. 错误

三、牙龈、牙根突及腭皱的塑形

（一）牙龈塑形

前牙的美观除与人工牙本身的形态和排列有关外，还与龈缘的位置、形态有关。在人工牙的唇、颊面上，应形成与患者性别、年龄、天然牙龈相似的龈缘线和牙龈外形。为达到完美的雕刻，技师在操作前需要对患者的年龄、性别，以及特殊要求等进行充分了解。

1. 牙颈线的位置和形态　牙颈线应位于牙冠颈部高低适中的位置，以再现与天然牙相似的长度。同一个人工牙，牙颈线位置的高低，可改变牙冠的长宽比例，上颌中切牙、上颌尖牙的牙冠最长，下颌中切牙、下颌侧切牙、下颌尖牙的牙冠长度一致，后牙越靠远中的牙牙冠越短。尖牙和前磨牙的牙颈线高度应尽量协调。

牙颈线的形态、最高点的位置对牙冠的外形美观也有影响。牙颈线弧度向最高点收缩明显时，牙呈尖圆形，这种形态多适合于女性患者；牙颈线弧度向最高点收缩不明显者呈方圆形，这种形态多适合于男性患者。老年患者牙龈多有萎缩，在雕刻时可适当改变整体龈缘线的高度，使牙冠暴露多些。除下颌前牙的牙颈线呈 V 字形外，其他均呈 U 字形。

2. 龈缘的形态　龈缘常用于表现牙根较细的单根、双根牙。因此，原则上适用于上颌的侧切牙、第一和第二前磨牙；下颌的中切牙、侧切牙、第一和第二前磨牙。

𬌗面观，龈缘与人工牙最突处连线平行，并与唇颊侧外展隙平行。由于唇颊侧外形高点都偏向近中,所以龈缘最高点多在牙齿颊侧中线略偏近中处,近中龈缘弧度较小,远中龈缘弧度较大。

邻面观,基托向牙冠颈部近颈缘线 0.5mm 处形成逐渐变薄的斜坡;龈缘应薄,紧贴牙颈缘;龈乳突处适当凹陷,形成外展隙。敞开外展隙可增强牙冠的立体感,但易滞留食物;封闭外展隙可有效改善义齿的自洁性,但牙冠的立体感稍差。

龈乳突的长度及其充满牙间隙的丰满度,也应与患者的年龄相协调(图 7-3)。

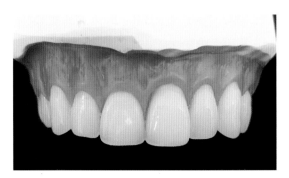

图 7-3 牙龈缘的外形

(二)牙根突的塑形

在基托的唇、颊侧相当于牙根的部位,顺着每个牙齿的自然趋势,形成微微隆起隐约可见的牙根突。近牙冠处宽且明显,向根尖方向逐渐变细且不明显。在塑形时应使其似有似无,达到真实的效果,过长或过凸都会显得不自然,也影响磨光效果,甚至可能影响义齿固位(图 7-4)。为易于义齿自洁,原则上上下颌磨牙的牙根突之间不做凹陷。

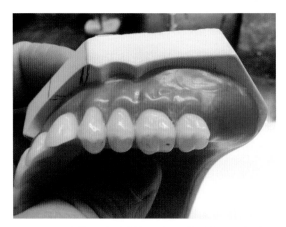

图 7-4 在蜡型上雕刻各牙根凸度的位置和长度

通常,牙根突用于牙根粗壮的单根牙和双根、三根牙。因此,需体现牙根突的牙位有上颌中切牙、尖牙、第一和第二磨牙;下颌有尖牙、第一和第二磨牙。

1.上颌前牙的牙根突 上颌尖牙的牙根突最显著,中切牙次之。

2.下颌前牙的牙根突 下颌尖牙的牙根突最显著。

3. 磨牙的牙根突　短而浅。

（三）腭皱襞的塑形

为了符合生理要求，有利于发音，增加真实感，上颌基托的腭侧可模拟中缝和两侧黏膜不规则的突起，形成腭皱襞（图7-5），并从前向后形成S状隆起（图7-6）。通常，在前牙腭侧，从牙颈部下方雕刻往牙槽方向形成轻微的隆突，在矢状面该隆突呈近似S状，称为S状隆突。由于天然牙列的腭侧形态因人而异，且牙颈部突度也存在个体差异，较合适的尺度是在第一磨牙的牙颈部下方增厚1.0mm，前牙牙颈部下方增厚0.5mm。

形成腭皱襞可按个人原来的形态，也可用腭皱襞模型复制（图7-7），还可采用雕刻成型、滴蜡成型的方法制作。腭皱襞处要注意认真打磨抛光。

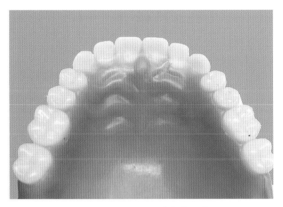

图7-5　完成的腭皱襞形态

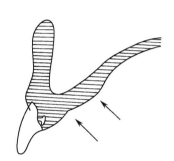

图7-6　上颌基托腭侧S状隆起

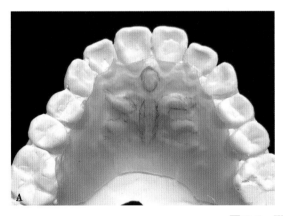

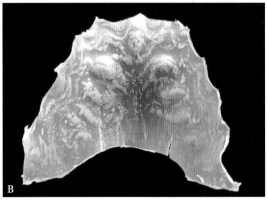

图7-7　腭皱襞模型

A. 复制天然牙列腭皱襞形态　B. 获得带腭皱襞形态的蜡片

四、塑形技术

（一）软化蜡条

为提高工作效率，在上蜡前将蜡条置入恒温箱内烘软备用，一般温度为43～47℃，蜡保持软化、可塑而又不熔化的状态。

蜡条可预先制作，其方法是将碎蜡放入锅内煮化后，倒入有热水的搪瓷盘中，初凝后用刀切成 10mm×6mm×6mm 的蜡条备用。也可将蜡片用电吹风机或酒精灯烘软后，折叠软蜡条使用。

（二）压贴蜡

人工牙按要求排好后，用蜡固定，以防止压蜡时移位。

取一条烘软的蜡条放在模型上，一手持蜡条，控制压入的蜡量，另一只手将蜡压入牙间隙内，并包住牙颈部，按基托的大小、范围、厚度，按顺序从颊侧、舌侧逐渐压入各牙的间隙内，继而包绕住所有人工牙唇颊和舌腭面的牙颈部（图7-8）。

（三）烫蜡

压蜡完成后，用电蜡匙将基托边缘和牙龈缘封牢，并烫出蜡型磨光面的外形。压、烫方法可相互结合使用。

（四）雕蜡

在压、烫的基础上用雕刻刀去净牙面上的蜡，并精修出基托外形。

1．牙龈塑形

（1）雕刻龈缘线：用尖头雕刻刀，使雕刻刀与前牙唇侧牙面呈 60° 角，与后牙颊侧牙面呈 45° 角，逐个雕刻，使龈缘线对称、清晰（图7-9）。

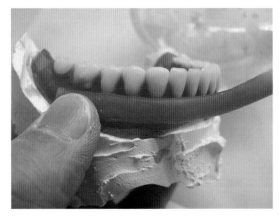 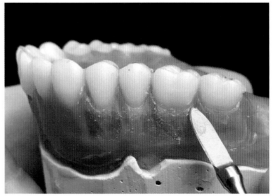

图7-8 用手挤压成型　　　　　　　图7-9 雕刻后牙牙龈缘线

（2）雕刻龈乳头：用尖头雕刻刀在两牙之间的近远中面及龈𬌗方向雕出龈乳头和略微内陷的龈外展隙。为便于义齿的自洁，原则上，后牙不敞开颊外展隙。

 课堂互动

牙龈塑形

请同学分两组进行牙龈雕刻，每组各选出一名技能优秀同学演示龈缘线及龈乳头的雕刻，教师点评、评分。

通过上述互动使学生深入掌握龈缘线及龈乳头的形态及雕刻方法。

2. 牙根突塑形　在基托的唇颊面用长弯刀或小刮勺雕刻出各牙的根部外形。根据相应牙根的外形和长度要求先雕刻出牙根凸度的位置和长度的三角形标记，再用刮匙修出微微隆起、隐约可见的牙根外形（见附录图 63，附录图 64）。

3. 腭皱襞的塑形　采用雕刻成型、滴蜡成型的方法形成腭皱襞，也可用典型的腭皱襞模型复制（见附录图 66）。

4. 雕出基托磨光面的固位形　用刮匙或雕刀将基托蜡型的唇颊面、舌腭面形成要求的凹面，以适应周围软组织的活动。

5. 修整基托边缘　避开唇、颊、舌系带，将基托边缘的长短、厚薄修整合适、圆钝，并将牙面及蜡型表面多余的蜡去除干净。

雕蜡注意事项：

1. 在排好人工牙后，方可进行蜡型雕刻。

2. 蜡基托上不要残留气泡。

3. 人工牙的牙冠上不要有蜡残留。

（五）光滑蜡型

用酒精喷灯的尖细火焰将雕刻精修的蜡型表面进行喷光处理，使基托磨光面光滑、自然。使用酒精喷灯前，需确认盖子是否拧紧，酒精是否添加过多，喷射时酒精是否会溢出，火焰大小是否合适。喷光时要注意掌握好火焰的大小、距离和方向，在蜡型表面以较快的速度移动喷过，使其熔而不流，熔后又凝固，形成光滑、自然的磨光面，再用湿润软布擦光即可。若喷射火焰的时间过长，易造成人工牙的移位。因喷火枪的火焰熔点过高，会损伤人工牙表面，造成义齿的污染，原则上不要使用喷火枪。

火焰的方向，在牙间隙处可以垂直方向喷，在边缘和腭侧可从水平方向喷。

（六）义齿蜡型完成后的检查

将制作完成义齿蜡型的模型再上到𬌗架上，检查咬合关系，如无显著改变即可进行下一步操作。

课堂互动

学习酒精喷灯的使用

请同学分两组进行交叉训练，每组先用雕刻刀在红蜡片上刻出较大的"8"字，再由另一组同学用酒精喷灯以最顺手的手法光洁红蜡片表面，使"8"字消失，并与未刻字处流畅衔接。教师点评、评分。

通过上述互动使学生完全掌握酒精喷灯的使用方法。

第三节　全口义齿的完成

义齿蜡型制作完成并经过临床试戴后，需要将蜡基托置换成树脂基托，目前常用树脂基托制作方法包括充填法和灌注法。充填法先用石膏将蜡型包埋固定于型盒中，将蜡加热去除后形成石膏型腔，在型腔内充填基托树脂，经加热聚合后，人工牙与基托连成一个坚固的整体,充填法分为手工充填法和机械充填法。灌注法则是将调和好的流动状态的基托树脂灌注到型腔内,经过水浴加热等处理,使人工牙与基托紧密结合在一起。

最后,打开型盒从中取出义齿进行打磨、抛光处理。全口义齿制作即告完成。

一、装盒

装盒的目的是在型盒内形成蜡型的型腔,以便充填树脂,经热处理后用树脂代替蜡型。

全口义齿的装盒采用反装法,即将模型包埋固定于下层型盒内,人工牙、基托完全暴露,翻到上层盒内(图7-10)。

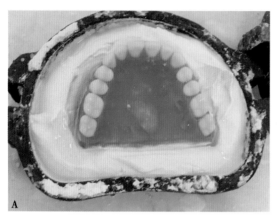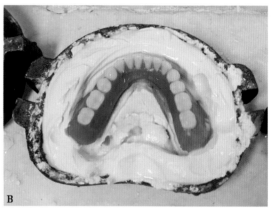

图7-10 反装法装盒

A. 上颌　B. 下颌

(一)选择型盒

型盒由上层型盒、下层型盒和型盒盖三部分组成。通常分大、中、小三个型号,操作者可根据模型的大小来选择,一般中切牙切缘距型盒顶部至少应有1.0cm。选择型盒时,一定要注意上下层型盒对合良好,完整无损,如下层型盒有活动底板者,必须要嵌合紧密。

(二)模型准备

将完成蜡型的模型从𬌗架上取下,浸泡在冷水中约10分钟,使其吸足水分,以免装盒时吸收装盒石膏中的水分加快凝固速度及膨胀,不利于操作,导致装盒包埋不实。此外,浸湿后的模型也便于修整。

用模型修整机或工作刀将模型不被义齿蜡型利用的部分修去,使模型的大小、厚薄与型盒相适应。操作过程中注意用力适当,随时检查模型修整情况,防止将模型磨穿、折断。

(三)装下层型盒

调适量石膏倒入内壁涂有凡士林的下层型盒中,不要倒满,达1/3即可,将带蜡型的模型压入石膏浆中,其高度和前后左右的位置要适中。上颌义齿要前高后低,以减少倒凹。

装下层型盒时动作要迅速,切记勿形成倒凹,当石膏未完全结固时,边用细水流冲洗,边用手指轻轻抹光表面,使之光滑,并用排笔将黏附在蜡型和人工牙表面的石膏去净。如石膏已结固变硬,可用工作刀将表面修平(见附录图76)。

下层型盒的边缘应完全露出,以便与上层型盒吻合。待石膏结固(约30分钟)后,其表面均匀涂一层分离剂(见附录图78)。

（四）灌注上层型盒

将上层型盒罩在装好的下层型盒上检查，要求上下两层型盒的边缘吻合良好。调石膏注入上层型盒内（见附录图79）。

灌注上层型盒时应注意：①石膏调拌得勿过稠；②注入时要震动型盒以排出气泡；③为防止牙颈部和牙间隙处产生气泡，可用排笔蘸石膏浆在这些部位先涂布一层。

石膏注满上层型盒后，加盖，放压榨器上压紧。

课堂互动

装盒方法

请同学分组，通过查找资料，搜集义齿装盒的方法、各自的适应证及装盒的注意事项。教师点评、评分。

二、除蜡

蜡型装盒后，需经加热处理，才能使蜡熔化去除，这一过程包括烫盒、冲蜡两个步骤。

（一）烫盒

上层型盒灌注后约30分钟，包埋石膏完全硬固，此时方可进行烫盒处理。

从压榨器上取下型盒，置入70℃以上热水中浸泡约10分钟，使蜡型在受热后软化。烫盒时间不可过长，以免使蜡熔化后浸入石膏模型中，影响涂布分离剂。打开型盒，去除软蜡（可回收再用），用工作刀修整石膏菲边，用水冲洗干净。

（二）除蜡

烫盒去蜡后，为了将余蜡彻底去干净，需在型盒保持一定热度的情况下进一步用热水冲洗。将盛热水的容器放于高处，用细水流冲洗，使冲蜡的水具有一定的冲击力。

在除蜡过程中注意勿将人工牙及附件冲丢失，如有脱落，注意保管，待除蜡后再放回原位。用胶粘固，避免在充填树脂发生位置移动，致使义齿制作失败。

三、树脂充填及聚合方法

制作全口义齿所用材料通常为加热固化型义齿基托树脂，是由牙托粉和牙托水（又称单体）组成，粉和液按一定比例调和后充填，通过加热使其固化成型。

（一）树脂充填

1. 树脂充填前的准备

（1）器材和环境的准备：在树脂充填前要准备好分离剂、基托树脂粉、牙托水、玻璃纸、清水盆、毛巾、调胶用玻璃杯或瓷杯、充填器等，器材和工作台面要整洁，工作间要通风。

型盒经过除蜡后要去水晾干，并去净模型组织面上的石膏等异物，可用排笔蘸酒精擦洗备用。

（2）涂布分离剂：用毛笔将型盒内模型和包埋石膏表面涂一薄层分离剂。涂分离剂时要注意：顺一个方向涂布，切勿反复涂擦，以免破坏已形成的薄膜；不要涂布在人工牙表面上，以免造成人工牙与基托树脂的分离，如果涂布，可用酒精棉球或牙托水擦净。

（3）调基托树脂：全口义齿所需基托树脂粉上下各 10～15mL，粉与液的调和比例一定要严格遵守产品的说明书参数。

临床应用时，可将适量牙托水置于清洁的调杯中，再撒入牙托粉；也可在适量牙托粉中加入牙托水，直至牙托粉完全被牙托水润湿，即为合适的比例。以不锈钢调刀调和均匀，加盖，以免牙托水挥发。基托树脂在调和后，会经过几个不同的变化阶段直至凝固，分别为湿砂期—稀糊期—黏丝期—面团期—橡胶期—坚硬期。面团期的时间较长，可塑性大，是基托树脂充填的最佳时期。

2. 树脂充填的方法

（1）手工充填法：手工充填法是用手指把面团期的牙托粉充填到型腔，经压榨器数次加压后，并去除菲边，完成充填的方法。具体方法：

1）充填树脂：在 20℃左右室温下，树脂粉和液调和后约 20 分钟达到面团期，面团期约维持 5 分钟，此时进行充填。用洗干净的手将树脂揉捏均匀后，填入型腔，细小的部位可用充填器填入。充填的量要比实际需要的量略多些，以免充填不足。但不宜过多，以免造成浪费。充填一定要在面团期内完成。

2）试压：在树脂表面衬一张浸湿的玻璃纸（见附录图 84），将上下层型盒对合好，放在压榨器上试压，使树脂充满型腔的各个角落。压紧 1～2 分钟后，开盒，去掉玻璃纸，检查树脂充填情况：人工牙有无移位，树脂充填是否足够、到位等。如充填不足，应立即增加，再次试压，如已足够，则刮去挤出的多余部分。判断树脂充填是否足够的标志：①型盒周边有多余的树脂被挤出；②玻璃纸较平整，皱褶不明显；③树脂致密，颜色较深。反之，如型盒周边无多余的树脂被挤出，玻璃纸皱褶明显，树脂疏松、颜色较淡，则表示充填不足。

3）关盒：试压完成后，去除玻璃纸，分离剂若有脱落，再补涂一次。再次检查人工牙有无丢失，在人工牙的盖嵴部树脂表面滴少量牙托水使其溶胀。然后封闭上下层型盒，并用压榨器压紧或用螺丝紧固上下层型盒。

该法的优点是，因上下型盒能分离，充填简便。该法的缺点是在充填过程中，因单体的挥发改变了粉液比例，且挥发的单体影响操作者的健康；聚合过程中，未施加压力，基托易产生形变。若无排溢道，义齿增高较多。

（2）机械充填法：用压力设备把面团期的牙托粉压铸到型腔。该法因无需压榨器加压，也省略了去除菲边的步骤，所以不会造成单体的挥发，对工作环境影响较小。在聚合过程中，型腔保持一定的压力，聚合精度高。先将牙托粉通过加热变为黏流体，再通过注塑成型机的柱塞，以极大的压力将黏流态的聚甲基丙烯酸甲酯（PMMA）注入型腔中。由于未加单体，义齿基托由分子量较高的牙托粉直接制成，因此机械强度好，且形态准确性、组织面的适合性好于常规方法。但是由于此法需专用设备，价格昂贵，使用也不方便，开机一次准备工作较多，时间长，只能适合于一次大批量制作义齿。

（3）灌注法：该法是先用石膏、硅橡胶或琼脂包埋义齿蜡型，把流动状态的基托树脂材料沿灌注道注满型腔的方法，目前常用的方法为注塑法。与传统装盒热处理方法相比，注塑法使用的树脂聚合收缩小，能够很好地保持义齿蜡型的咬合关系，有效避免义齿咬合增高现象。注塑法可以保留原始工作模型，利于后续的重上𬌗架检查。此外，注塑法是每个义齿单独包埋注塑，操作简便，节约时间。

具体步骤如下：

1．把全口义齿蜡型放入注塑型盒中，义齿后缘朝向型盒的注入口。采用手调胶泥状硅橡胶紧密压入型盒内，待硅橡胶凝固后，打开型盒底盖，取出全口义齿工作模型，形成全口义齿硅橡胶印模。

2．从注塑型盒的三个注入口分别插入专用不锈钢管，形成 1 个灌注道和 2 个排气孔。要求注塑道和排气孔与全口义齿的基托蜡型连接。

3．把全口义齿蜡型上的人工牙取下来放入专用的人工牙夹持器中，保证人工牙的正确位置，确保人工牙能够准确复位到硅橡胶印模中。然后使用热水去除人工牙及模型上的蜡，对人工牙盖嵴部树脂表面做粗化处理，保证人工牙与基托树脂紧密结合。在工作模型表面涂布分离剂。

4．把人工牙正确复位到硅橡胶印模内。然后把工作模型复位到硅橡胶印模内，盖上型盒底盖。

5．按照说明书比例关系调和适当量的基托树脂粉、液，从注塑口灌入树脂，待两侧排气孔内树脂溢出为止。灌注完成后，将注塑型盒的注塑口朝上，放入 55℃ 的温水压力锅中，在 0.25MPa 的压力下聚合 30 分钟。

6．树脂聚合完成后，待型盒自然冷却，去除硅橡胶，常规进行树脂打磨、抛光。

（二）聚合方法

1．热处理　热处理是将填塞好的树脂加压后加热处理，使其逐渐聚合固化成型的工艺过程。热处理可采用湿式聚合法（水浴加热法）和干式聚合法两种，目前常采用水浴加热法。

（1）湿式聚合法：

1）将型盒置于 70~75℃ 水中，恒温 90 分钟，然后升温至 100℃，保持 30~60 分钟。

2）将型盒置于温水中，在 1.5~2 小时内缓慢匀速升温至 100℃，保持 30~60 分钟。此方法最简便。

3）将型盒置于 70~75℃ 水中，维持 9 小时。此方法使基托性能最好。

（2）干式聚合法：

1）利用压榨机上下加压板中的热源加热使树脂聚合，热源可来自电炉丝或电磁加热器。

2）使用配套的非金属型盒及树脂，在微波炉产生的微波下使树脂聚合。

微波热处理需要用特制的玻璃钢型盒，而不能使用金属型盒。将填塞好基托树脂的玻璃钢型盒用特制的玻璃钢钉加压固定，放入微波炉内进行微波照射。先照射基托组织面约 2 分钟，然后反转型盒，照射另一面约 2 分钟，最后，取出冷却至室温开盒。

利用微波热处理的基托树脂，其力学性能与常规水浴热处理法基本相同。微波热处理法具有时间短、速度快、基托组织面的适合性好、固化后基托树脂与石膏易分离等优点。

在热处理中，应注意控制升温的速度，如升温速度过快，易使基托产生气泡，影响质量。

2．其他聚合方法　常见室温聚合，通常泛指以石膏、硅橡胶或琼脂包埋义齿后，用室温固化型浇筑式牙托粉灌注型腔，并在室温条件下固化的方法。室温固化型浇筑式牙托粉，其粉液混合后，虽然在室温条件下长时间放置能使其固化，但固化并不完善。因此，将其置于约 2 个大气压的压力锅内，并施加一定的温度，加速其固化。室温聚合的优点是聚合过程中不加温，因此义齿的热收缩小，聚合精度高。缺点是即使在加压后，仍有小气泡产生，机械性能劣于加热固化型牙托粉，且单体残留较多。

（三）常见问题

见表 7-1。

表 7-1 树脂充填及热处理中常见问题及原因

常见问题	原因
1. 气泡 散在小泡 基托较厚处形成圆形大气泡 基托表面气泡	树脂填塞不足或充填过早 热处理过快 单体过多或后添加,调拌不匀 材料本身性能不佳
2. 咬合增高	树脂过硬 树脂量过多 装盒用石膏强度不够 型盒未压紧
3. 基托颜色不一	树脂调拌不均匀 树脂充填时过硬 牙托水挥发过快过多 手和水盆不干净 充填时反复多次填塞
4. 人工牙与基托树脂连接不牢	上下型盒分别充填树脂,时间过长 试压后玻璃纸未去净 人工牙上涂有分离剂 关盒前人工牙与基托间未加牙托水
5. 灌注法制作的树脂基托不完整	树脂流动性不好 注入时树脂过早(软)、过晚(硬) 注道安放不合理
6. 基托表面不光滑	分离剂涂布不均匀 装盒石膏强度不够

 知识拓展

涂布分离剂

请同学分两组,一组去净涂布在人工牙表面上的分离剂,另一组在个别人工牙表面上残留分离剂,通过填胶、热处理后检查人工牙与基托之间的结合是否牢固,验证人工牙上涂有分离剂是造成人工牙与基托树脂连接不牢的原因之一。

四、出盒磨光

全口义齿的树脂材料经热处理后固化定型,将其取出(出盒)后,还需进一步打磨、抛光才能形成较为理想的义齿。

（一）出盒

1. 填胶法出盒时机　型盒经热处理后在水中自行冷却,水温降至 50℃ 以下时,出盒最适宜。其原因为:

（1）型盒在水中冷却速度较慢，从100℃降到50℃需要较长时间，这样树脂中残存的少量游离单体可以有足够时间释放。

（2）型盒中的石膏经水煮后浸泡在50℃的温水中比较松软，使出盒更容易。如型盒离水干燥，则石膏变硬，增加了出盒难度。

（3）热聚后迅速降温、出盒，温度效应产生的应力，会使基托发生龟裂。

2. 填胶法出盒方法

（1）出盒时卸除螺丝钉等设施，去掉型盒盖，分开上下层型盒。

（2）用木锤敲击型盒底板，将石膏脱出。

（3）用工作刀、石膏剪等工具将义齿从石膏块中分离出来。操作应细心，避免损坏义齿。剪除石膏时，应先去除周围包埋的石膏，再剪模型。使用剪刀时要准确判断剪刀所产生分裂力的方向，防止基托折断。特别是下颌全口义齿，切忌从后部正中剪，以免造成基托中部折裂。

3. 注塑法　在树脂聚合完后，待型盒自然冷却，去掉硅橡胶即可取出义齿。

4. 义齿清理　义齿表面黏附的石膏，先用工作刀剔刮，然后将其浸泡于30%柠檬酸钠过饱和溶液中，24小时后取出，用清水洗刷干净，残存的石膏即可去净。

（二）磨光

磨光是全口义齿制作工艺的最后一道工序，需要细致的操作。通过磨光后的全口义齿磨光面表面平整光滑，外形合理，边缘圆钝，形态美观，组织面无石膏及树脂瘤，具有较高的工艺效果。完成后的全口义齿戴入口腔后感觉舒适，食物不易沉积，同时材料不易变质。

磨光包括粗磨和细磨两个步骤，每步都要合理使用相应的工具和材料进行，遵循由粗到细、先平后光的原则，不能急于求成。

1. 粗磨（磨平）　粗磨是指用各种磨具对义齿表面进行平整，以减少其表面粗糙度的加工过程。其目的主要是磨去铸道基托过长、过厚、菲边以及磨光面过凸之处，使义齿边缘圆钝，具有合理的形态。粗磨是磨光的基础步骤。

（1）基托边缘的磨平：先用大砂轮、粗磨头、白矾石专用基托打磨工具将义齿基托过长、较大菲边的部分磨去，也包括倒凹过大的组织面。用刀边砂石修出唇、颊、舌系带切迹。再用精修钻、白矾石等将边缘磨平。

研磨时双手不断向砂石上加压用力。磨除量大时可重压，磨除量小时可轻压。一般先重后轻，使义齿磨光面逐渐平整。磨边缘时，应将磨头与基托垂直。

经粗磨后，基托边缘应圆钝，磨光面向组织面要形成自然过渡，并有一定的厚度，不能形成锐角。

（2）基托磨光面的磨平：如果操作熟练正规，义齿出盒后，基托磨光面的牙颈部、邻间隙、根部隆突及基托的凹面外形往往能保持义齿蜡型的原有光滑度，不用再进行研磨。如需研磨，也尽量少磨。

用精修钻、白矾石、橡胶磨头等研磨义齿磨光面。用细裂钻、小砂石等研磨牙颈部和邻间隙。

（3）组织面的磨平：组织面一般是口腔黏膜的真实反映，除树脂瘤、尖锐的凸起、残留石膏渣以及需缓冲骨突等处外，一般不应研磨。用裂钻、圆钻、小砂石钻，将组织面上的树脂瘤、尖锐凸起以及石膏残渣等小心磨除。

（4）精细磨平：经过上述对各处进行研磨后，基托已具备基本形态，再用橡皮棒、橡胶磨头将整个磨光面轻轻打磨一遍,使其更加平整细致。

2. 细磨(抛光) 细磨是指对义齿表面进行光亮处理的过程。其目的是使义齿表面高度光滑,外形美观,戴入口腔后患者感觉舒适,食物不易沉积,材料不易变质。细磨所用的主要工具是布轮、毛刷轮、毡轮等,配合抛光膏使用。

(1)牙间隙的抛光:用短的黑毛刷加细石英砂糊剂进行磨光效果较好。黑毛刷毛的长度最好约为15mm,软硬度适宜,又富有弹性。

抛光时注意:①短促有力地间断加压;②不停地加入细石英砂糊剂,以保持表面湿润,起到降温的作用,提高磨光效率;③抛光时要对准牙间隙,尽量保护牙面。

(2)基托磨光面的抛光:用湿布轮加细石英砂糊剂进行抛光。布轮有各种型号,可根据需要选择使用。如上颌义齿腭弓过高舌侧区过窄,布轮不易磨到时,可用绒锥抛光。

抛光时要注意:①润湿布轮;②不停地加入磨光粉糊剂;③掌握用力的大小和方向,从不同的角度磨光,避免同一方向磨出沟槽。

(3)精细抛光:用毛长而柔软的白毛刷加氧化锌糊剂(加水拌成)轻轻抛光。抛光时要不停地转动义齿,使表面抛光均匀。

(4)涂上光油,专用上光剂(光固型):用排笔蘸上光油将义齿磨光面均匀涂布一层,使其达到光亮的效果。

3. 磨光需注意的问题

(1)磨光需用各种磨具,磨具与义齿直接接触,其质量直接影响到研磨的效果,因此要选用质量好、表面形态完整无缺损的磨具。根据磨切的位置选择不同的形状,以提高磨光效率。

(2)磨具的工作转速对研磨有一定影响,工作转速快,研磨效率高,义齿表面磨痕浅,反之效率低,磨痕深。因此要选择工作转速快的磨具。

(3)操作时两手要拿稳义齿,用力得当,防止义齿在高速抛光下脱手飞出造成损坏。

(4)操作时要遵循由粗到细,先平后光的原则,细磨时要改变方向,使前后磨痕交叉呈直角,使研磨均匀。

(5)在细磨时,毛刷、布轮等工具一定要润湿,并不断加磨光糊剂,不能干磨。否则易因摩擦产热,造成基托表面焦化,破坏表面形态。

(6)在磨光过程中,要保护人工牙,不能磨损人工牙的表面形态、突度。轴面及𬌗面形态。

第四节 重上𬌗架与选磨

一、重上𬌗架

(一)意义

全口义齿不仅要在正中𬌗有均匀的𬌗接触,在非正中𬌗运动时的𬌗平衡也必不可少。义齿蜡型经患者试戴,由于人工牙有脱落的可能性,试戴时医师仅会仔细检查正中关系位的正确性及正中𬌗时上下颌人工牙的嵌合状况,却无法仔细检查非正中𬌗的𬌗接触。此外,因基托树脂在聚合时会产生固化收缩,虽然因成型方式和聚合方法而异,但无论选择哪种聚合方式都会造成不同程度的义齿形变和人工牙移位。因此,为修改因人工牙移位而造成咬合关系的改变,需把聚合后的义齿重上𬌗架,完成选磨(图7-11)。

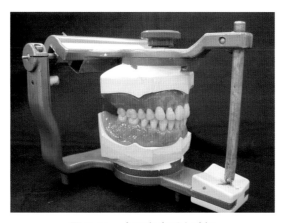

图 7-11　全口义齿重上𬌗架

（二）重上𬌗架的各种方法

1. 分离复位法　分离复位法是上𬌗架后，使上下颌模型能脱卸，并依然恢复到𬌗架上的原位；或因使用半可调节式𬌗架，用于调节髁导斜度。分离复位法用于重上𬌗架的前提条件是开盒时确保模型完整，并使义齿与模型连接成一整体。该法的最大缺陷是仅能在𬌗架上修改因聚合造成的咬合变形。由于在聚合的应力未得到释放的条件下做调磨，去除石膏模型释放应力后，义齿尚有变形的可能。另外，该法也无法修改因颌位关系记录等失误造成的咬合变形。

2. 典奇复位记录法　为使聚合后的义齿重新回到𬌗架的原有位置，在包埋蜡义齿前，预先获取上颌义齿的切缘及其牙尖的石膏牙痕，该牙痕称为典奇复位记录。把聚合后的义齿在该牙痕上密合，通过重上𬌗架，恢复到𬌗架上蜡义齿阶段的原有位置。该法的优点是重上𬌗架前，能在口腔内试戴义齿，并检查上下颌的位置关系。

但终因聚合应力的释放后，咬合变形会明显大于分离复位法；且聚合后义齿难以在典奇复位记录上完全密合。若在不正确的上颌位置重上𬌗架，又会产生节外生枝的问题。最佳方法是把分离复位法与典奇复位记录法合用，经历了分离复位法的调磨后，再获取典奇复位记录，然后再做调磨。

3. 面弓法　义齿经试戴，用面弓记录颞下颌关节与上颌的位置关系，重新把上颌模型上𬌗架的方法。该法原则上适用于半可调节式𬌗架，或者未取得典奇复位记录，开盒时模型已损坏的情况。临床应用较少。

二、选磨

先作正中𬌗检查，将蓝色咬合纸放在双侧上下颌牙之间，使𬌗架作开闭运动或在按紧咬合情况下将咬合纸拉出，检查是否有早接触点。如有早接触点，用小圆形磨石磨除，注意磨除与早接触牙尖相对应的中央窝或斜面，形成正确的咬合接触而不要磨改功能尖。磨改直到切导针重新接触切导盘。

再检查侧方𬌗有无咬合干扰。拧开正中锁，使上颌体向一侧接触滑动，上下颌牙之间可放红色咬合纸，判定侧方𬌗时工作侧和平衡侧后牙接触情况，必要时进行调磨。同法做另一侧。然后检查前伸𬌗有无咬合干扰。使上颌体向后移至上下颌前牙呈切对切状态，检查前牙接触及后牙平衡牙尖接触情况,必要时调磨。

最后用金刚砂糊膏涂于下牙殆面,双手握紧殆架,做左右侧的循环殆面接触滑动运动,使殆面光滑,完成整个咬合调磨。

小 结

　　全口义齿完成前通常要将已排好人工牙的义齿蜡型戴入患者口腔内进行检查校对,以便发现问题并及时修改,避免造成全口义齿制作的失败。试戴合适后将义齿蜡型放回到殆架上进行蜡型的塑形。蜡型基托组织面的外形已由模型的形态所决定,磨光面的形态对全口义齿的固位和稳定、义齿本身和面部的美观有着重要的影响,由技师根据要求对牙龈、牙根突、腭皱襞、基托边缘等进行手工雕刻形成良好的蜡型基托磨光面形态。全口义齿蜡型完成后,先用石膏将其包埋固定于型盒中(装盒),经加热烫盒及冲蜡后即形成石膏型腔,在型腔内填充加热固化型基托树脂,加热聚合后,人工牙与基托连成一个坚固的整体。最后打开型盒从中取出义齿进行打磨、抛光处理,全口义齿制作即告完成。

(赵立军　胥晓丽　陈志宇)

思考题

1. 简述全口义齿牙龈、牙根突、腭皱襞的塑形要求。
2. 简述全口义齿蜡型的塑形技术。
3. 简述全口义齿装盒的方法。
4. 判断树脂充填是否足够的标志有哪些?
5. 基托磨光面抛光需注意哪些问题?
6. 简述全口义齿固化完成后重上殆架的意义?

第八章 全口义齿制作过程中的常见问题

学习目标

1. 掌握：排牙相关的常见问题；全口义齿完成的常见问题；平衡殆调磨的常见问题。
2. 熟悉：印模相关的常见问题。
3. 了解：颌位关系记录相关的常见问题。

第一节 印模相关的常见问题

一、个别托盘的边缘与印模的关系

在日常工作中，时常会遇到难以确定个别托盘边缘的情况。通常，个别托盘的范围需在印模区域范围内。为了便于做肌功能修整，需预先把个别托盘的边缘缩短 2～3mm。但在肌功能修整后，若个别托盘边缘过长，则会露出个别托盘的树脂边缘，解决的方法有：

1. 先去除红膏边缘，重新调整个别托盘的边缘位置后，再次添加红膏，重做肌功能修整。
2. 预先在口腔内试戴个别托盘，检查个别托盘的边缘位置后，再添加红膏。

二、个别托盘的分类

压力印模与选择性压力印模都属于功能印模。为有利于义齿稳定，并使黏膜均匀地传导殆力，对黏膜较薄处及切牙乳突需缓冲；反之，其他承受殆力的黏膜需取压力印模。需缓冲的位置包括上颌切牙乳突、上颌硬区、下颌前牙区牙槽嵴顶部、下颌舌隆突、下颌舌骨嵴、颏孔及拔牙后的颌骨吸收不全处。

压力印模个别托盘的制作方法是在初模型上预先用蜡做缓冲，再制作个别托盘。通常这种个别托盘的制作方法也适用于选择性压力印模。

1. 压力印模和选择性压力印模个别托盘的区别 取终印模时有无印模材料的排溢道是其区别。如无印模材料的排溢道则为压力印模的个别托盘。压力印模可采用流动性略差的印模材料；选择性压力印模，需采用流动性较好的印模材料。

2. 无压力印模的个别托盘 通常先在初模型上压贴厚度为 1mm 的红蜡片，相当于印模材料的厚度，然后在其上制作个别托盘。印模方法是在患者口内试戴贴有红蜡片的个别托盘，在其周围添加红膏，做肌功能修整后去除贴附在个别托盘组织面上的红蜡片，构筑终印模材料。该法通常使用流动性较好的印模材料。

第二节　颌位关系记录相关的常见问题

一、𬌗托需具备的条件

在颌位关系记录时即便使用了暂基托，因光敏树脂或个别托盘专用树脂的聚合收缩，也会造成暂基托与模型之间的缝隙。这些细小的失误都会造成颌位关系记录的失败。去除该缝隙，能提高基托的吸附力。用硅橡胶印模材料衬垫暂基托组织面，确保暂基托与模型之间的密合性。具体的方法如下：

先在暂基托组织面涂布少量的硅橡胶印模材料粘接剂。干燥后，在暂基托组织面构筑一层薄薄的高流动性硅橡胶印模材料，然后将其压贴在模型上。若构筑的硅橡胶的量太多，则分散面积太大，不宜于基托的复位，所以用最少量的硅橡胶。当暂基托组织面与模型之间的缝隙消失后，持续一段时间。这种方法同样适用于暂基托在口内不密合的微调整。

二、𬌗平面的常见问题

虽然排牙法有上下颌之分，但这两种排牙法所使用的并非同一个𬌗平面。

下颌排牙法的𬌗平面位置，其前方与上唇下缘大致平齐。排列上颌前牙时，需预先把下颌𬌗托前牙区𬌗平面削低 1mm。后牙区，基于𬌗平面，形成下凸的 Spee 曲线，直至下颌第二磨牙的近中颊尖与𬌗平面平齐。因此，患者的𬌗平面与义齿的𬌗平面位置一致。

上颌排牙法的𬌗平面位置，其前方处于上唇下缘 2mm 处。因此，大部分上颌前牙的切缘与𬌗平面接触。上颌排牙法是以𬌗平面为参照物排列后牙，补偿曲线处于𬌗平面的上方。因此，越靠远中的人工牙，其牙尖离开𬌗平面的垂直距离越大（图 8-1）。无论使用上述哪种排牙方法，𬌗平面位置并无实质出入（图 8-2）。临床上确定𬌗平面时，需同时确定采用哪种排牙方法。

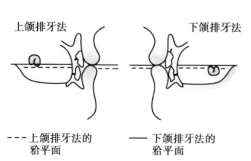

图 8-1　上颌排牙法与下颌排牙法𬌗平面位置的不同

实线为下颌排牙法𬌗平面，虚线为上颌排牙法𬌗平面

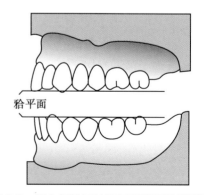

图 8-2　用上颌排牙法和下颌排牙法排列的牙列与𬌗平面的位置关系

𬌗平面的位置几乎没有实质的差异

第三节　殆架及颌位关系转移相关的常见问题

一、殆架使用过程中的常见问题

用于制作全口义齿的殆架,需符合下列要求。

1. 在制作全口义齿的过程中,需尽量用殆架重现下颌运动。因此,应选用半可调节式殆架为宜。最佳方案是采用哥特式弓获取正确的下颌运动记录,再用半可调节式殆架调节髁导斜度后,制作全口义齿。

2. 临床上若未获取髁道斜度时,可使用平均值殆架。平均值殆架具有髁导斜度的平均值,虽不能完全重现下颌运动,但临床的评价较好。

二、面弓转移的常见问题

虽然面弓操作复杂,但不使用面弓上殆架会使上颌弓相对于颞下颌关节的三维位置关系出现误差。

1. 半可调节式殆架不使用面弓上殆架时存在的问题　对于半可调节式殆架,用面弓或不用面弓上殆架,上颌模型所处的位置有所不同,该差异会影响下颌运动的重现。如使用面弓,把前伸或侧方蜡殆记录放入口内时的垂直距离,与戴入修复体后同一颌位的垂直距离相同,使下颌运动得以重现,在临床上不易产生显著问题。

2. 使用分离(磁石)复位式架环的重要性　石膏模型依赖石膏与殆架连为一体。利用磁石易于从架环上摘戴模型,这种架环称为分离复位式架环。分离复位式架环的好处是可以在聚合后,将聚合后的义齿与殆架的位置关系恢复到义齿蜡型与殆架的原有位置关系,通过调磨去除聚合过程中的咬合变形。但调磨无法修改错误的颌位关系记录及错误的上殆架位置。

3. 用殆平面板上殆架　虽然不用面弓上殆架易增加临床的调磨时间,但受客观条件制约,有时需用殆平面板上殆架。此时,主要参照物是殆托平面、中线、切点的位置,操作方法如下:

(1) 在模型上描绘解剖式中线,并将其延长到模型的正前面和后方。

(2) 把上颌殆托戴在模型上,用蜡固定后,沿模型侧面用玻璃胶带扎紧。把上颌殆托置于殆平面板上的正确位置。

(3) 使上颌模型与殆平面上的中线及其中切牙指导线一致,在该位置用石膏上殆架。

(4) 下颌模型易受石膏固化膨胀的影响,造成垂直距离升高。特别是下颌模型底面与分离复位板的间隙很大时,应分开 2 次上石膏为宜。第一次石膏构筑在模型底面,使间隙大幅减少;第二次则用低膨胀的石膏连接分离复位板。

第四节　排牙相关的常见问题

一、前牙排列常见问题

(一)颌位关系对覆盖、覆殆的影响及其对策

在日常工作中,时常会发现随着前牙覆盖、覆殆的变化,下颌前牙的型号也会发生变

化，其原因及对应方法如下：

1. 上下颌人工牙的正常对应关系　若按正常的覆盖、覆𬌗排列前牙，人工牙制造商已预先按照上颌六颗前牙总宽度，确定了下颌六颗前牙的宽度，由此能顺利地排列后牙，使其呈现正常的尖窝相对的咬合关系。这种咬合关系的特征是下颌尖牙的牙尖处于上颌侧切牙与尖牙的邻面，上颌尖牙的牙尖位于下颌尖牙的远中邻面（图 8-3a）。通过保持这种位置关系，能使后牙呈现一颗牙对应对颌两颗牙的咬合关系。如果后牙未能呈现这种咬合关系，则需检查上下颌前牙的位置关系。

2. 上下颌的颌位关系会改变下颌前牙的规格　在天然牙列，上下颌的咬合关系分为Ⅰ类、Ⅱ类、Ⅲ类。无牙颌的颌位关系，前牙区也能大致分为正常颌、上颌前突、下颌前突（图 8-3，图 8-4）。不可能把所有的全口义齿都按照正常情况排列前牙，否则会产生功能和美观的问题。因此，临床上提倡把上下颌前牙排列在天然牙的原有位置，然后按照覆盖关系调整覆𬌗关系。

3. 上颌前突的排牙方法　如图 8-3b、图 8-4b 所示，上颌前突时，覆盖大于正常情况，若按上颌前牙的规格，选用配套的下颌前牙，则下颌前牙处于比正常位置更偏向后方的位置（图 8-3b）。此时，从尖牙唇侧观察上下颌人工牙的位置关系时，下颌尖牙的远中邻面（HB）处于上颌尖牙牙尖（HU）远中牙尖嵴的位置，排列后牙时，在上颌的记号处（X）会产生缝隙。为避免发生该间隙，需选用小一号的下颌前牙。

4. 下颌前突的排牙方法（图 8-3c，图 8-4c）　按下颌前突的程度，有时需排列成反𬌗；或在对刃𬌗的范围内，排列成浅覆盖、浅覆𬌗。此时，下颌尖牙的远中邻面（HC）处于上颌尖牙牙尖近中牙尖嵴的位置，由此造成上颌第一前磨牙的排牙空隙不足（Y）。解决方案是选用大一号的下颌前牙。

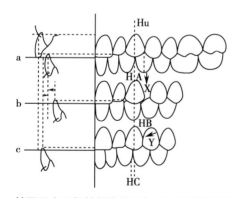

图 8-3　前牙区上下颌的颌位关系与人工牙排列位置的关系

a. 正常覆𬌗、覆盖关系　b. 上颌前突　c. 下颌前突

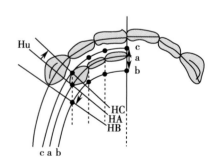

图 8-4　前牙的大小与排牙位置的关系

a. 正常覆𬌗、覆盖关系　b. 上颌前突

c. 下颌前突

（二）确定覆盖、覆𬌗的原理及其方法

确定前牙覆盖、覆𬌗的因素比较多，也易混淆。天然牙列牙尖交错𬌗时上下颌前牙的覆盖是 2～3mm。下颌从牙尖交错𬌗向前移动直至切缘相对时，仅前牙有接触滑动，而后牙无𬌗接触。在此过程中，下颌中切牙沿上颌中切牙的舌侧接触滑动的方向（前伸切导斜度）与𬌗平面呈 30°～40° 的夹角。

但对于全口义齿，为保持义齿的稳定，对咬合有最基本的要求。下颌从正中𬌗向前移动，至对刃𬌗时，为防止义齿脱位，前后牙都有接触滑动。由前伸髁道斜度与义齿𬌗面上牙尖工作斜面的斜度决定其前方运动的方向。通常，在制作义齿前，需调节前伸髁导斜度和前伸切导斜度。为利于义齿的稳定，选用牙尖斜度为20°的人工牙最为理想。若采用平均值𬌗架，因其前伸髁导斜度为30°，则前伸切导斜度设为10°。若下颌中切牙的前伸髁导斜度为15°，覆𬌗为1mm，则覆盖需3～4mm（图8-5）。全口义齿标准的覆𬌗为1mm，覆盖为4mm（上下中切前牙切缘最高处间的水平距离）。在正中𬌗，下颌中切牙切缘的位置，不去除人工牙的厚度，则距离上颌中切牙舌侧约2mm；在正中𬌗，上下颌前牙无𬌗接触。覆盖随患者的颌位关系的变化而改变，此时，需加大覆𬌗（图8-6）。

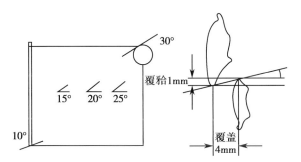

图8-5　覆盖、覆𬌗与前伸切导斜度的关系
平均值𬌗架的前伸切导斜度设为10°时，前牙的前伸切导斜度呈15°，因tan15°＝1/4，若标准的覆𬌗为1mm，覆盖则为4mm，且前牙前伸至对刃时，切导针与切导盘保持接触状态

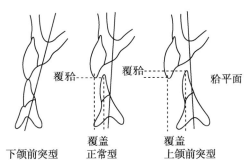

图8-6　上下颌的对向关系与覆盖、覆𬌗的大小
若𬌗架的设置条件等同于图8-5时，为了义齿的稳定，按前牙区上下颌的对向关系修改覆盖、覆𬌗

二、后牙排列常见问题

前磨牙位于前牙弓和后牙弓的衔接处，对牙弓整体形状的协调性具有重要作用，因此需观察颌弓的整体形状后，再排列前磨牙为妥。

后牙的排列方法有上颌法和下颌法之分。在下颌法中，时常发生上颌第一前磨牙近远中向排列空间不足；或因该空间过大，在尖牙与前磨牙之间产生缝隙。此外，还常发生尖牙的排列过于偏向舌侧、与前牙的衔接不良等常见问题。这些问题也同样会发生在上颌法的下颌第一前磨牙排列。为便于后续人工牙位置的微调整，在上颌尖牙的远中与第一前磨牙的近中之间预留0.5～1.0mm的间隙，该间隙称为典奇间隙。预先设置典奇空隙后，再排列上颌后牙为妥。

1. 无法确保上颌第一前磨牙的排牙空间　如图8-3C所示，因上颌第一前磨牙受正面目视的影响，当排牙空间不足时，应调磨上颌尖牙、上颌第一前磨牙、上颌第二前磨牙的远中，由此确保上颌第一前磨牙的排牙空间。此时，可能会丧失一颗牙对应两颗牙的咬合关系，但若能保持上下颌第一前磨牙咬合的紧密性，则不会对咬合产生大的影响。若缝隙大于1mm，则需寻找原因，通常需重新排列下颌前牙。

2. 上颌尖牙与第一前磨牙产生缝隙　如图8-3B所示，尖牙与第一前磨牙之间产生缝隙时，会影响美观。如果缝隙较小，则均分在上颌尖牙、第一前磨牙、第二前磨牙之间。若缝隙很显著，则重新排列小一号的下颌前牙。

第五节 全口义齿完成相关的常见问题

一、基托蜡型塑形的常见问题

义齿由多种材料组成，各种材料的表面性状对义齿菌斑的附着有很大影响。

1. 全口义齿的磨光面形态 义齿菌斑最容易发生在不同材质的结合部。由此可见，人工牙与树脂基托的结合处是义齿菌斑附着的好发处。临床上常见该处因义齿菌斑及其附着物和变色，影响义齿的美观和卫生。因此，后牙的基托蜡型塑形需以保持义齿自洁性为首要因素，封闭人工牙唇外展隙，使其与人工牙平齐。人工牙与树脂基托的结合处，需流畅衔接并保持高度光洁。

原则上，前牙区的基托蜡型需充分体现美观性，尽量与真实的牙龈相近似，呈现出凹凸复杂的形态。虽然开放人工牙唇外展隙的美观性好，但难以抛光，易附着菌斑。因脑血管疾病等造成的瘫痪及老年痴呆症等老年患者有所增加，对于这些群体，维护义齿清洁的难度很大，为此需优先考虑义齿的自洁性，封闭人工牙的唇外展隙，使基托整体需呈易于清洁的形态。前牙区的龈乳头处可略开放，以改善美观性。

2. 基托的表面性状 基托蜡型塑形阶段，为改善义齿蜡型表面的光洁度，需使用酒精喷灯。对于难以抛光的龈乳头处，在义齿蜡型阶段，需制成易于抛光的形态。特别在人工牙的近远中处，因抛光器具难以深入，更需在义齿蜡型阶段形成易于抛光的形态。此外，还需有效控制酒精喷灯的使用程度，尽可能用最小、最少的火焰达到光洁义齿蜡型的目的。必要时，可预先用硅橡胶或黏土贴敷在人工牙表面，防止火焰损伤人工牙。

金属基托具有微生物不易附着的优势，通过在上颌义齿的腭侧及下颌义齿的舌侧放置金属基托，能有效提高义齿的自洁性。由于义齿易于重衬的目的，金属基托的使用范畴受限，需与树脂基托同时使用。

二、装盒的常见问题

包埋义齿蜡型是为了把蜡基托置换为树脂基托，为此需正确保持义齿蜡型阶段蜡基托与模型、与人工牙的位置关系。包埋时的注意事项如下：

1. 包埋料的选择 聚合后，不仅基托易上浮，人工牙也会发生水平方向及垂直方向的移位。聚合时牙托粉发生的尺寸变化直接影响基托的密合状态；此外，人工牙的移位还受包埋料固化膨胀的影响。为在终义齿上正确重现义齿蜡型的咬合状态，包埋时需确保模型与人工牙处于正确的位置。为此，包埋需选用固化膨胀小的石膏。此外，为在终义齿上重现义齿蜡型的细节，包埋还需选用表面重现性好的石膏。此外，包埋料还需符合以下强度的要求：

（1）确保人工牙不脱落。

（2）充填牙托粉不发生损坏。

（3）易于开盒。

2. 石膏分离剂的选择　常用的石膏分离机有肥皂液、藻酸钠分离剂、凡士林及石膏专用分离剂。应选用会渗入石膏，但不起膜的石膏分离剂，由此确保上下型盒的吻合。

3. 确定模型高度的方法

（1）采用典奇复位记录或面弓转移：用石膏记录上颌义齿蜡型的切缘及𬌗面位置，所得到的石膏牙印称为典奇复位记录。从𬌗架上取下模型，用模型修整机修整模型外形。模型边缘高度与下型盒平齐；模型外径比下型盒内径小 5mm；上下型盒组合后，义齿蜡型切缘及牙尖比上型盒上缘低 5mm。

（2）采用分离复位板：为防止模型破损，用锡箔或铝箔包围模型底面及侧面后，再用石膏包埋。具体方法为预先在模型底面和侧面薄薄的涂布凡士林，裁取宽于模型外围 10cm 的锡箔或铝箔，沿模型内侧压贴，勿使复位沟捅破锡箔。用 502 把锡箔粘接在模型上。压贴锡箔后，需确保锡箔裹紧模型，且不破损。

（3）包埋的诀窍：采用型盒包埋时，为确保终义齿的精度，并易于开盒，需分数次包埋。

1）一次包埋：把义齿蜡型包埋在下型盒，称为一次包埋。该步骤以把工作模型固定在下型盒为目的，为易于后续开盒，采用普通石膏或低膨胀石膏为宜。石膏固化后，在其上放置牙托粉排溢道，涂布石膏分离剂。

2）二次包埋：用石膏覆盖义齿蜡型的操作，称为二次包埋。因义齿蜡型处于上型盒，二次包埋需符合易于开盒；能重现义齿蜡型表面的细节；人工牙不易脱落；石膏的固化膨胀小，不使人工牙移位的要求。因此，二次包埋需选用固化膨胀小，且细腻的低膨胀石膏。为使石膏渗入义齿蜡型的所有细微处，包埋前预先使用表面活性剂喷射在义齿蜡型表面，改变其义齿蜡型表面的张力，再用毛笔或手指构筑石膏，并挤压掉气泡。最后用蜡勺修整二次包埋的石膏形态，确保该层的水平厚度为 5mm，并在𬌗平面的垂直方向设置数条易于开盒的引导沟。暴露所有切缘和牙尖，以便后续开盒。二次包埋与三次包埋之间依赖机械结合，需在二次包埋的石膏表面形成凹凸（图 8-7）。

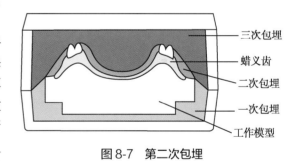

图 8-7　第二次包埋

三次包埋
蜡义齿
二次包埋
一次包埋
工作模型

3）三次包埋：用石膏充填上型盒空隙的操作，称为三次包埋。为易于开盒，选用普通石膏或低膨胀石膏为宜。因下颌义齿较难开盒，在三次包埋的基础上，再多包埋一次。二次包埋后，三次包埋仅基本遮盖二次包埋，三次包埋的石膏固化后，涂布分离剂，再用第四次包埋充填上型盒中的余留空间。为防止三次或四次包埋的石膏影响上下型盒的吻合精度，包埋后用压榨器固定，直至石膏固化。

三、充填及热处理的常见问题

该部分主要介绍灌注型牙托粉的常见问题及其对策。

室温固化型浇筑型牙托粉，有较好的流动性，呈糊状时沿浇筑道灌注满义齿型腔。该法不使用型盒，与加热固化型牙托粉相比，具有咬合升高少，操作简便的优点。但因采用弹性包埋材料，具有型腔易变形，人工牙难以处于正确位置，聚合后的单体残留较多等缺陷。

1. 浇筑道与排溢道　灌注浇筑型牙托粉时，型腔内会产生压力，为消除该压力需放置排溢道。排溢道可用截面为圆形的圆柱状蜡线条，排溢道的直径及长度以不阻碍牙托粉的流动为宜。

2. 包埋料的类别　用于浇筑型牙托粉的包埋料需符合下列要求：①不吸收单体；②尺寸变化少；③能防止人工牙移位；④表面细节重现性好；⑤易于开盒。通常有琼脂、低膨胀石膏、硅橡胶。

3. 用琼脂的包埋方法　琼脂包埋料的优点是流动性好、表面细节重现性好、易于开盒。其缺点是夹持人工牙的固位力差，易因聚合收缩发生人工牙移位，垂直距离降低的倾向。为防止人工牙移位，在浇筑前可用自凝牙托粉粘接人工牙，使其连接为整体。先把义齿蜡型固定在专用型盒内，再把琼脂加热到48℃（低于蜡基托的熔点），浇筑满整个型盒。浇筑后，把型盒置于高度为型盒1/3的水中，靠循环水加速琼脂固化。

4. 用硅橡胶的包埋方法　通常选用泥状硅橡胶。其优点为操作性好，无须特殊的器械就能把硅橡胶压贴到义齿蜡型上。缺点是弹性印模材料难以防止人工牙移位，且除蜡后需把人工牙放回型腔，人工牙易移位。

四、磨光的常见问题

关于基托磨光的常见操作要点如下：

1. 基托边缘的打磨　工作模型上口腔前庭沟的形态是通过功能印模所记录的可动黏膜与不可动黏膜的衔接处，基托需重现该处形态，利用黏膜切实达到边缘封闭的作用。因此，打磨时仅需去除义齿的菲边，确保基托边缘呈棒球杆头部的形状，不得把基托边缘磨薄、磨短（图8-8）。由此能理解围模的重要性。

2. 基托磨光面的打磨　上颌前牙区需充分体现基托的美观性，其他区域以益于义齿的固位和稳定为主，使其与周围肌群的运动相协调。因此，蜡型基托塑形已把行使口腔功能时来自唇、颊、舌的肌肉压力，转化为有利于义齿稳定的基托形态，在义齿蜡型阶段需仔细检查其互相之间的关系。在终义齿上忠实再现义齿蜡型的基托形态，不得使其变形。

临床上经常见到下颌舌侧基托过薄的情况，姑且不论是蜡型基托塑形太薄，还是打磨时磨得太薄，即使把舌侧基托做薄的目的是增加舌的运动空间，也不得将其做得太薄。特别对于下颌隆起及骨缘处等，咬合时易产生压痛处，义齿修改时需略打磨该处，以获得缓冲。因此，若该处原先的基托厚度不足，缓冲后会被击穿（图8-9）。此外，若基托边缘过短，

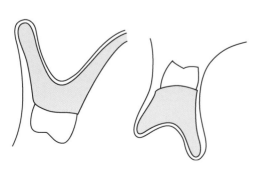

图8-8　基托边缘的抛光
基托边缘呈棒球杆头部的形

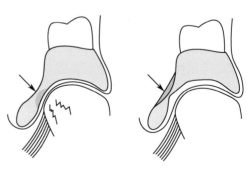

图8-9　舌侧基托的抛光
舌侧基托不能过薄

会丧失边缘封闭作用，不利于义齿的固位，并引发溃疡。经打磨后的舌侧基托边缘，需依然呈棒球杆头部的形状，并充满黏膜转折处，以此达到边缘封闭作用。

3. 上颌义齿后缘的打磨　上颌义齿后缘设置在颤动线上，仅后堤区的基托边缘嵌入黏膜，打磨时不得缩短颤动线，并使腭侧磨光面与黏膜流畅衔接。

4. 系带处的打磨

（1）上唇系带：上唇系带的形态因上唇的运动而变化，附丽部以外的走向有所变化。上颌义齿需避开上唇系带的可动范围，在基托边缘切入呈 U 字形的沟，其顶端为附丽部的顶点，并以此为槽口。印模虽然能记录口唇部功能运动的形态，但无法记录上唇系带的可动范围。因此，预备上唇系带沟前，预先推测该系带的运动范围，并以附丽部为 U 字沟顶点，该槽口的深度和宽度需能容纳上唇系带。该槽口两侧基托边缘的厚度应较薄，并与侧方的基托形态流畅衔接。

临床上时常见到槽口成形大于系带运动范围的情况。此举会影响边缘封闭，造成义齿脱位。因此，难以确定系带的可动范围时，应在临床上用检查义齿密合的材料，谨慎地预备系带的槽口。

（2）颊系带：颊系带是结合组织的肌束，源自上颌骨，穿过口角轴，至下颌颊系带。颊系带的形态受周围肌群的影响，口轮匝肌将其往前方牵拉，颊肌将其往后方牵拉，其可动范围很大，颊系带槽口不能影响颊系带的运动，需具备一定的宽度。通常，下颌颊系带的位置受颌骨吸收的影响，其附丽形态及其位置大多不够明朗；而上颌颊系带则能较清晰的记录在印模上，打磨时不得改变其槽口应具备的正确形态，且需保持光洁。

（3）舌系带：舌系带与舌侧口底连接，在舌呈息止状态时松弛，舌向前后方向运动时，呈紧张状态。其中，舌的后退运动是吞咽等时常反复运行的生理运动，此时为不妨碍舌的运动，其槽口需具备适当的宽度与深度，能容纳舌系带通过。同时，槽口两侧相邻的基托厚度需较薄，并向侧方流畅衔接。

该处难以通过周围的肌群获得边缘封闭，难以起到边缘封闭的作用。临床上常见因槽口成形过大，影响基托边缘形态的义齿。最直观的检查方法是观察义齿是否浮起。因此，在打磨阶段预先形成容许舌系带通过的最小的槽口，其最终形态在试戴义齿时由临床修改。

五、调磨的常见问题

（一）正中𬌗调磨的常见问题

人工牙的𬌗型决定了调磨的方法。因𬌗型的不同，调磨的方法也会相应变化。以下以全口义齿中最常见的两侧𬌗平衡的𬌗型为例，叙述调磨的方法。

1. 选磨与自动研磨的区别及其优缺点　调磨通常分为选磨和自动研磨。选磨是指以金刚石车针或碳化硅车针磨除被咬合纸所记录的早接触。自动研磨是指在经选磨的上下颌牙列间介入碳化硅粉末和甘油的混合体，在𬌗架上向前后左右运动整个牙列同时搓摩𬌗面的方法。这两种方法各有所长，选磨是逐个调磨早接触点，既能加大，也能减小牙尖斜度。而自动研磨，不仅只能减小牙尖斜度，且只能同时研磨整个牙列。因此，需先选磨，再做自动研磨。自动研磨后，因牙尖高度下降，垂直距离也随之减低，故自动选磨前需预先相应升高垂直距离。

2. 平衡𬌗原理　为达成两侧𬌗平衡，各个牙尖上牙尖工作斜面的方向与斜度，需与所用𬌗架或下颌运动方向相一致（图 8-10）。

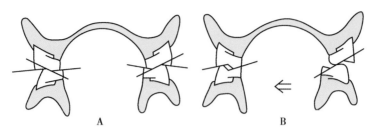

图 8-10　两侧𬌗平衡的𬌗接触

A．正中𬌗　B．右侧方𬌗

3. 正中𬌗的选磨方法　聚合后，因人工牙移位引发嵌合关系的变化。请遵从下列方法，以此判断选磨上颌人工牙，还是选磨下颌人工牙。

（1）修整因人工牙移位造成的咬合关系变化：因聚合引发的人工牙移位，上下颌后牙嵌合位置的变化可分为三类（图 8-11）。A 为上下颌人工牙呈垂直方向的伸长，而水平嵌合位置正常。此时不能选磨上下颌支持尖，应选磨与支持尖相对应的窝或沟。B 为上下颌人工牙同名牙尖接触，因此尽量不选磨支持尖，而以选磨非支持尖为原则。如需选磨支持尖，仅限于选磨支持尖斜面，形成牙尖工作斜面。C 为发生于平衡侧牙尖工作斜面的早接触，将该处选磨成牙尖工作斜面即可。

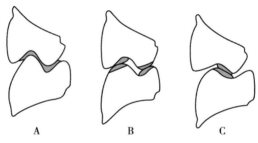

图 8-11　因人工牙移位造成咬合关系改变的 3 种分类

A．上下颌人工牙呈垂直方向的伸长　B．上下颌人工牙同名牙尖接触

C．平衡侧牙尖工作斜面早接触

（2）正中𬌗早接触的选磨：通过选磨修改因人工牙移位造成的嵌合关系的改变后，其他人工牙支持尖的早接触逐渐显现。此刻，勿直接磨除牙尖顶端，需充分顾及平衡𬌗对牙尖高度的需求，再确定选磨牙尖还是选磨对颌牙窝。如图 8-12A 所示，不仅在正中𬌗右侧后牙发生早接触，且侧方𬌗如图 8-12B、图 8-12C 所示，在平衡侧也有早接触。若对侧人工牙的工作侧已达成平衡𬌗，则选磨窝（图 8-12C），否则选磨下颌颊尖（图 8-12B）。但该法仅适

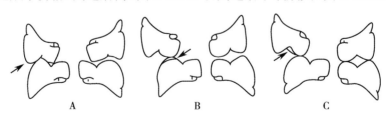

图 8-12　正中𬌗早接触的选磨

A．在正中𬌗右侧有早接触　B．因右侧为平衡侧时，工作侧无𬌗接触，故需选磨平衡侧下颌颊尖

C．右侧为平衡侧，工作侧有𬌗接触，故需选磨平衡侧上颌磨牙中央窝

用于第一磨牙。临床上时常遇到非正中𬌗时第一磨牙无𬌗接触，而其他后牙有早接触，且早接触以分散在两侧等多种形式存在。因此，选磨正中𬌗早接触的原则是尽量不磨除上下颌支持尖的顶端，以选磨对颌人工牙的窝为主。需选磨支持尖顶端以外的牙尖斜面时，无论上下颌人工牙，从该处牙尖工作斜面的倾斜方向入手，经选磨形成牙尖工作斜面。此外，勿同时选磨上下颌人工牙，而要按单颌的顺序循序渐进。反复进行上述选磨后，使上下颌支持尖顶端与相对应的窝呈现均等的𬌗接触，由此完成正中平衡𬌗的选磨（图 8-13）。

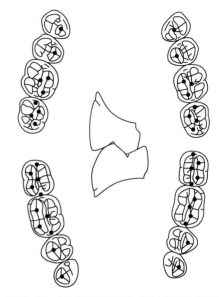

图 8-13　正中𬌗选磨后，支持尖及与窝的𬌗接触牙中央窝

（二）调磨非正中𬌗的常见问题

非正中𬌗的调𬌗方法如下：

1. 侧方运动的选磨　当正中𬌗呈现均等的𬌗接触后，方可调磨侧方及前伸运动的𬌗干扰。此前，需确保正中𬌗的垂直距离未发生改变。由于正中𬌗由支持尖维持垂直距离，因此非正中𬌗选磨时，不得磨除支持尖的顶端。为使正中𬌗的𬌗接触点有别于非正中𬌗，需预先用红色的咬合纸或记号笔在人工牙上标识，并换用其他颜色的咬合纸做前伸及侧方𬌗的检查。

（1）工作侧选磨：工作侧的选磨以不改变垂直距离，仅选磨上颌颊尖和下颌舌尖的𬌗干扰为原则，按选磨位置 buccal-upper-lingual-lower 的首字母命名为 BULL 原则（图 8-14）。按 BULL 原则，基于牙尖工作斜面，达成两侧𬌗平衡，在上颌舌尖和下颌颊尖的斜面上必须形成与运动方向一致的牙尖工作斜面。若牙尖斜面与运动方向不一致，调磨对𬌗牙后，在正中𬌗颊舌侧牙尖的嵌合状态不紧密，即使符合两侧𬌗平衡的要求，也不会达成平衡𬌗。因此，正中𬌗的选磨，牙尖工作斜面不可能与运动方向一致。在选磨侧方运动时，需通过咬合纸检查上颌舌尖及下颌颊尖斜面后，受制于 BULL 原则，选磨牙尖顶以外的斜面，使之形成牙尖工作斜面。即使在平衡侧也会发生侧方滑动的𬌗干扰。

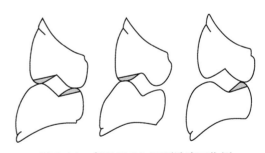

图 8-14　参照 BULL 原则选磨工作侧
选磨上颌颊尖和下颌舌尖

（2）平衡侧选磨：在平衡侧，上颌舌尖与下颌颊尖的内斜面上会有𬌗干扰。虽需去除该𬌗干扰，但仅选磨上颌舌尖或下颌颊尖之一，会使正中𬌗内斜面的嵌合性下降（图 8-15）。该图为冠状面的截面，𬌗架上上颌第一磨牙舌尖在对颌牙上运动轨迹的投影面如图 8-16 所示。上述工作侧运动从正中𬌗向颊侧运行，不仅大致与冠状面平行，还呈 10° 向上方移动。与此相对，平衡侧的运动是从正中𬌗向颊侧朝后上方离开。因此，冠状面并不能显示整体的选磨量，所以要沿运动方向去除𬌗干扰，形成平衡牙尖工作斜面，使正中𬌗的上下颌人工牙之间不出现大缝隙。

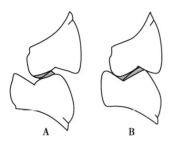

图8-15 平衡侧的选磨

若选磨上下颌支持尖（A），则返回正中
𬌗时牙尖嵌合不稳定（B）

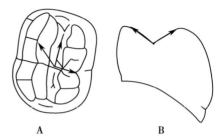

图8-16 上颌舌尖在对颌牙𬌗面的前伸滑
动及工作侧、平衡侧滑动的轨迹（A）以及在
冠状断面上的同侧运动方向（B）

按上述要求，逐渐选磨工作侧与平衡侧的𬌗干扰，渐渐呈现流畅的侧方运动。以在正中𬌗时切导针触及切导盘为标准，检查侧方运动时切导针与切导盘的关系，建议此时切导针与切导盘保留 0.5～1.0mm 的间隙，以此作为后续自动研磨的空间。由此完成侧方运动的选磨。

2. 前伸运动的选磨　若侧方运动的选磨充分，前伸𬌗时几乎不会出现后牙的𬌗干扰，若有也仅限于极少量的选磨。至此，经侧方运动的选磨，已产生前伸运动所需的前方牙尖工作斜面，不再会有大的𬌗干扰。

（1）前牙的选磨：前伸𬌗仅前牙有𬌗接触，而后牙无𬌗接触时，沿运动方向选磨上下颌前牙的切缘，使之呈斜面（图8-17A），由此确定上颌前牙切缘的位置。为体现上颌前牙的美观，其切缘以呈现自然磨耗的形态为宜。若下颌前牙切缘选磨过多，将影响美观，导致义齿的返工。

（2）后牙的选磨：前伸𬌗时后牙的𬌗干扰大多很少，即使存在也基本出现在上颌后牙远中斜面和下颌后牙近中斜面的前方牙尖工作斜面上。若有，则修改前方牙尖工作斜面（图8-17B）。

3. 选磨后的检查　选磨的检查标准，不仅取决于切导针与切导盘之间缝隙的减少程度，还需要在正中𬌗上下颌支持尖与对应的窝或边缘嵴上有均匀的𬌗接触，且能流畅地进行前伸、侧方运动。完成上述选磨后，为了满足后续自动研磨的需要量，切导针需与切导盘保持 0.5～1.0mm 的距离。若本阶段已无后续自动研磨的空间，则需再次上𬌗架。

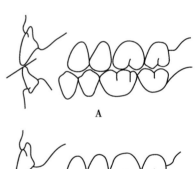

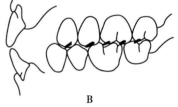

图8-17 前伸𬌗的选磨

A. 仅前牙有𬌗接触，则选磨下颌前牙切缘的唇侧斜面　B. 仅后牙有𬌗接触，而前牙无𬌗接触，则通过选磨形成前方𬌗小面

（三）上下颌牙列自动研磨的常见问题

以两侧𬌗平衡的𬌗型为例，上下颌牙列自动研磨的要点及其操作流程如下：

1. 自动研磨的要点　为使选磨形成的牙尖工作斜面与𬌗架的运动方向一致，用甘油调和碳化硅粉末使之呈糊状，将其置于下颌人工牙列的切缘与𬌗面上，合拢𬌗架的上颌体，使𬌗架做前伸、侧方及中间运动，以此使牙尖工作斜面之间互相搓摩。本阶段的操作要点如下：

（1）若上下颌人工牙材质不同时，不适用本法。

（2）作前伸及侧方运动时，用手轻轻按压𬌗架的上颌体。若运动的力量太大，人工牙会发生损坏。

（3）在自动研磨前，切导针与切导盘之间有一些缝隙。随着自动研磨的深入，该缝隙逐渐变小，直至消失。

（4）碳化硅粉末分为粗、细两种型号，原则上使用细型，并尽量少放。若磨料过多，易造成过度研磨，并使牙尖斜度过小，反而会丧失平衡𬌗。

（5）自动研磨一次以左右侧方运动 10 次为限；运动量以前方、侧方运动均呈对刃𬌗为标准，牙尖与牙尖相对即可。平衡𬌗不能超出该范畴，禁止牙尖斜度过小。

（6）每次自动研磨后，需擦拭掉磨料，并检查咬合状态及切导针与切导盘的接触状态，以此确定后续自动研磨量。最后，检查从正中𬌗到对刃𬌗的过程中，切导针在切导盘上的接触滑动状态。

2. 抛光调磨面　经自动研磨后，牙尖工作斜面的边缘锐利，且有众多的斜面互相接触。该状态不易于食物的排溢，导致咀嚼效率下降，加大黏膜的负担。为此，需用细小的车针沿窝沟重新开沟，并把锐利的边缘磨圆，以防损伤颊黏膜或造成人工牙的折裂（图 8-18）。最后，用硅橡胶车针轻轻打磨、抛光牙尖工作斜面（图 8-19）。

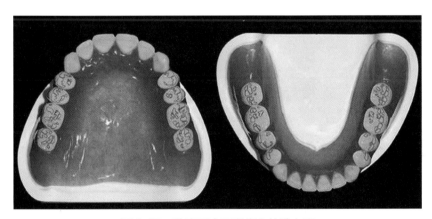

图 8-18　选磨后全口义齿上的𬌗小面

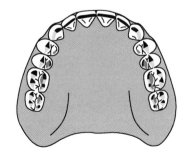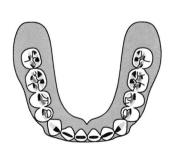

▨：前方牙尖工作斜面
■：后方牙尖工作斜面
▦：平衡牙尖工作斜面

图 8-19　理想的牙尖工作斜面位置

（四）舌向集中𬌗调磨的常见问题

舌向集中𬌗的选磨原则及其方法如下：

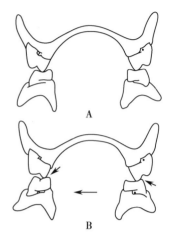

舌向集中𬌗的选磨原则：舌向集中𬌗是仅以上颌舌尖为支持尖，在正中𬌗、非正中𬌗时有𬌗接触，并把𬌗力向舌侧集中，由此获得义齿的固位和稳定的咬合方法（图8-20）。为此，原则上不能选磨用以作为支持尖的上颌舌尖，仅需按运动方向去除早接触和𬌗干扰。舌向集中𬌗的𬌗型比两侧𬌗平衡更为单纯，也易于调磨，因此临床上大多在患者的口腔内直接调磨。但为正确选磨并提高临床操作的效率，还是以在𬌗架上调磨为宜。

图8-20　舌向集中𬌗的𬌗接触
A．正中𬌗　B．右侧方𬌗

后牙均按舌向集中𬌗排列。选磨的方法如下：

1．先调磨正中𬌗。通常，早接触发生在下颌后牙的窝附近。经逐渐选磨，呈每侧 5 个正中𬌗的𬌗接触点。由此完成正中𬌗的选磨（图8-21）。

2．先朝一侧作侧方运动，按运动方向磨除早接触点（图8-22）。

3．前方运动选磨的主体对象是前牙。若前牙有早接触，按美观原则选磨上下颌前牙的切缘，使之呈正常磨耗的形态。

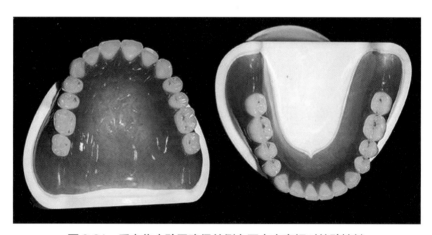

图 8-21　舌向集中𬌗需确保单侧有五点尖窝相对的𬌗接触

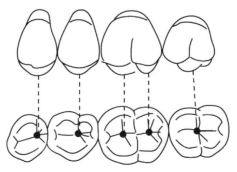

图 8-22　上颌舌尖的𬌗接触点及其运动方向

4. 选磨结束后,侧方滑动和前伸滑动时,在下颌𬌗面呈现出哥特弓状的运动轨迹。

5. 舌侧集中𬌗原则上无须自动研磨。

课堂互动

牙尖工作斜面的历史背景及其与两侧𬌗平衡的关系

　　全口义齿为达到平衡𬌗的目的,需调磨人工牙。牙尖工作斜面是存在于前牙切缘及后牙𬌗面上的小磨耗面,Gysi 倡导了牙尖工作斜面学说,即𬌗架进行侧方及前伸运动时,在后牙区域人工牙工作侧牙尖上产生前方牙尖工作斜面、后方牙尖工作斜面及平衡侧牙尖工作斜面,在平衡侧牙尖上产生前方牙尖工作斜面、后方牙尖工作斜面。

　　请学生分组,通过查找文字和视频资料、考察调研出现牙尖工作斜面的历史背景及其与两侧𬌗平衡的关系。教师点评。

小　结

　　本章有针对性地回顾了从个别托盘制作至全口义齿完成过程中的常见问题。虽然上述问题可能不能涵盖所有的问题,但遇到问题需有举一反三的学习态度。先从理论上深入理解,在操作中加以正确运用,才能依靠自己的知识和智慧,不断地排除困难。

（赵　军　蒋　菁）

思考题

1. 简述𬌗平面与上颌排牙法与下颌排牙法的关系。

2. 简述确定上下颌前牙排列覆盖、覆𬌗的原理。

3. 简述采用两侧𬌗平衡类𬌗型的人工牙排列 I 类病例的上下颌前牙时,上下颌尖牙的对向关系。

4. 简述酒精喷灯的使用要求。

5. 简述装盒操作对包埋料的要求。

6. 简述基托的抛光要求。

7. 简述平衡𬌗选磨的操作流程和要领。

第九章 全口义齿初戴

第九章

学习目标

1. 掌握：选磨调𬌗的意义。
2. 熟悉：选磨调𬌗的方法步骤。
3. 了解：全口义齿初戴时检查内容和方法；戴牙指导。

　　制作过程中每一步骤都能达到严格的标准才能完成一副高质量的全口义齿。但由于全口义齿是完全覆盖在口腔黏膜软组织之上的，不同患者、承托区不同部位的黏膜厚度、弹性、对压力的耐受程度也不同，全口义齿初戴时都可能会出现局部的不适。如果制作中任何环节误差较大，初戴全口义齿时就可能出现更多的问题。因此，初戴全口义齿时要按步骤认真检查，发现问题及时处理。

第一节 义齿的检查

　　首先要核对病历和义齿制作单上的患者姓名，再核对全口义齿组织面的形态和患者颌弓的大小和形状。如果不认真查对，有时误将两位患者的全口义齿互换或上颌、下颌互换，会造成不良后果。核对无误后检查义齿表面有无石膏残渣，用手触诊组织面有无树脂小瘤，基托边缘有无锐利之处等。若有上述情况应先清除或修改。还要检查有无因牙槽嵴过突造成的唇颊基托倒凹过大，若有，应磨改该处基托组织面相应部分，否则会影响义齿就位，强行就位会损伤黏膜，给患者带来痛苦。应避免初戴义齿时产生疼痛而使患者丧失佩戴义齿的信心，降低对义齿的满意度。

一、义齿就位

　　全口义齿戴入时一般都能顺利就位。少数不能就位者多因基托局部有明显的倒凹，其边缘受过凸的唇颊侧牙槽嵴阻挡所致，需磨改后才能就位。磨改的程度要细心观察而定，不能磨除过多，不能破坏边缘封闭，影响义齿的固位。常见部位是上颌结节和上下颌前牙区唇侧，前牙区骨性倒凹较大的患者可以采用从前向后的方向戴入义齿，如遇双侧上颌结节都很丰满者，可缓冲义齿一侧相应部位的基托组织面，戴义齿时先戴倒凹大的一侧，稍作旋转即可将另一侧顺利就位。

二、检查基托

基托检查包括基托边缘、基托组织面及基托磨光面的检查。

1. 基托边缘 边缘过长过短都会影响义齿的固位，过长的部位压迫口内前庭沟底黏膜与系带引起疼痛不适，还会受唇颊舌肌运动的影响，不利于义齿的固位。基托边缘过短也会影响固位，常见于上颌颊侧前庭区后部及下颌舌侧翼缘区后部。过短的部分可以用自凝树脂加长，也可以将义齿作为治疗义齿，采用组织调整剂寻找患者在功能运动时的边缘。基托边缘过长或过短多与印模不准确或制作不当有关，评估义齿边缘可通过特殊的边缘指示蜡检查。

2. 基托组织面 全口义齿基托组织面直接与患者口内组织紧密接触，而牙槽嵴表面不规整，常常存在较大的组织倒凹影响基托组织面与口内黏膜良好贴合。义齿制作时基托树脂在聚合硬化过程中会发生一定的收缩变形，导致基托组织面与局部黏膜不贴合。因此，每副义齿都应该检查及基托与组织的密合性和适合性，以及基托组织面的压力。过大的压力可能导致患者口腔组织的刺激和疼痛，必须予以去除。这种情况最可能发生在义齿基托伸展到的倒凹区或者缓冲区，常采用压力指示糊剂检查明确受压的区域。

3. 基托磨光面 全口义齿基托磨光面应该与唇颊舌肌外形相适应，形成浅凹形，有利于唇颊舌肌对义齿的夹持作用，使义齿处于肌动力平衡，提高义齿稳定性。如果呈凸形，唇颊舌肌运动时义齿将受到破坏义齿固位的力，需磨改其过凸的部位。但磨光面的凹度不可过分，否则容易积存黏性食物，不易自洁，尤其是下颌的颊侧翼缘区。上颌义齿腭部应有利于舌体发音；而唇侧基托的磨光面过厚或过薄，将影响口唇的丰满度。

三、检查前牙形态排列

戴入义齿后，要仔细检查义齿在休息状态和功能运动状态下，对面部的支持情况，人工牙排列位置，对发音的影响，咬合的垂直距离。在美观方面，通常而言，在上唇放松的情况下，上颌中切牙的切缘应该位于其稍下方，如果将上颌唇面丰满度减小，通常会导致上唇下垂得更多，显得上唇长些。因此，只能在检查确定好上颌唇颊面的丰满度以后，才能检查上颌前牙切缘位置。上唇丰满度与人工牙的排列及唇侧基托的厚度有关，如上颌前牙过分偏向唇侧，唇侧基托过厚则会是唇部过突，唇部肌肉紧张；如上颌前牙过分偏向舌侧，唇基托过薄使唇部不丰满，面容衰老。

在确认唇侧丰满度合适的前提下，检查人工牙前牙区𬌗平面是否水平，中线是否对称，微笑时切缘暴露是否合理，人工牙轴向在充胶后是否发生变化。

检查发音，人工牙的位置及周围软组织的支持情况会影响发音质量，例如发"f"和"v"音时，下唇的干湿线应该与上颌前牙的切端轻轻接触。发"s"音时舌部要与上颌前牙的舌面轻轻接触。

检查垂直距离，如果垂直距离过大，会导致患者休息时面部不能放松，上下唇部无法轻轻接触，患者需要紧绷下唇以与上唇接触，颏部紧张，颏唇沟变浅；如果垂直距离过小，在上下牙咬合接触时，下颌的过度闭合会导致唇红部显窄，口角下垂，颏部前突，显示面下 1/3 过短的外观。

义齿前牙区不美观有两种情况，一是制作技术问题，需要修改或重做；二是患者与医师的审美认识不一致。后者的出现较难处理,因为由于文化程度、职业、自身条件等差异,由于审美情趣不同,患者对自身前牙区形态的要求也不相同。因此,为避免戴义齿时出现医患对前牙区美观看法的不一致,在义齿试戴时应征求患者意见,以便调整。对医师排定的上颌前牙位置,包括上唇基托的厚度,技师在完成各项工序时,不宜改动。

四、检查义齿是否稳定

义齿就位后要检查义齿是否稳定。检查时双手的示指分别放在两侧的前磨牙粭面,左右交替压向牙槽嵴方向,如上颌义齿左右翘动,常由于硬区相应的基托组织面未经过缓冲引起;如出现下颌义齿左右翘动,多因外斜嵴区、下颌舌隆突区基托组织面未经过缓冲。经过适当缓冲翘动仍不消失,要考虑义齿错戴、基托制作过程中发生变形或印模、模型不准。

五、检查义齿固位

上述检查完成之后,检查义齿的固位。可让患者张闭口运动,医师也可与之说话观察义齿的固位情况;还可以从患者口内摘取义齿,感受义齿的吸附力;让患者半张口,用手牵动唇颊,观察义齿是否浮起或脱落。患者张口、发音不脱落,摘取义齿有明显的吸附力,表明固位好,否则为固位不良。固位不良的原因如下:

1. 基托边缘过长、磨光面过凸　基托边缘过长压迫前庭沟、口底黏膜反折处,特别是系带区,当张口或唇颊舌运动时义齿即被推起。

基托磨光面过凸也会影响义齿的固位,尤其是下唇较紧,下唇与下颌前牙区牙槽嵴之间的间隙较小时,更容易影响义齿的固位。

2. 基托边缘伸展不够、边缘过薄、过锐　基托边缘伸展不够常见于上颌结节区和下颌舌侧翼缘区,这两个区域的基托对固位很重要,但此区常为窄而深的间隙,取模时难度较大,不易取完整,因而影响了义齿的固位。基托边缘过薄、过锐,边缘封闭差,唇颊舌稍有运动便会破坏义齿的固位。

3. 上颌基托后缘与黏膜不密合　空气容易进入基托与黏膜之间,破坏义齿的固位。

4. 颌位关系有误、咬合不平衡　颌位关系正确的义齿,咬合时粭力在牙弓中均匀分布而达到粭平衡,可使上下义齿与其覆盖的黏膜贴合得更加紧密,获得足够的大气压力和吸附力。颌位关系不正确、咬合不平衡,咬合时义齿出现不同程度的翘动,破坏了义齿的边缘封闭,影响固位。上颌全口义齿一般都比下颌全口义齿固位好,但如果出现上颌义齿固位差时,首先要检查颌位关系是否有误。

5. 人工牙排列不当　下颌义齿人工牙排列偏向舌侧,舌运动时便影响义齿的固位;上下颌义齿人工牙排列偏向唇颊侧,唇颊运动时易致义齿脱落。上下颌前牙覆粭较深,覆盖较小,下颌运动时也会影响义齿的固位。

六、检查颌位关系

上下颌全口义齿在口内分别就位,检查了稳定性、固位性之后,重点要检查颌位关系。患者戴入上下颌全口义齿作咬合动作时,如果上下颌牙列粭关系良好,如同在粭架上完成排牙时的状态一样,而且反复咬合位置恒定,表明颌位关系正确。如果出现下列现象,则表明颌位关系不正确。

1. 下颌义齿后退　上下颌前牙间呈水平开𬌗，上下颌后牙间呈尖对尖𬌗接触，垂直距离增高，表明下颌全口义齿与上颌全口义齿相比呈后退状。原因是确定颌位关系时患者下颌处于前伸位置，且又未被医师发现和纠正。按照这种前伸状态的𬌗堤咬合记录转移颌位关系于𬌗架上，完成的义齿让患者戴用时，下颌又回到了正确的位置，于是就会出现下颌（与上颌义齿相比）后退的现象。

如果后退的范围小，适当磨改后牙牙尖，义齿还可以使用。若后退范围较大，则必须重做。最好上下颌义齿全部重做，也可以只重做上颌义齿或重做下颌义齿，要根据具体情况而定，主要是依据牙列与牙槽嵴的关系，确定重做上颌还是下颌义齿。

2. 下颌义齿偏斜　上下颌牙列中线不一致，一侧后牙呈对刃𬌗或反𬌗，另一侧呈深覆盖，表明下颌偏斜。原因是确定颌位关系时，患者咬合时下颌偏向了一侧；戴义齿时，下颌回到正中的位置，与上颌义齿牙列相比呈现出偏向另一侧的现象。出现下颌偏斜现象应重做义齿，可全部重做或只做上颌义齿或下颌义齿。下颌义齿偏斜也有假象，可因某牙位咬合时有疼痛所致。待消除疼痛原因后，偏斜也随之消失。下颌义齿后退者常伴有下颌义齿偏斜。

3. 前牙开𬌗　戴义齿咬合时上下颌后牙接触而前牙不接触。原因是咬蜡𬌗记录有误，或上𬌗架过程中移动了咬合记录，致使𬌗架上颌后牙距离大于口内后牙区的颌间距离，处理方法只有重做。义齿前牙开𬌗也应鉴别有无假性开𬌗，外斜嵴区或磨牙后垫区基托组织面与黏膜间接触过紧也可形成开𬌗。上下颌磨牙远中基托过厚，上下基托之间形成早接触，也是形成假性开𬌗的原因。只要找准位置，经适当缓冲或磨改即可纠正假性开𬌗现象。

七、检查有无疼痛

初戴全口义齿不应出现疼痛，若出现疼痛可能有下列原因：①基托组织面有树脂小瘤；②与牙槽嵴骨尖、骨突相应的基托组织面未经过缓冲；③基托边缘过长或过锐；④颌位关系不正确，或颌位关系正确但个别牙有早接触；⑤印模、模型不准确，义齿组织面与其覆盖的口腔组织不密合。

第二节　选磨调𬌗

选磨是为了调磨正中𬌗的早接触点，使正中𬌗达到广泛均匀的接触和稳定的尖窝关系，并调磨侧方𬌗和前伸𬌗时的牙尖干扰，达到平衡𬌗接触。

一、选磨调𬌗的意义

全口义齿装盒、填胶、热处理等工序操作有误差时，会使义齿的𬌗关系受到影响。虽然在热处理后，已经将义齿重新上𬌗架调整咬合达到平衡𬌗，但任何𬌗架都不可能完全模拟患者的下颌运动，为了获得完全接触的前伸平衡𬌗和侧方平衡𬌗，还需在患者口内做个别选磨。全口义齿初戴时选磨是改善𬌗关系、达到平衡𬌗的一个必要措施。注意不能因选磨而降低了正常的义齿高度，改变了垂直距离，影响义齿质量。

二、选磨方法和步骤

1. 选磨正中𬌗早接触　若早接触出现在支持尖与其相对的中央窝和近远中边缘嵴，应优先选磨与早接触支持尖相对的中央窝和近远中边缘嵴。因为支持尖有维持义齿高度的作用，且在下颌侧方运动时支持尖与对颌牙尖均有接触关系。支持尖即上颌舌尖和下颌颊尖。通过少量多次选磨，达到双侧后牙广泛均匀接触。

2．选磨侧方𬌗的𬌗干扰　用咬合纸检查侧方运动，选磨少数有咬合印记的非支持尖上的𬌗干扰点，一次只选磨上颌或下颌，更换新的咬合纸，印出咬合印记，反复选磨，直到所有非支持尖都有均匀的接触点为止。若工作侧颊尖早接触，选磨上颌颊尖内斜面；若工作侧舌尖早接触，选磨下颌舌尖内斜面；若平衡侧早接触，选磨上颌舌尖下颌颊尖内斜面。选磨至工作侧后牙同名尖内外斜面多点同时接触，平衡侧异名尖（上颌舌尖下颌颊尖）内斜面2～3点同时接触。此外，侧方𬌗时上下颌尖牙可能存在𬌗干扰，妨碍下颌侧方运动。这种情况下应选磨上颌尖牙舌斜面或下颌尖牙唇斜面，通常优先选磨下颌尖牙，选磨上颌尖牙时应注意与上颌切牙高度协调，不要选磨过多影响美观。

3．选磨前伸𬌗的𬌗干扰　下颌前伸运动前牙接触后牙不接触时，优先选磨下颌前牙唇面，在不影响美观的前提下可选磨上颌前牙舌面，根据咬合印记反复选磨，至少达到两侧第二磨牙都有接触即"三点接触平衡𬌗"。反之后牙接触前牙不接触，选磨上颌后牙牙尖的远中斜面或下颌后牙牙尖的近中斜面，至少达到"三点接触"为止。

4．选磨的注意事项

（1）选择宽、薄的咬合纸，正中𬌗、侧方𬌗和前伸𬌗分别使用不同颜色的咬合纸。

（2）咬合调整时使用的磨头与人工牙的牙尖同等大小，若使用过大的磨头，会过度破坏人工牙的窝沟形态，影响义齿的咀嚼效率和义齿稳定性。

（3）应选磨早接触的窝、斜面、边缘嵴和非支持尖，避免因磨除支持尖而降低垂直距离。

（4）尽量保持𬌗面形态，选磨完成后应恢复被磨除的人工牙窝沟形态，有利于食物排溢。

（5）选磨时应单颌调磨，少量多次。每次调磨后应再次检查调磨过的点是否仍有接触，防止高点变低𬌗，经过调磨后接触点逐渐增多均匀达到平衡𬌗。

第三节　戴　牙　指　导

为了使患者尽快地适应义齿发挥义齿功能，医师应帮助患者了解义齿，指导患者正确使用和保养义齿。为此，在全口义齿初戴时，应对患者做如下医嘱：

一、增强使用义齿的信心

帮助患者树立信心，尽量将义齿戴在口中作发音练习。初戴义齿时会有异物感，甚至有不会咽唾液、恶心、发音不清等现象。大多数患者需要3周或更长的时间适应义齿，要事先告知患者，使其有足够的思想准备。

二、纠正不正确的咬合习惯

无牙颌患者常有下颌习惯性前伸或偏侧咀嚼习惯，而影响义齿的固位和咀嚼功能的恢复，应教会患者采用吞咽咬合和卷舌后舔咬合回到正中𬌗。

三、进食问题

口腔条件差,适应能力差而又有不良咬合习惯的患者,不宜过早戴用义齿咀嚼食物。初戴的前几天,只要求患者练习戴义齿作正中咬合和发音。待习惯后,再用义齿咀嚼食物,开始时先吃软的、小块食物,咀嚼运动要慢,用两侧后牙咀嚼食物,不要用前牙切咬食物。学会使用并适应义齿后,再逐渐吃一般食物。

四、保护口腔组织健康

进食后应摘下义齿,清洁后再戴上,以免食物残渣存积在义齿的组织面,刺激口腔黏膜,影响组织健康。睡眠时将义齿摘下,使无牙颌承托区组织能得到适当的休息,有利于组织健康。如由于义齿刺激造成黏膜破损时,应及时与医师联系复诊,若无法及时复诊,应停戴义齿以免加重损伤。切忌患者用砂纸、小刀或玻璃自行盲目刮除基托组织面。

五、义齿的保护

义齿每天至少应彻底刷洗清洁一次,最好能做到每次进食后都清洗。义齿不戴时应浸泡于冷水或义齿清洁剂中。清洗时应特别小心,以免掉在地上摔坏义齿。

知识拓展

义齿清洁剂

义齿戴入口腔内后,由于受到口腔内外各种因素的影响,会在义齿表面沉积吸附上一层食物残渣和菌斑,对患者的口腔卫生产生不良影响,应予以清除。

义齿清洁剂是清除义齿上污物的各种清洁材料。它具有清洁和消毒作用,可用于浸泡或清洗义齿。其剂型有片剂、粉剂、糊剂和液体。根据义齿清洁的方法,可分为机械清洁剂和化学清洁剂。化学清洁剂按其主要作用的成分可分为漂白型,氧化型和酶型,目前使用较多的主要是氧化型和酶型清洁剂,其中酶型清洁剂是较先进的一种,它是在氧化型清洁剂中加入酶制剂制成的。义齿清洁剂在实验研究中取得了良好的效果,尤其是去异味和去软垢的作用最好,同时也有一定的去茶垢作用。另外,清洁剂还有显著的抑菌作用。

小　结

全口义齿制作的工艺流程繁复,任何环节的误差都会影响义齿质量,初戴时可能会出现诸多问题。因此,初戴全口义齿时要按步骤认真检查,发现问题及时处理。任何𬪩架都不能完全模仿患者的下颌运动及咬合情况,义齿戴入口内后,应根据患者的咬合情况,按步骤进行选磨调𬪩达到𬪩平衡。

（刘　洪　彭　燕　徐　勇）

思考题

1. 全口义齿固位不良的原因有哪些？
2. 全口义齿颌位关系不正确有哪些表现？
3. 初戴全口义齿出现疼痛的原因有哪些？
4. 如何进行全口义齿选磨？
5. 全口义齿选磨有哪些注意事项？
6. 全口义齿初戴时应对患者做哪些医嘱？

第十章　修复后常见问题及义齿修理

 学习目标

1. 掌握：基托断裂的修理；人工牙脱落或折断的修理；全口义齿重衬的原因及方法。
2. 熟悉：修复后常见问题及处理。
3. 了解：𬌗面重度磨损的原因及处理。

初戴全口义齿或义齿戴用一段时间后，由于各种原因，可能会出现一些常见问题，也可能会出现义齿的损坏，需要及时处理，避免造成更大的损伤。

第一节　修复后常见问题及处理

一、疼痛

疼痛是义齿戴用后常出现的现象，造成疼痛的原因有很多，其主要原因有：

（一）基托边缘制作不当

基托边缘伸展过长、过锐或系带处缓冲不够，妨碍了周围组织的功能运动，则可在对应的口腔黏膜移行皱襞、系带部位出现软组织红肿、破溃或形成创伤性溃疡。

当上颌义齿后缘过长、下颌义齿远中舌侧边缘过长时，则会造成组织压伤，常可发生咽喉痛或吞咽时疼痛的症状。

处理：只需将过长、过锐的边缘磨短、磨圆钝，系带处适当缓冲。具体做法是：擦干患处，吹干义齿，用少量甲紫涂于患处，再将义齿戴入口内，在受伤部位相应的基托边缘显示出甲紫颜色。取出义齿，将显示颜色处的基托边缘磨除少许，然后将义齿重新戴入口内检查调磨是否得当，如调磨不够可重复进行，直至疼痛消失或明显减轻。注意不宜磨除过多，以免破坏边缘封闭。

（二）基托组织面处理不当

1. 全口义齿组织面在缓冲区未进行充分缓冲　如牙槽嵴上的骨尖或骨棱、上颌硬区、颧突区、上颌结节颊侧、下颌隆突、下颌舌骨嵴等骨质隆起处，因覆盖的黏膜较薄，如未进行充分缓冲处理，会由于压力过大导致局部组织产生压痛。

2．义齿基托进入组织倒凹　进入组织倒凹区的基托由于在义齿摘戴时受到阻碍，会造成黏膜擦伤产生疼痛。

3．基托组织面有未处理的树脂小瘤，造成局部压痛。

处理：为预防缓冲区、组织倒凹处出现疼痛，可在相应部位的模型上贴1～2层胶布、涂人造石或磷酸锌水门汀，以缓冲组织面的压力和消除组织倒凹，防止黏膜溃疡或红肿的发生。如已出现黏膜红肿或溃疡，可在红肿或溃疡处涂甲紫或在黏膜损伤相对应的基托处涂压力指示剂，然后戴入义齿，参照基托组织面的甲紫印记或压力指示剂显示的痕迹，在相应部位的基托组织面作缓冲处理。

（三）义齿咬合不平衡

义齿在正中咬合和侧方𬌗时有早接触或𬌗干扰，导致𬌗力分布不均匀。如系局限性咬合高点可产生局部压痛。如多个部位出现𬌗干扰，可导致黏膜弥漫性发红或疼痛。

处理：在义齿制作过程中注意精细咬合调整消除早接触。如义齿戴用后有早接触或𬌗干扰则应找出早接触点，对此部位选磨、调𬌗，以达到平衡𬌗要求。

（四）义齿不稳定

当患者在说话、张口时义齿有固位力，而咀嚼时义齿发生移位，表示义齿不稳定，会在口内形成多处压痛点和破溃处。

导致义齿不稳定的原因有：

1．正中关系有误　可在咬合时有早接触点，尤其在第二磨牙之间有早接触点；侧方𬌗时，有𬌗干扰。如在牙槽嵴上产生连续性压痛点，且疼痛不明显，应考虑正中关系有误，或因早接触、𬌗干扰所致。

2．人工牙排列的位置不正确　上颌后牙排列过于偏向颊侧而造成上颌义齿翘动；下颌后牙排列过于偏向舌侧而影响舌活动；下颌𬌗平面太高，影响舌将食物送到𬌗面上，易致义齿脱位。

处理：鉴别疼痛是因义齿基托组织面局部压迫造成的，还是因咬合因素使义齿移动摩擦造成的，除了用肉眼观察有无咬合时义齿的移动现象外，还可用手指按住义齿，感觉有无咬合时义齿的滑动和扭动现象，必要时可用压力指示剂进行检查鉴别。如疼痛是因局部压迫造成的，可用磨头将该部位调磨缓冲；如是因为咬合后义齿微小移动造成的疼痛，则应选磨、调𬌗以达到平衡𬌗要求；如处理无效者需重做义齿。

（五）垂直距离过高

患者戴义齿后，感觉下颌牙槽嵴广泛疼痛或压痛，面颊部肌肉酸痛，上腭部有烧灼感，不能坚持较长时间戴义齿，但口腔黏膜检查无异常，此种情况多因垂直距离过高所致。

处理：除前牙覆𬌗不大，可重新排列下颌后牙以降低垂直距离外，需重做全口义齿。

（六）牙槽嵴呈刃状或过度低平

特别是下颌牙槽嵴，由于主承托区面积小，承担咀嚼压力的能力较差，抵抗侧向力的能力更差，容易出现广泛的、弥漫性黏膜压痛。

处理：在义齿制作时，基托尽量充分延展，或通过人工牙减数、减径以减小义齿所受的𬌗力；通过降低牙尖斜度以减小侧向力；改变𬌗型（舌侧集中𬌗或线性𬌗）；基托加软衬材料等方式减少疼痛的出现。

（七）印模不准确或义齿制作问题

使基托与组织不密合，导致承托组织压力不均衡出现压痛。

处理:义齿重衬或重新制作。

 课堂讨论

造成模型不准确的原因

　　造成全口义齿模型不准确的原因是多方面的,请同学们在模型材料的选取及调拌、灌注模型及脱模的时机;印模材料的选取、调和及个别托盘的制作与模型准确性的关系等多方面进行探讨,获得制取准确模型的相关知识。

二、固位不良

全口义齿固位不良多见于下颌,常见原因为:

(一)患者口腔条件较差

如牙槽嵴因吸收变得低平,黏膜较薄,唇颊向内凹陷,舌体变大等不利固位的因素出现,初戴义齿时,可能会出现固位不良现象,当患者坚持戴用并适应义齿后,义齿固位力会逐渐提高。

(二)义齿问题

由于义齿本身的问题导致的固位不良,有如下不同的表现:

1. 口腔处于休息状态时义齿易松动脱落

原因:基托组织面与承托区黏膜组织不密合或基托边缘伸展不够,不能形成良好的边缘封闭,使基托与黏膜间不能产生足够的吸附力和大气压力。

处理:基托组织面重衬,或加长基托边缘,严重者需重新制作义齿。

2. 口腔处于休息状态时义齿固位尚好,但张口、说话、打哈欠时易脱位

原因:基托边缘过长、过厚;唇、颊、舌系带区基托边缘缓冲不够,影响系带活动;义齿磨光面外形不良;人工牙排列过分偏向颊或舌侧,影响周围肌肉的活动。

处理:磨改基托过长或过厚的边缘;对基托系带区进行缓冲;形成良好的基托磨光面外形;如人工牙排列偏颊或偏舌,轻者可磨改人工牙的颊舌面,重者需重做义齿。

3. 义齿固位尚好,但咀嚼食物时易脱位

原因:没有达到平衡𬌗,人工牙有明显的早接触和𬌗干扰;或上下颌义齿后部基托之间以及后部基托与对颌人工牙之间有早接触和𬌗干扰,导致咀嚼时义齿翘动,破坏了边缘封闭。

处理:选磨调𬌗,消除人工牙及基托间的早接触和𬌗干扰,达到平衡𬌗;或磨短过长的基托边缘。

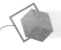 **知识拓展**

全口义齿固位不良的辅助处理方法

　　同学们通过查找资料,探寻解决全口义齿固位不良的更多方法,如使用粘托制剂、软衬材料,设计种植固位体等。学生分组讨论并用 PPT 汇报、教师点评总结。

三、咬颊、咬舌

初戴全口义齿时易出现咬颊或咬舌现象。常见原因有：

1. 初戴义齿不适应。
2. 牙列缺失后长期未修复者，颊部软组织可内陷或舌体肥大。
3. 人工牙排列的覆盖偏小或呈对刃𬌗。
4. 上下颌基托远中端在咬合时间隙过小。
5. 人工后牙𬌗平面过低。

处理：若因初戴不适或舌体变大，义齿戴用一段时间后，症状可逐渐消除。若因颊部内陷咬颊，必要时可在上颌义齿颊侧基托上放置印模膏或暂时加厚颊侧基托，以外撑颊部软组织，症状消失后去除印模膏及加厚的基托部分。若因后牙排列覆盖过小而咬颊，可磨改上颌后牙颊尖舌侧斜面和下颌后牙颊尖颊侧斜面，加大颊侧的覆盖，以解决咬颊现象；咬舌时，磨改上颌后牙舌尖舌侧斜面和下颌后牙舌尖颊侧斜面，加大舌侧的覆盖，以解决咬舌现象。如颊部软组织被上颌结节和下颌磨牙后垫区的基托夹住，可将该区过厚的基托磨薄，上下基托间的间隙增加后症状即可消失。若为人工后牙𬌗平面过低，低于舌侧缘下方而咬舌时，应重新制作义齿。

四、咀嚼功能不良

常见原因为：

1. 初戴不适、咀嚼时疼痛或固位不良等原因所致（解决办法同前）。
2. 咬合关系不良导致上下颌牙齿接触面积过小。
3. 调𬌗时破坏了人工牙应有的尖窝解剖形态。
4. 垂直距离过低导致咀嚼无力或垂直距离过高致咀嚼肌疲劳。
5. 人工后牙𬌗平面过高，致舌肌疲劳。

处理：找出咀嚼时疼痛和固位不良的原因进行修改。如因咬合关系不良，可通过调𬌗增加咬合接触面积；若为人工牙𬌗面形态不良，可磨改𬌗面，恢复尖窝形态及食物溢出道。如垂直距离过低、过高或人工后牙𬌗平面过高，应重做义齿，恢复正确的垂直距离及𬌗平面高度。

五、发音障碍

全口义齿初戴时，因舌的运动范围受到限制或初戴不适，常导致发音不清，但很快就能克服和适应。若牙齿排列的位置不正确或义齿基托形态异常则会导致发音不清或产生哨音。如下颌前牙过分偏舌侧、基托前部的腭面太光滑或前磨牙区牙弓狭窄可产生哨音；垂直距离过高，可导致发"s"音不清楚。

处理：当患者存在发音障碍时，根据情况可以从以下几个方面进行修改。调整人工牙排列位置，修改过分唇、舌向排列的上、下颌前牙或过于狭窄的后部牙弓；修改上颌前牙区腭部基托形态，制作义齿时形成腭皱和切牙乳突形态；磨薄过厚的上下颌基托；调改过高的垂直距离，严重者重做义齿。

六、恶心

戴义齿后的恶心甚至呕吐多因刺激敏感的咽部所致；其次因上颌义齿基托后缘过长、过厚，或基托后缘与黏膜不密合。下颌义齿远中舌侧基托过长、过厚挤压舌根部也可引起恶心；义齿后缘翘动刺激黏膜亦可引起恶心。

处理：如咽部敏感所致，可嘱患者坚持佩戴义齿训练，3～5 天后多能适应；如因义齿基托后缘过长、过厚，可将基托后缘磨短、磨薄；如后缘与黏膜不密合，可义齿重衬，以增加上颌义齿后缘封闭作用；消除义齿的翘动的原因。

七、心理因素的影响

患者对全口义齿修复的期望值过高，认为戴全口义齿后应和天然牙一样说话、吃饭，如果不能满足，便认为是义齿做得不好。遇到这种情况应耐心解释全口义齿与天然牙的区别，同时应向患者介绍全口义齿的特点并教会患者如何正确使用全口义齿，最好在修复前做好沟通及宣教工作。

第二节　全口义齿的修理

一、基托折裂或折断的修理

（一）原因

1. 义齿不慎摔落造成基托折裂或折断。

2. 𬌗力不平衡

（1）两侧后牙排列在牙槽嵴顶颊侧，咬合时以牙槽嵴或上颌硬区为支点，造成基托左右翘动，影响义齿的固位，导致义齿的纵裂。

（2）因牙槽嵴吸收，基托组织面与黏膜组织间不密合，使义齿翘动而致折裂。

3. 𬌗力过大，如对颌为天然牙，超出基托材料的应力而造成义齿折裂或折断。

（二）修理方法

1. 义齿处理　将折裂或折断的义齿洗净吹干。

2. 对接及固定　将折断基托准确对位，如无残缺可用粘接剂粘固。树脂基托也可用烧热的雕刻刀在基托磨光面的裂隙两侧与裂隙垂直方向将裂隙两侧的基托表面烫熔，使裂隙两侧的树脂基托初步准确对位固定在一起，每隔 3～4mm 烫一下。如果上颌折断缝较长或下颌从中切牙处折断，可用粘接剂粘固或雕刻刀加热烫熔固定，再用蜡将牙签、火柴棒或废旧车针固定于两侧磨牙处加强（图 10-1）。

3. 灌模型　确认对接的位置关系正确后，组织面涂分离剂并形成石膏模型（图 10-2）。石膏凝固后，义齿两断端间的位置为石膏模型所固定。如折裂未断、无变形及移位者，可直接在组织面涂分离剂并形成模型。石膏硬固后，将义齿从模型上取下，在模型修理区表面涂分离剂。

4. 磨改折裂区基托　去除固定用牙签或废旧车针，分别取下义齿断块，用砂石沿断面将两侧基托各磨除一部分。磨除时斜向义齿磨光面，磨除量要足够，以增加新旧树脂间的接触面积。为了使新旧树脂结合更加牢固也可在裂隙两侧的基托做像拉链一样的固位倒

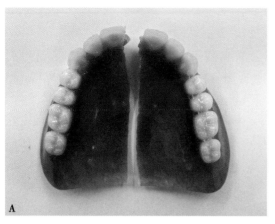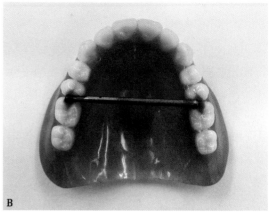

图 10-1 折断义齿的固定

A. 折断的义齿 B. 断面对接及固定

凹,两侧锯齿样的倒凹需间隔错开,或在离磨出的斜面 2mm 左右的地方做有倒凹的固位沟,固位倒凹的深度不要破坏基托的组织面形态,以免义齿戴用时产生疼痛。如中切牙处折断,应将中切牙间裂隙两侧的基托树脂磨除使之唇舌侧相通。将磨改后的折断义齿重新复位于模型上,在基托打磨处滴少量单体使之溶胀。

5. 充填树脂 将两断块用蜡固定在石膏模型上,裂隙磨除部位不能用蜡固定。为增加基托抗折强度,可在折断面放置金属丝。调自凝基托树脂,于黏丝期充填在基托磨改处,用单体涂抹其表面使之光滑(图 10-3)。

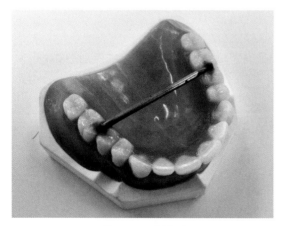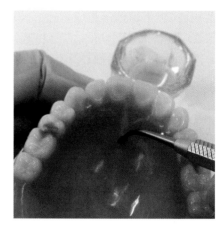

图 10-2 灌模型　　　　　　　**图 10-3 充填自凝树脂**

6. 断面碎裂或缺损时的处理 基托断面呈碎块或小面积缺损无法正确对位时,可用蜡或印模膏置于基托折断的部位,在口内恢复缺损的基托外形,然后正常灌注石膏模型、装盒,用自凝或热凝树脂修理。

二、人工牙脱落或折断的修理

(一)原因

人工牙与基托结合部面积过小;蜡未去净;人工牙盖嵴面误涂了分离剂或未做粗化处

理；充填树脂时压盒力量不够或树脂量不足；瓷牙固位钉不牢及固位孔过小或不通畅；义齿不慎摔落等。

（二）修理方法

1. **少数人工牙脱落**　如脱落牙为树脂牙，可将脱落牙盖嵴面和与之相应的基托处磨出固位形后以自凝树脂固定。若脱落牙已丢失，可选用形状、颜色、大小合适的人工牙磨改，必要时可扩大基托处牙槽窝后以自凝树脂固定。

2. **少数人工牙折断**　可磨除折断的人工牙和舌侧基托，并适当扩大牙槽窝，选合适的人工牙磨改后以自凝树脂固定（图10-4）。如为瓷牙折断，可用烧热的雕刻刀烫软残留牙周围基托树脂后将其取出，选瓷牙并适当扩大基托牙槽窝后以自凝树脂固定。

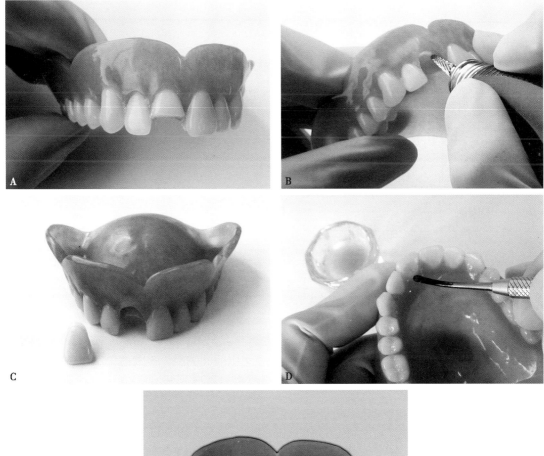

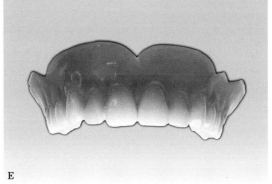

图10-4　右上中切牙折断修理流程图

A. 人工牙折断　B. 预备"牙槽窝"　C. 预备后的人工牙及"牙槽窝"　D. 充填自凝树脂　E. 修复后

3. 多数人工牙脱落或折断　如需修理的人工牙数目较多,为确保新修复牙位置的准确,可先按要求将人工牙排好并雕刻出唇颊侧龈缘的形态,再在唇颊侧涂分离剂后作石膏复位记录(图 10-5)。该复位记录的范围应包括新牙近远中两个牙位的邻牙,并要求盖过前牙切缘和后牙颊面及殆缘。除蜡后,在石膏复位记录上涂分离剂,把人工牙固定于正确的位置,再充填自凝树脂,固化后打磨抛光。

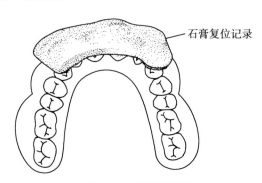

石膏复位记录

图 10-5　石膏复位记录

三、全口义齿重衬

重衬是在全口义齿基托组织面衬垫一层树脂,将其充满牙槽嵴及周围组织被吸收部分的间隙,使基托组织面与周围组织紧密贴合,从而改善义齿固位力的一种方法。

(一)原因

当义齿长期戴用后,由于牙槽嵴持续性吸收,导致基托组织面与牙槽嵴黏膜间出现间隙,进而影响义齿固位,重者可因义齿的翘动造成义齿折裂或折断;义齿折断修理后若出现基托不密合时也需进行重衬,否则义齿修复后仍易折断;初戴义齿时的固位不良也可能需要重衬。

(二)重衬方法

如义齿折裂或折断,需按前述方法修理后再重衬。重衬前应检查颌位关系是否正确,有无殆干扰,咬合关系异常者应进行选磨调殆,应在无压痛和黏膜无破溃的情况下进行重衬。

1. 直接重衬法　即在患者口内用自凝树脂直接进行重衬操作。适用于基托小范围的重衬。

(1)确定重衬部位和范围:用义齿置弹性印模材料取模,明确需衬垫的部位和范围,也可作为判断自凝树脂用量的参考。

(2)义齿准备:洗净义齿,去除义齿组织面上的软垢和色素沉着。将明确需衬垫的组织面磨除约 1mm 且使表面粗糙,以单体溶胀打磨过的基托组织面及周围。

(3)涂石蜡或凡士林:在重衬接触的口腔黏膜区域涂液体石蜡或薄层凡士林,以减少刺激,保护黏膜。在义齿磨光面及牙面上涂凡士林,以免溢出的树脂不易去除。

(4)充填树脂:取适量黏丝期自凝树脂充填在义齿组织面需衬垫区。将义齿在口内就位后咬合于正中殆位,进行边缘功能性整塑,在自凝树脂初步硬化而尚有一定弹性时,将义齿从口内取出。

(5)打磨抛光、戴牙:将义齿在温水中浸泡 3～5 分钟,树脂完全硬固后,磨除多余树脂,磨光边缘。将重衬完成的义齿戴入患者口内,检查义齿的固位、稳定和咬合。

优点:省时、准确。

缺点:患者偶有过敏反应,重衬前需了解患者是否为过敏体质。单体刺激可造成重衬时的不适,取下过晚易灼伤黏膜或进入较大倒凹区取下困难。

2. 间接重衬法 即在患者口内取功能性印模,再转移到型盒内包埋后进行重衬操作。适用于义齿基托边缘短,基托组织面与口腔黏膜间空隙较大,患者对自凝树脂过敏者。

(1)义齿准备:洗净义齿,将组织面均匀磨去一层。

(2)取模:调拌适量的弹性印模材料置于义齿基托组织面,将义齿在口内就位后咬合于正中殆位,进行边缘功能性整塑。印模材料凝固后从口内取出义齿,去除多余印模材料。

(3)装盒、开盒:将衬有印模材料的义齿装盒,待石膏凝固后打开型盒,去除弹性印模材料,再在组织面涂布适量的热凝树脂单体溶胀。石膏表面涂布分离剂。

(4)充填、完成:热凝树脂常规充填、热处理、打磨抛光。

优点:避免了自凝树脂对黏膜的刺激,减少患者痛苦。

缺点:复诊次数较多、操作复杂。

3. 自凝软衬材料重衬法 适用于低平或刃状牙槽嵴和黏膜较薄的无牙颌患者。

重衬前洗净吹干义齿,将基托组织面均匀磨除一层,然后涂软衬单体。将一定比例的粉剂和单体调和,呈糊状后均匀涂布在基托组织面上,将义齿在口内就位后咬合于正中颌位,并作肌功能整塑。当达到规定的固化时间后,取出义齿,检查表面是否光滑、清晰,用锋利刀具去除多余的软衬材料。如衬垫不足需补衬时,先将组织面擦干净,再重复上述操作。

优点:自凝软衬材料具有良好的弹性,无刺激性,能与义齿基托牢固结合。义齿进行软衬后,能增加义齿的固位,消除压痛和其他不适,提高咀嚼效能。

缺点:不易抛光,弹性维持时间短、易老化,易滋生细菌。

知识拓展

全口义齿重衬材料

学生通过查找资料,搜集全口义齿重衬材料的种类、适应证、优缺点、使用方法、注意事项等,并写出总结报告。学生分组汇报,教师点评总结。

四、殆面重度磨损的处理

(一)原因

长时间使用的全口义齿,殆面常有不同程度的磨损,严重者可使殆面变平,失去正常的解剖形态,垂直距离明显降低,甚至形成反殆关系或偏斜。其原因可能为常吃硬食或与人工牙的耐磨性不足等有关。

(二)处理

当全口义齿殆面出现磨损,导致垂直距离明显降低时,应重做全口义齿。重做时需先用原义齿逐步加高垂直距离,在患者适应髁状突的正常位置后,再做新义齿。其方法为:在原义齿咬合面上分次逐步加高,每次加高 2mm 后让患者戴用 1~2 周,适应后再加第二次,直至垂直距离恢复到正常高度（恢复的垂直距离可较年轻时略低），且患者已适应此高度时，再重做新义齿。通过此方法，可使患者逐步适应髁状突位置的改变，戴用新义齿后适应较快。

小　结

　　全口义齿戴用过程中的维护是保证修复治疗成功的重要内容。本章主要讲述了全口义齿初戴或戴用一段时间后，由于种种原因，可能会出现疼痛、固位不良、咬颊及咬舌、咀嚼功能不良、基托与人工牙断裂、基托组织面与牙槽嵴黏膜间出现间隙、𬌗面重度磨损等问题或症状，需及时分析原因并进行对症处理，以保护口腔组织的健康和恢复口腔功能。通过对这些常见问题的分析，可以尽量避免在义齿制作过程中由于操作不当而导致的这些问题的出现，以提高全口义齿修复的成功率和改善无牙颌患者的口颌功能。

（王　菲　黄盛斌　许少平）

思考题

1. 试分析全口义齿戴用后出现疼痛的原因及处理方法。
2. 试分析全口义齿在不同状态下出现固位不良的原因。
3. 请说出在义齿制作过程中避免全口义齿戴用后咬颊、咬舌应注意的事项。
4. 如何进行基托断裂的修理？
5. 简述全口义齿基托组织面重衬的原因和方法。

第十一章　即刻与单颌全口义齿

学习目标

1. 掌握：单颌全口义齿的修复要求。

2. 熟悉：即刻全口义齿的制作；单颌全口义齿的修复特点；单颌全口义齿的修复方法。

3. 了解：即刻全口义齿的适应证及优缺点。

第一节　即刻全口义齿

即刻全口义齿又称立刻义齿或预成义齿。它是一种在患者的天然牙尚未拔除前预先做好，牙拔除后立即戴入口内的义齿。即刻全口义齿是过渡性修复，是在拔牙创口愈合期间短期使用或用于记录患者原有个性化牙齿形态的义齿。

一、即刻全口义齿的适应证

1. 即刻全口义齿适用于少数余留牙已不能保留，而前牙对患者的发音和面部外形又非常重要，故特别适用于拔牙或种植手术后即刻修复的患者。

2. 即刻全口义齿适用于年轻或中年人，因其机体组织富于生活力，拔牙后伤口容易愈合，尤其适用于全口天然牙已经Ⅱ度、Ⅲ度松动，无法治愈的患者。

3. 即刻全口义齿适用于全身及局部健康状况良好，可以一次经受拔除较多牙齿的患者。局部患有急性根尖周围炎、牙槽脓肿、急性牙周炎等，不宜采用即刻全口义齿修复。

二、即刻全口义齿的特点

（一）即刻全口义齿的优点

1. 患者在牙齿拔除后，立即戴上义齿，可保持其面部外形、语言和咀嚼功能，不妨碍患者社交和工作。不仅可以免除患者缺牙的痛苦，而且可在患者颌面肌、颊舌软组织以及颞下颌关节尚未发生改变的情况下，立即戴上义齿。因此，患者能很快地适应和使用最终全口义齿。

2．容易求得正确的颌位关系。在制作即刻全口义齿前，因患者口内尚存留有部分天然牙，保持着原有的咬合关系和颌间距离，同时颌面部肌肉的张力和颞下颌关节也未发生改变，所以比较容易确定颌位关系。

3．拔牙后立即戴入义齿，对拔牙创施加压力，有利于止血。同时还可以保护伤口，使其不致受舌活动和食物的刺激而引起感染，减轻患者的疼痛，并加速伤口愈合。

4．减小牙槽嵴的吸收。拔牙后立即戴入义齿，能及时恢复生理性的功能刺激，保护牙槽嵴的健康，防止失用性萎缩。

5．医师可以参照患者口内存留的天然牙，选择形状、大小、颜色相似的人工牙，根据天然牙的位置、牙弓的形状排列人工牙，以恢复患者原有外形。

（二）即刻全口义齿的缺点

1．戴即刻全口义齿后，需较长时间进行观察和必要的处理。这是由于戴牙初期，牙槽嵴的吸收迅速，义齿基托与牙槽嵴之间出现间隙，出现翘动，食物滞留。所以必须作重衬处理。否则，义齿将会产生不利的杠杆作用，加速牙槽嵴的吸收，使支持组织受损伤，甚至造成义齿的折裂。

2．由于一次需要拔除较多牙齿，并且同时修整牙槽骨，而拔牙、手术和戴牙一次完成，需要较长的诊治时间。对于年龄较大和体弱的患者，必须慎重考虑是否适宜使用此种修复方法。

三、即刻全口义齿的制作

即刻全口义齿一般适用于存在不能保留的前牙和后牙缺失的患者。若尚存有多数后牙，应先拔除后牙，只保留前牙和有正常咬合接触的前磨牙，作为制作即刻全口义齿时确定颌位关系的依据。其步骤如下：

1．留记录　拔牙前保留口腔情况并作详细的记录是十分重要的。这是制作过程中不可缺少的参考资料。在牙齿拔除之前，制取全口记存模型。详细检查和记录余留牙的龈袋深度、垂直距离及𬌗关系等口腔情况。对余留牙作 X 线片检查，了解根周有无病变和牙槽骨的吸收情况。然后用𬌗托记录正中颌位和颌间距离，作为以后确定颌位关系和排牙时的参考。

2．取印模　即刻全口义齿的印模要求和方法与一般全口义齿基本相同。但由于天然牙的高度和无牙区牙槽嵴的高度相差较大，最好选用局部无牙颌托盘或选用大小、形状合适的一般局部义齿托盘，在相对无牙区牙槽嵴处的托盘底上，放置印模膏制取印模，使其获得良好的边缘伸展，然后将余留牙舌侧和印模边缘的组织倒凹去除。为了取终印模时保证压力均匀和印模材料有均匀的厚度，如一次印模法不成，可制作个别托盘，采用二次印模法，以求获得准确的功能性印模，然后灌注石膏模型。

3．确定颌位关系　可以根据口内尚存的天然牙，记录颌位关系。其方法是在模型上做好暂基托，并在缺牙区基托上放置适当高度的蜡堤，将蜡堤烫软，把𬌗托放入口内嘱患者咬在正中颌位，记录上下颌位置关系，同时还应该认真检查患者的颌位关系是否有异常变化。后牙早失的患者，常习惯前伸下颌，用前牙咬切食物。一侧后牙缺失，习惯用另一侧牙咀嚼，形成前伸或侧斜，应及时纠正，以求获得正确的颌位记录。

4．试戴　模型固定在𬌗架上以后，可按照上下颌牙齿关系，先排列缺失的后牙。排牙的方法和要求与全口义齿相同。将排好后牙的基托戴入口内，检查咬合关系是否准确，如不准确，应立即进行改正。

5. 模型的处理和排牙　排好后牙经口内试戴合适后，放置在殆架的上下颌模型上。在排列前牙之前，要削除余留的石膏牙，同时还应将模型作适当的修整，一般有两种方法。

（1）将石膏牙削除一个，在修整模型后，排上一个人工牙，按此法依次排其余的牙。也可一次将一侧的几个牙削除，修整模型后，排好一侧人工牙，再按此法排列另一侧人工牙。这种方法适用于原来天然牙的位置基本正常，唇颊侧牙槽骨的倒凹不大，不需作牙槽骨修整，或只需作较少修整的患者。此种排牙方法因有邻牙和对侧同名牙作参考，所排的牙与原天然牙的形状位置相接近。

（2）将全部石膏牙同时削除，修整模型后，再排列人工牙。此法适用于牙槽骨需作较多修整的患者，并且修整模型比较方便和准确。排牙时可用记存模型作参考。

削除和修整模型的方法：在削除石膏牙之前，将中线、余留牙龈缘线的位置和约两倍龈沟的深度，用铅笔画线标记在模型上。在修整模型时，对需作牙槽骨修整的和不需要作牙槽骨修整的患者，其修整的要求和方法是不同的。凡不作牙槽骨修整术的患者，可平齐龈乳头连线削除石膏牙，然后根据各个牙的龈袋深度和 X 线片显示牙槽骨吸收的程度，修整模型牙槽嵴到相应程度。唇颊面的刮除应多于舌腭侧，龈袋正常的唇侧可修刮 2～3mm 的深度，龈袋深者修刮 5mm 或更多。舌腭侧的刮除一般不超过 2mm，再根据龈缘至前庭沟由深至浅的方法，将唇舌侧两斜面修整成圆钝形牙槽嵴。如果患者牙周情况不正常，应根据测得的龈袋深度和 X 线片显示的牙槽骨吸收的情况，确定龈组织与骨吸收之间的关系后，再进行修整。如牙龈组织有退缩、牙槽骨有吸收，修整模型的方法和牙周情况正常者基本相同。如牙槽骨吸收而伴随牙龈组织退缩，应多修除牙槽嵴区石膏模型。因拔牙后，无骨支持的龈组织会形成活动游离的软组织，外科手术时应切除这些活动的龈组织，否则游离的软组织将影响义齿的支持和固位。对需进行牙槽骨修整手术的患者，除按照上述的要求修整模型外，还要修去唇颊侧骨隆突区的石膏。以消除组织倒凹。义齿预成区模型修整完毕后，根据上下颌弓间关系排列前牙，调整前后牙的咬合，并使其达到平衡。

6. 完成义齿　常规完成义齿蜡型后装盒、充填树脂、热处理，磨改过长边缘和组织面倒凹区，打磨抛光后将义齿浸泡在消毒溶液内备用。

7. 外科手术和义齿戴入　即刻全口义齿完成后，即可拔除余留牙，修整牙槽骨，并及时戴入义齿。牙槽嵴唇颊侧无明显倒凹的患者，只需拔除余留牙，而不需作牙槽骨修整术。牙槽嵴唇颊侧有骨突而形成明显倒凹者，需作牙槽骨整形术，应以尽量保留骨组织和义齿基托恰好戴入为原则。在拔除余留牙后，可采用骨间隔切除术消除倒凹，再用骨钳去除牙槽间隔，使在牙槽骨的内外骨板之间形成沟槽。用裂钻从各牙槽窝内的骨外板内壁，将骨外板钻穿，但不要伤及龈组织。然后从牙槽嵴唇侧加压，使唇侧骨板折裂塌陷与骨内板相接触，以消除牙槽嵴唇侧的倒凹。不能用去除牙槽骨的方法消除倒凹。上颌前突或前牙深覆殆患者，需切除唇侧骨板和骨间隔，降低牙槽窝腭侧壁的高度。修整骨组织时，应以修整模型的量为参考。在做牙槽骨修整时，可以用手术透明导板作参考，随时戴入患者口内检查。如导板下局部黏膜受压发白，表示该处需再加以修整。直到导板能完全戴入，并与牙槽嵴黏膜接触合适为止。伤口缝合前，应剪除多余的龈组织，使龈片恰好完全覆盖牙槽嵴。如剪除过多，则骨质暴露，易受感染。如不剪除过多的龈组织，伤口愈合后可形成松软的龈组织，影响义齿的固位。

外科手术完成后，将浸泡消毒中的义齿取出，用生理盐水冲洗干净，戴入口内。如有压痛或义齿不能就位时，可适当进行磨改，直到义齿顺利就位，并初步调𬌗。

8. 手术后的护理

（1）患者戴义齿后 24 小时内，最好不要摘下义齿，以免影响血凝块形成，而且手术后组织有水肿现象，取下后再戴入义齿比较困难，会刺激伤口引起疼痛。必要时服用镇痛药和面部冷敷。

（2）在初戴 24 小时之内应吃流质食物，不要吃较硬和过热的食物，以免刺激伤口引起疼痛，或破坏血凝块引起术后出血。

（3）次日来院复查，摘下义齿，用温盐水冲洗伤口，详细了解并检查患者戴用义齿情况，修改义齿的压痛区，调整咬合。

（4）5~7 天后拆除缝线，再次检查和修改义齿不适之处。

（5）预约患者 2~3 个月后定期进行检查。因为此时牙槽嵴吸收基本稳定，如基托与牙槽嵴黏膜之间出现间隙，应即时进行重衬处理和咬合调整。6 个月后再复查，了解义齿的使用情况，必要时再次重衬或重做全口义齿。

课堂互动

即刻全口义齿制作

将学生以 3~5 人为一组进行分组，讨论即刻全口义齿与传统全口义齿制作的异同点，每组推荐学生代表进行总结陈述。针对讨论结果进行小组间互评和教师点评。

第二节　单颌全口义齿

单颌全口义齿（single complete denture）是指上颌或下颌为全口义齿，其对颌为天然牙列或牙列缺损已用可摘局部义齿或固定义齿修复。单颌全口义齿修复的制作受对颌天然牙列影响很大，平衡𬌗的建立也十分困难。在临床上修改的次数较多，常有固位欠佳，或牙槽嵴压痛等。单颌全口义齿修复应注意以下几个方面的问题。

一、单颌全口义齿的修复要求

单颌全口义齿除了要符合全口义齿的基本修复要求外，前牙区切忌覆𬌗过深，排除前伸和侧方运动中的障碍，上颌后牙排列不得偏颊侧，基托需采取增加强度的措施。

二、单颌全口义齿的修复特点

1. 颌弓显得窄小　这是因为缺牙后牙槽嵴吸收所致，表现为上颌前部牙弓窄小，下颌前部（前牙区牙槽嵴）显得后缩，而其后部变宽（图 11-1）。

2. 天然牙列的𬌗曲线很少符合全口义齿平衡𬌗的要求　这里的𬌗曲线指的是补偿曲线及横𬌗曲线。因为天然牙列间多数不具备有前伸和侧方平衡𬌗，可能存在某种程度的深覆𬌗、高位牙、低位牙、倾斜高位牙、错位牙以及切缘和𬌗面严重磨损等，有时还可见到异常的𬌗曲线（图 11-2）。一旦单颌牙列缺失，作为对颌的天然牙如果存在上述不利于全口义齿固位的条件，虽然可以通过调𬌗的准备工作改善，但调𬌗是有限的，这对单颌全口义齿将产生不利影响。

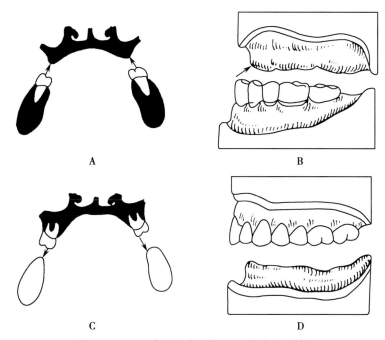

图 11-1　无牙颌周径与对颌牙弓的大小不协调
A. 上无牙颌后部变窄　B. 上无牙颌周径变小
C. 下无牙颌后部变宽　D. 下无牙颌前部变小

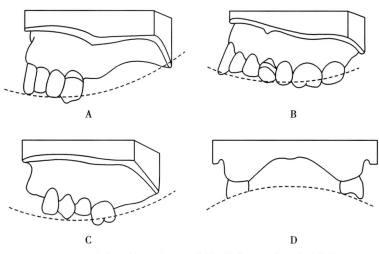

图 11-2　上颌天然牙列和牙列缺损的余牙形成异常𬌗曲线
（对颌为无牙颌，弧形虚线表示适宜的补偿曲线）
A. |5—8 缺失，其中 |34 为高位牙　B. |567 为高位牙
C. |5 为低位牙，|6 为高位牙　D. 6|6 为反横𬌗曲线

3．单颌全口义齿和对颌天然牙列的关系不利于全口义齿的固位 单颌全口义齿常出现咬合障碍而容易脱位。单颌全口义齿排牙时，在一定程度上受对颌天然牙列所影响，尤其在功能运动中，单颌全口义齿需要与天然牙列相适应，尽量避免单颌全口义齿因受撞动而脱位。

4．天然牙和无牙颌的负荷能力相差较大 阿部晴彦测得天然牙和无牙颌的𬌗力耐受值之比约为6:1。

5．患者保留对颌牙列容易保持原有咀嚼习惯 如有的患者仍有喜爱吃较硬的食物或大嚼快咽的习惯，这些习惯都给单颌全口义齿的固位和支持组织的负荷带来困难。

三、单颌全口义齿的修复方法

1．上颌单颌全口义齿 上颌牙全部缺失，而下颌牙列完整或有牙列缺损。如果下颌后牙是游离缺失，只剩余下颌前牙时，下颌前牙常有前伸习惯，在咬合时𬌗力集中在前牙区，上颌前部受力较大；或由于排列上颌前牙时，为了照顾美观，将上颌前牙排列过分偏向唇倾，以至加速上颌前部牙槽嵴吸收，而形成松软黏膜组织。下颌剩余尖牙、前磨牙，最好是保留两侧天然牙，使𬌗平面一致。在剩余两侧磨牙时，特别是下颌第二、三磨牙，是否有过长呈台阶状；或下颌磨牙过长接近上颌结节，当下颌前伸时，有推动上颌全口义齿远中向前移动，或侧方运动时，义齿可发生翘动而影响义齿固位和稳定。

制作上颌全口义齿时应注意以下几点：

（1）调𬌗：调磨过长的下颌前牙唇斜面，减低牙冠的高度，调磨过高、过锐的后牙牙尖及锐利边缘。如下颌磨牙过长接近上颌结节，当下颌前伸时，有推动上颌全口义齿远中向前移动，或侧方运动时，也需调磨以避免义齿发生翘动。当后牙由于磨损往往形成颊尖低、舌尖过高的反横𬌗曲线时，应减低舌尖的高度。如调磨时患者有牙齿敏感症状，必要时需作牙髓治疗后再调磨。

（2）改善𬌗曲线和𬌗平面：如两侧余牙𬌗平面呈一高一低，或余牙呈台阶状，可通过调磨降低牙尖高度来增大颌间高度。低位牙采用高嵌体、𬌗垫修复来改善𬌗曲线。至少应建立三点平衡𬌗关系。

（3）取功能性印模：为保证修复效果，要取得良好的功能性印模，以达到适当的边缘伸展及封闭，必要时需做个别托盘。

（4）颌位关系的确定：颌位关系参照全口义齿咬合关系确定方法。上颌无牙颌全口义齿修复患者常伴有下颌前伸习惯，在确定咬合关系时容易造成下颌前伸，建议前期先恢复下颌牙列再确定咬合关系，咬合蜡堤建议集中在两侧后牙区，避免患者习惯性下颌前伸。

（5）适当的覆𬌗、覆盖：排牙时要减小前牙覆𬌗，适当增大覆盖，有利于前伸𬌗平衡、义齿的固位和功能。后牙尽量排在牙槽嵴上，必要时后牙排成尖对尖或反𬌗，以减小杠杆力量，防止义齿的纵向折裂。

（6）上颌基托要采取增加强度的措施：如增加金属网，条件许可尽量设计使用铸造腭托。

2．下颌单颌全口义齿 当下颌牙全部缺失，而上颌是天然牙或有牙列缺损。由于下颌承托区面积小，而对颌为天然牙，𬌗力大，患者戴义齿后常常产生疼痛和黏膜破溃，下颌全口义齿固位差。制作下颌单颌全口义齿时，应注意以下几点：

（1）调磨上颌个别伸长牙、尖锐牙尖及锐利边缘，减小侧向力。

（2）取功能性印模，获得适当的边缘伸展和良好的边缘封闭，两侧后缘应盖过磨牙后垫的1/2或全部，下颌两侧舌侧远中翼缘伸展到内斜线下，以利于下颌义齿的固位。

（3）排列人工牙使𬌗力集中在牙槽嵴上，如牙槽嵴低平或较窄时，黏膜较薄，为减小𬌗力，可减数或减径排列，牙尖斜度不宜过大。

（4）基托形成良好的磨光面外形，以利于下颌全口义齿的稳定。

知识拓展

单颌全口义齿修复

请同学们研读教材，熟悉制作单颌全口义齿时获得固位与稳定的方法。然后通过查找资料、考察调研，提出他们获知的上颌或下颌牙列缺失的其他修复方法，并将之与单颌全口义齿修复进行优缺点比较。教师点评。

小　结

即刻全口义齿作为一种过渡性修复，尤其适用于教师、演员及要求拔牙后即刻修复的患者。即刻全口义齿制作完成前预先拔除牙齿的特点决定了其制作过程与全口义齿的制作有所不同，而且在戴入义齿后对患者也有特殊的要求。必要时在戴牙6个月后需要再次重衬或重做全口义齿。单颌全口义齿是一种修复单侧牙弓的全口义齿，其对颌为天然牙列或可摘局部义齿或固定义齿修复。受对颌牙影响，单颌全口义齿对固位、稳定和支持力的要求都较高，因此在制作过程中需要特别注意这些问题。

（赵志华　蒋　菁）

思考题

1. 即刻全口义齿的优缺点是什么？
2. 简述即刻全口义齿的制作流程。
3. 什么是单颌全口义齿？其修复要点是什么？

第十二章　覆盖式全口义齿

学习目标

1. 掌握：覆盖式全口义齿的类型；覆盖式全口义齿的技工制作。
2. 熟悉：覆盖式全口义齿的设计；覆盖基牙的选择与处理。
3. 了解：覆盖式全口义齿修复的生理学基础；覆盖式全口义齿修复的优缺点；覆盖基牙的选择与处理；覆盖式全口义齿的临床操作；覆盖式全口义齿戴入后需注意的问题。

覆盖式全口义齿（completeoverdenture）是指义齿的基托覆盖并支持在天然牙、已治疗的牙根或种植体上的一种全口义齿，被覆盖的天然牙、牙根或种植体即称为覆盖基牙。覆盖基牙为种植体的全口义齿，又称种植覆盖式全口义齿，将在第十四章叙述。本章主要介绍覆盖基牙为天然牙的全口义齿。

第一节　概　　述

一、覆盖式全口义齿修复的生理学基础

覆盖式全口义齿与常规全口义齿最根本的区别在于，常规全口义齿为黏膜支持式义齿，而覆盖式全口义齿以天然牙或牙根作为义齿支持的一部分。由于这些覆盖基牙的保留，有效地阻止或减缓了剩余牙槽嵴的吸收，增加了义齿的支持、固位和稳定，同时也保留了牙周膜本体感受器，提高了义齿的生理辨别能力。

（一）牙与牙槽骨间的相互依存关系

牙槽骨随着牙的生长、萌出而发育，并因牙和牙周组织的健康和功能而得以保持。虽然影响牙槽骨吸收的因素众多，但牙的存留与否影响最大。牙一旦由于某种原因拔除或缺失，牙槽骨吸收、改建的速度则加快。在牙缺失的早期，牙槽骨的吸收速度较快，约半年后趋于稳定。但牙槽骨的吸收会持续进行，牙缺失的时间越长，牙槽骨的吸收就越明显，直至牙槽骨丧失殆尽。因此，预防牙槽骨吸收最有效的方法就是预防牙的缺失。

对于牙列缺失的患者，随着全口义齿使用年限的增加，义齿的使用效果会越来越差。

这是因为，一方面，牙槽骨仍持续性吸收；另一方面，全口牙拔除后，因牙的本体感觉丧失致使殆力大小无法调节，当义齿行使功能时，全部殆力传递至剩余牙槽嵴，加速了牙槽骨的吸收。

保留天然牙根，使用覆盖式全口义齿时，大小适宜的殆力刺激，可促进牙槽骨和牙根的保健。而当邻牙存留时，邻牙间的骨组织也能保持。因而，应尽可能地保存更多的余留牙，对改善修复效果，特别是远期效果非常重要。

（二）牙、牙周膜与牙周本体感受器间的关系

牙周膜内有丰富的本体感受器，能反射性调节殆力。其具体机制为本体感受器将各种机械刺激传入神经中枢，以感受刺激的性质、强度及持续时间，随后神经中枢传出相关的信号，调节机体相应的组织器官，作出对刺激的恰当反应，避免机体组织器官受到损伤。

覆盖式全口义齿是支持在天然牙上的修复体，因此保留了天然牙的生理辨别能力。当义齿行使功能时，殆力的刺激可通过牙根的牙周膜本体感受器传到神经中枢，然后反馈至牙周膜，从而感觉殆力的方向，控制殆力的大小，提高咀嚼效率，同时避免过大的殆力造成基牙及其牙周组织的破坏。研究已证实，只要有牙周膜组织的存在，这种本体感觉神经的传导通路就保持不变，因此，应尽可能保存更多的天然牙，改善义齿的修复效果。

（三）覆盖义齿与覆盖基牙的关系

因牙周膜和牙槽骨的存在，牙齿有一定的生理动度。在功能运动时，牙的旋转中心位于牙槽嵴顶和根尖之间。理想的临床冠根比例是 1:2，但是，一些生理性或病理性因素常导致临床牙冠增长，其旋转中心逐渐向根尖方向移动，杠杆臂则加长，当承受殆力时，其水平向的分力作用于牙槽骨边缘，加速牙槽骨的吸收。

制作覆盖式全口义齿时，通常需降低覆盖基牙的临床牙冠高度，改善临床冠根比例，缩短杠杆臂，减轻甚至消除施于基牙上的侧向力，从而减轻对基牙的创伤，使基牙得以健康地保存（图 12-1）。

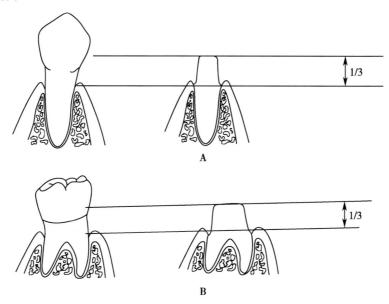

图 12-1 牙冠截断前后临床冠根比例的变化

A. 前牙备牙前与备牙后高度对比图　B. 后牙备牙前与备牙后高度对比图

二、覆盖式全口义齿修复的优缺点

（一）优点

1. 改善了全口义齿的修复效果　因覆盖基牙的保存，防止或延缓了基牙附近牙槽骨的吸收，改善了义齿的固位和稳定。覆盖基牙能与剩余牙槽嵴共同支持义齿，若在覆盖基牙上设置附着体，可进一步增加义齿的固位力。此外，覆盖基牙的存留，保存了牙周膜本体感受器的生理辨别能力，更有效地控制咀嚼吞咽反射中咀嚼循环的范围和类型，提高咀嚼效率。

2. 保护口腔组织的健康　覆盖基牙通过截冠术改善了冠根比例，降低或消除了施加于基牙的侧向力，改善了松动度，使基牙得以长期存留。覆盖基牙的存在，与剩余牙槽嵴为义齿共同提供支持，减缓了牙槽骨的吸收。此外，覆盖基牙的牙周膜保留了本体感受器，使义齿能够辨别𬌗力的大小和方向，因此能够调节𬌗力，有效减缓了牙槽骨的吸收。

3. 易于修理、调整　当覆盖基牙必须拔除时，只需在拔牙区作重衬处理，即可改为常规全口义齿，不必重新制作。

4. 减少患者的痛苦　覆盖义齿修复可保存以前认为必须拔除的患牙，适用于患有全身系统性疾病而不能拔牙的患者，同时也免除了患者拔牙的疼痛以及拔牙创愈合的等待时间。

（二）缺点

1. 覆盖基牙易患龋病或牙周炎，覆盖基牙被义齿基托覆盖，缺乏口腔的自洁能力，若患者不注意口腔卫生，基牙易发生龋坏及牙周炎。若治疗不及时，会导致基牙的丧失。因此，从预备基牙开始就应考虑并采取防龋措施，并对患者进行口腔卫生宣教。

2. 义齿制作困难　保留的覆盖基牙占据了一定量的颌间距离，基牙的唇颊侧常有明显的倒凹，如果在覆盖基牙上设置金属顶盖或附着体，会占据一定量的𬌗龈向和颊舌向空间，影响人工牙的排列，容易破坏基托与黏膜间的封闭作用，减小了义齿的体积，削弱了义齿的强度，导致义齿易折断。

3. 治疗周期长、费用高　由于需要对覆盖基牙进行完善的治疗，有时还需要在基牙上设置金属顶盖或附着体，因此增加了治疗的费用和时间。

第二节　覆盖式全口义齿的基牙选择与处理

一、覆盖基牙的选择

（一）牙周情况

1. 骨组织　覆盖基牙能够承受少量的𬌗龈向负荷，为义齿提供额外的支持。覆盖基牙的根尖至少保留 5mm 高的牙槽骨支持。随着牙槽骨支持的增加，覆盖基牙能够承受一定量的侧向力，为义齿提供稳定。一般要求牙周骨组织吸收小于根长 1/2，如果骨吸收超过根长的 1/2 而小于 2/3 时，只要牙周无炎症，牙不松动，也可作为覆盖基牙。

2. 附着龈　至少有 3～4mm 宽的附着龈，才能保持覆盖基牙的牙周健康。

3. 牙周病　若存在牙龈炎、牙周袋等牙周病体征时，应先做系统牙周治疗，情况稳定后才能作为覆盖基牙。

（二）覆盖基牙的位置

覆盖基牙最好分布于牙弓的两侧，前后均有基牙且位于咬合力最大的位置最理想。如基牙呈四边形或三角形分布，更利于义齿的支持和稳定。当选择基牙时（尤其下颌），尽量采用垂直于矢状面的支点线，应避免斜线式支点线，这样有利于义齿的稳定。此外，最好选择对颌为天然牙的基牙作为覆盖基牙。尖牙是常用的覆盖基牙，因其牙根粗长，常为牙弓上最后脱落的牙。

（三）牙体、牙髓情况

覆盖基牙必须进行完善的根管治疗，并确保其远期疗效。对于多根牙，可考虑半切术后，选择较健康的牙根作为基牙。

（四）覆盖基牙的数目

2 个覆盖基牙，尤其是 2 个尖牙，能够明显改善全口义齿的修复效果。一般单颌保留 2～4 个覆盖基牙，修复效果较为理想。如仅有 1 个基牙，也可作为覆盖基牙；如有 4 个分散的基牙，可为义齿提供理想的固位和稳定。但是，如果有 4 个以上基牙，应慎重考虑是采用覆盖式全口义齿，还是采用其他修复方式。

二、覆盖基牙的处理

修复前，通常需要对覆盖基牙进行必要的准备和彻底的治疗，改善基牙及其牙周组织的健康状况。这些准备和治疗包括：外科准备，牙周治疗，牙体、牙髓及根尖周病的治疗，过渡性修复。

（一）外科准备

拔除无保留价值的余留牙。根管已经钙化，根尖周有炎症，临床无法治愈者应拔除。有时需要修整松软牙槽嵴、行前庭沟加深术等。如果牙槽骨存在影响义齿就位的骨突，应进行牙槽嵴修整术。

（二）牙周治疗

对覆盖基牙进行系统的牙周治疗，根据基牙的牙周情况酌情采取牙周基础治疗和（或）手术治疗。牙周基础治疗包括口腔卫生宣教、洁治、龈下刮治和根面平整。牙周基础治疗后，对治疗效果进行评价，酌情确定是否需要牙周手术治疗。常用的牙周手术有牙龈切除术和（或）翻瓣术（去除牙周袋）、冠延长术、膜龈手术（增宽附着龈）等。

（三）牙体、牙髓及根尖周病的治疗

覆盖基牙大多为残根、残冠，均需进行根管治疗，这是因为有时需要磨除牙冠以便制作金属顶盖；有时需要在根管内设置桩辅助附着体的固位。只有少数情况可能保留活髓：无须治疗的重度磨损的活髓牙、拟做长冠顶盖的活髓牙等。

（四）过渡性修复

对覆盖基牙进行准备和治疗的同期，需要制作并戴入过渡性义齿，不能仅在覆盖基牙最终预备后才戴入。过渡性义齿的目的在于，使义齿承托组织和神经肌肉系统达到最佳状态，接受永久性覆盖式全口义齿。例如，可将患者原来戴有的可摘局部义齿改制成临时覆盖义齿；如果未戴过可摘局部义齿，可制作即刻覆盖义齿作为过渡性义齿。无论何时均应避免患者从天然牙列突然转变为全口义齿，否则患者很难适应。

第三节 覆盖式全口义齿的类型

覆盖基牙除了提供支持作用以外，有时还能增强义齿的固位和稳定。依据覆盖基牙的功能，覆盖式全口义齿可分为常规覆盖式全口义齿和设置附着体的覆盖式全口义齿。

一、常规覆盖式全口义齿

（一）直接覆盖

基牙经过完善的根管治疗后，且根面在龈缘上有一定高度，可直接作为覆盖基牙。当基牙的根面接近龈缘时，仅提供支持。若基牙的高度达到 2～3mm 时，可为义齿提供一定的支持和稳定。当基牙高度超过 3mm 时，若控制其轴面锥度，还能为义齿提供额外的固位，同时为防止侧向力过大对基牙造成损害，原则上冠长不能超过根长的 1/2。

直接覆盖的基牙预备和处理：根据设计将基牙截短至一定的高度，采用玻璃离子、银汞或复合树脂封闭根管口，同时将根面调磨成圆顶形并高度抛光，若有多颗基牙需要调磨其轴面倒凹，获得共同就位道，制作覆盖式全口义齿。如果基牙的根面在龈上 1mm，基牙可支持义齿，若基牙要对抗侧向力，则应保留龈上 3mm。

该覆盖义齿制作简单，治疗周期短，费用低；缺点为覆盖基牙缺乏保护，易患继发龋，须采取防龋措施。直接覆盖是过渡性覆盖义齿的理想方案，特别适用于以下情况：牙槽骨改建成熟的等待期、膜龈手术后附着龈的愈合期、观察病变基牙的愈合期。但是，当覆盖基牙的对颌牙是天然牙时，直接覆盖易导致基牙折断，必须采用金属顶盖予以保护。

（二）金属顶盖

在覆盖基牙上制作 1 个金属保护帽，又称金属顶盖，不仅可以保护基牙，还能预防继发龋。

1. 长冠金属顶盖　覆盖基牙在龈缘上保留 3～8mm 的冠部结构，在其表面制作的金属顶盖称为长冠顶盖（又称"套筒型顶盖"）（图 12-2）。当覆盖基牙高度达到 8mm 时，可以直接制作长冠顶盖，无须桩辅助固位。但是，长冠顶盖占据一定量的𬌗龈向空间，颌间距离足够才不影响人工牙的排列并保证义齿有一定的厚度。因此，保留 4mm 高的冠部结构制作长冠顶盖较为理想，有时需采用 1 个桩辅助其固位。

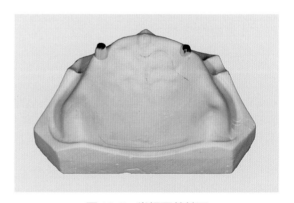

图 12-2　常规覆盖基牙

长冠顶盖的基牙预备：将基牙截短至龈缘上 3～8mm（通常为 4mm 左右），预备成圆锥状，按设计控制其轴面锥度；预备体的终止线采用凹形肩台或斜面肩台；预备体的终止线应尽量位于龈缘以上，但是对于龋病高发患者、牙体缺损已发展至龈下的基牙，可采用部分龈下终止线；若需采用桩辅助固位，必须确保桩与长冠顶盖有共同就位道。

长冠顶盖本质上是一种变异的套筒冠，不仅能增强义齿的支持和稳定，如果控制其轴面锥度,还能提高义齿的固位。全口义齿的组织面与长冠顶盖相对的部位,可以直接用树脂制作,也可以再制作1个金属外顶盖固定于义齿的组织面。

2.短冠金属顶盖　覆盖基牙在龈缘上仅保留了3mm以内的冠部结构,在其表面制作的金属顶盖称为短冠顶盖(又称"圆顶形顶盖")(图12-2)。

短冠顶盖的基牙预备:将基牙截短至龈缘上1~3mm,根面的四周预备成凹形肩台或斜面肩台;预备体的终止线设计与长冠顶盖设计相一致;根管的预备深度约5mm,为短冠顶盖提供固位力;为防止桩的折断和旋转,应适当扩大预备短冠顶盖与桩的结合区域,形成一个平行于就位道的𬌗面箱形。短冠顶盖制作时厚度应大于1mm,以防止其磨损。

由于短冠顶盖减小了临床牙冠的高度,因此改善了冠根比例,降低了侧向力,同时其占据的𬌗龈向空间较小,不影响义齿的强度。采用短冠顶盖的基牙能为义齿提供一定的支持,但是几乎不能增加义齿的固位。如果基牙的数目和分布合理,有助于义齿的稳定。

二、设置附着体的覆盖式全口义齿

当牙槽骨严重吸收时,常规覆盖式全口义齿无法获得足够的固位和稳定;因某种原因(美观、发音、恶心、牙槽骨倒凹)需要减小基托的伸展范围;患者期望全口义齿有更好的固位和稳定,需要在覆盖基牙上设置附着体,附着体具有固位、稳定、缓冲和支持作用。

目前多数附着体为预成品,也可用失蜡铸造法制作而成。覆盖式全口义齿常用的附着体有按扣式附着体、磁性附着体和杆卡式附着体。

根据附着体阴性和阳性结构之间结合形式,附着体可分为刚性附着体(rigid)、非刚性(non-rigid)附着体和弹性附着体。对于大多数覆盖式全口义齿,支持主要来源于剩余牙槽嵴,应选择非刚性附着体;当存在4个以上覆盖基牙,并且分布、位置、牙周条件理想时,可考虑选择刚性附着体。

(一)按扣式附着体

按扣式附着体(studattachment)是最简单的附着体,分为根上附着体和根内附着体。根上附着体:阳性部件呈球形或圆柱形金属突起,固定于覆盖基牙上的金属顶盖;阴性部件为与金属突起相适合的帽状结构,固定于义齿的组织面。当义齿就位时,金属突起与帽状结构相互锁扣,增强了义齿的固位、支持和稳定。根内附着体:阴性部件固定于基牙的根内,阳性部件固定于义齿组织面的相应部位。

按扣式附着体设计时必须考虑颌间距离和唇舌向的空间。当设置附着体时,其就位道不能与剩余牙槽嵴的倒凹区相冲突。若设置2个以上附着体,应确保有共同就位道。

(二)磁性附着体

磁性附着体(magneticattachment)是利用磁性材料的磁力将修复体吸附在基牙或种植体上,使修复体获得固位和稳定的一种装置,由一对相互吸引的永磁体或永磁体-衔铁(即可磁化的软磁性材料)构成。目前常用后者,因其不使口腔组织受持续磁场影响,如Shiner、Magfit等磁性附着体系统。衔铁固定于牙根上,永磁体固定在义齿组织面的相对部位(图12-3)。当覆盖式全口义齿戴入时,衔铁被磁化产生磁场,提供固位;义齿取出时,衔铁脱磁而磁场消失。衔铁可通过以下三种方式固定于牙根:①直接粘固:采用粘固材料将预成的衔铁粘固在根面的窝洞(图12-4A);②预成桩固位:将预成的桩-帽型衔铁粘固于根管,用复合树脂覆盖根面并包绕衔铁(图12-4B);③铸造桩固位:将预成的衔铁安放在短冠顶盖蜡型的表面,失蜡法铸造成铸接式衔铁,粘固于根管(图 12-4C);或用软磁性材料直接铸造短冠顶盖蜡型,制作铸造式衔铁,粘固于根管(图 12-4D)。

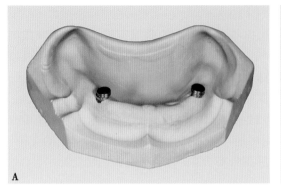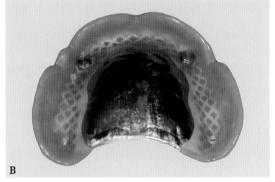

图 12-3　磁性附着体
A. 衔铁固定于牙根上　B. 永磁体固定在义齿组织面的相对部位

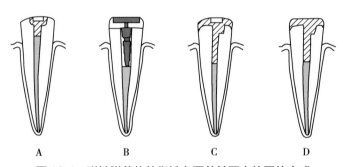

图 12-4　磁性附着体的衔铁在覆盖基牙内的固位方式
A. 预成的衔铁　B. 预成的桩 - 帽型衔铁　C. 铸接式衔铁　D. 铸造式衔铁

为了达到全口义齿受力平衡,最好在颌弓两侧选择基牙,并尽可能散在分布,通常选择2~4 个基牙设计磁性附着体,基牙可为任何牙,但以尖牙和前磨牙为最佳。由于磁性附着体不传递侧向力有利于基牙健康,因此其基牙的适应证选择更为广泛。口内保留的任何有效根长在 8~10mm,松动度在 I 度以内,牙槽骨吸收在根长的 1/3 以内,经完善的根管治疗且无牙周炎的牙即可作为基牙。磁性附着体所占据的𬌗龈向和颊舌向的空间较小,因此对人工牙的排列影响较小。磁性附着体具有能提供稳定的固位力、操作简单、可自动复位、保护基牙、对机体无害已经体积小的特点。

(三)杆卡式附着体

杆卡式附着体(bar-clipattachment)通过跨越无牙区牙槽嵴的金属杆将两端基牙上的金属顶盖连接起来,固位卡放置于义齿组织面的相应处,当义齿就位时,杆 - 卡之间卡抱为义齿提供固位(图 12-5)。金属杆将基牙连接在一起,起到类似牙周夹板的作用,保护了余留牙。杆多为预成品,也可根据需要加工而成。杆与金属顶盖之间的连接可直接焊接或整体铸造,也可通过螺钉固定。卡由金属或尼龙制成,外形呈套管状,包括固定部件和卡抱部件。

杆卡式附着体由 1 个金属杆、1 个较长的固位卡或多个较短的固位卡组成(图 12-5)。

杆卡式附着体分为：非刚性型，杆的横截面呈圆形或卵圆形，如 CM、Akermann、Hader、Dolder 等杆卡式附着体（图 12-6A）；刚性型，杆的横截面的侧壁相互平行，如 Dolder、MP 等杆卡式附着体（图 12-6B）。非刚性型的杆卡式附着体可允许义齿做一定的𬌗龈向移动，并能沿杆的长轴旋转（图 12-7）。

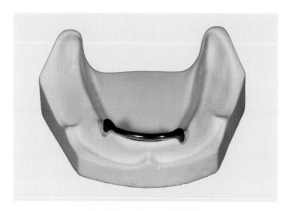

图 12-5　杆卡式附着体

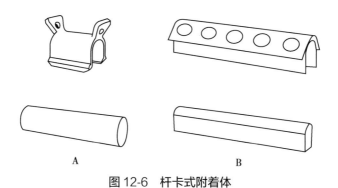

图 12-6　杆卡式附着体

A. 非刚性型（CM 杆卡式附着体）　B. 刚性型（Dolder 杆卡式附着体）

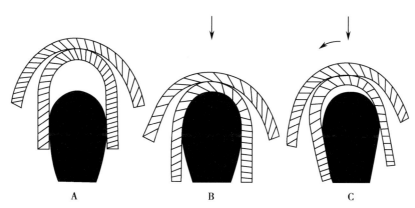

图 12-7　承受𬌗力时非刚性型杆卡式附着体的运动

A. 静息状态　B. 垂直向力　C. 旋转力

杆卡式附着体的设计需注意以下问题：

1. 覆盖基牙的牙根方向不一致时，不能将金属杆焊接至金属顶盖或与之整体铸造，可用螺钉将金属杆固定在金属顶盖上，或者为覆盖基牙制作具有共同就位道的长冠顶盖，将金属杆焊接至长冠顶盖。

2. 金属杆的外形与牙弓形态、基牙位置及牙槽嵴形态有密切关系。在𬌗龈向，杆的组织面应平行于剩余牙槽嵴，与黏膜之间的间隙应大于2mm以便清洁（图12-8）；若牙槽嵴外形不规则，杆可做成分段式，使其大部分与牙槽嵴保持平行，并将固位卡设计在杆的平坦部位（图12-9）。在唇舌向，杆应置于牙槽嵴顶，唇舌侧均有一定间隙，以免影响舌的生理运动或人工牙的排列（图12-10A、B）。

3. 当牙弓前端余留2个牙（通常为尖牙或前磨牙），且

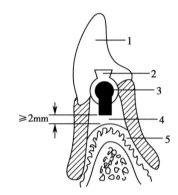

图12-8 杆、卡与覆盖义齿和牙槽嵴之间的关系
1. 义齿 2. 固位卡 3. 金属杆
4. 间隙 5. 牙槽嵴

分布于中线两侧，此时金属杆应尽量设计为直形并垂直于矢状面（图12-10A），因为弧形杆易产生以基牙连线为支点线的杠杆臂（图12-10D），当义齿受力时，导致杆的松动或基牙的

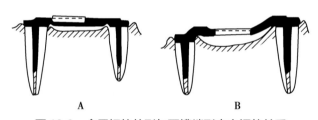

图12-9 金属杆的外形与牙槽嵴形态之间的关系
A. 平坦的牙槽嵴　B. 不规则的牙槽嵴，金属杆设计为分段式

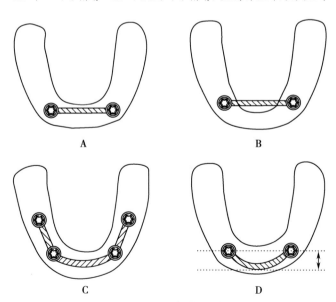

图12-10 杆的设计
A. 正确：杆基本位于牙槽嵴顶上方　B. 错误：杆的位置过于偏向舌侧、影响舌活动
C. 正确：多基牙时可设计弧形杆　D. 错误：弧形杆会形成游离距

损伤。当一侧后牙区余留 2 个牙时（常为磨牙和前磨牙），金属杆也应设计为直形。如果余留多个基牙，有时可设计成弧形杆（图 12-10C）。

4. 金属杆舌侧的基托仅用树脂制作强度不够，应采用金属支架，不仅使义齿结实，而且扩大舌的活动空间。

第四节　覆盖式全口义齿的制作

当口内覆盖基牙的准备和治疗结束后，开始制作覆盖式全口义齿。覆盖式全口义齿有些制作步骤与常规全口义齿相似，如颌位关系记录和转移、平衡𬌗的建立等。但是，与覆盖基牙有关的制作步骤需要特殊的制作技术，如基牙预备、制取印模、安放附着体等。

一、覆盖基牙预备

根据不同的治疗设计评估覆盖基牙周围可获得的修复空间（𬌗龈向、颊舌向），确定覆盖基牙的修复方式。预备覆盖基牙时，必须考虑基牙和（或）金属顶盖和（或）附着体所占据的𬌗龈向、颊舌向、近远中向的空间，以免影响人工牙的排列、义齿的强度和美观。常规覆盖式全口义齿的基托下方覆盖的基牙主要有 3 种方式：直接覆盖、长冠金属顶盖、短冠金属顶盖，各自的基牙预备和处理原则已在本章第三节分述。

一些情况下，可直接将预成的附着体粘固至覆盖基牙，基牙预备的原则大体与直接覆盖的基牙预备相似，但也有各自的特点。如 Zest 附着体，基牙预备需采用配套的钻扩大根管口以容纳阴性部件。直接粘固的预成衔铁，需将根管口扩大预备成与预成衔铁的形状相符的窝洞。预成的桩—帽型衔铁，用配套的根管钻将根管扩大至合适的直径和深度，以容纳预成的桩—帽型衔铁的桩。

大多数附着体须将阳性部件固定于短冠金属顶盖，覆盖基牙的预备原则与短冠顶盖的基牙预备相似。有些附着体也可将阳性部件固定于长冠金属顶盖，如可将杆卡式附着体的金属杆焊接于两侧的长冠金属顶盖，此时覆盖基牙的预备原则同长冠顶盖的基牙预备。

二、制取印模

当基牙设计为直接覆盖时，无须特殊的印模技术。当基牙的根面预备和处理完成后，采用个别托盘、弹性印模材或氧化锌糊剂，直接制取印模。对于磁性附着体，直接粘固的预成衔铁和预成的桩—帽型衔铁，也可直接制取印模。但是，需要注意的是制取印模前须将永磁体安放于口内的衔铁上，所灌注的工作模型上石膏占据了永磁体的空间，这样制作的义齿永磁体的空间得以保留，便于随后在口内粘接永磁体。

当基牙需制作金属顶盖时，需采用"两阶段印模技术"。因为制作金属顶盖时必须制备可拆卸式代型，这样会破坏工作模型上基牙周围的牙槽嵴形态，所以必须再取 1 个印模用于制作义齿的组织面。第一阶段，采用个别托盘和弹性印模材制取覆盖基牙（有时需包括根管）和剩余牙槽嵴的印模。在制作金属顶盖蜡型（尤其是长冠顶盖）时，必须考虑其与剩余牙槽嵴的倒凹区是否有共同就位道。金属顶盖制作完成后，在口内试戴并粘固，因金属顶盖不需要转移到工作模型行进一步处理。第二阶段，金属顶盖粘固后，用个别托盘、弹性印模材或氧化锌糊剂再次制取全牙弓印模，用于制作最终的义齿。对于设计铸接式衔铁或铸造式衔铁等磁性附着体的全口义齿,也可采用同样的印模技术。

当基牙设置按扣式附着体或杆卡式附着体时,也可采用"两阶段印模技术",但是与上述技术有一定区别。第一阶段,印模技术与上述相似。当金属顶盖完成后,根据所确定的就位道将附着体的阳性部件焊接至金属顶盖。然后,在口内试戴金属顶盖,但是不能粘固,因为金属顶盖须转移到工作模型以便进一步处理。第二阶段,金属顶盖在口内就位后,再次制取全牙弓印模,同时将金属顶盖转移至新的印模,用于制作最终的义齿。该阶段的全牙弓印模有两种制取方法:①将第一阶段使用的个别托盘相对基牙的部位开窗,用弹性印模材或氧化锌糊剂制取无牙区的印模,取出检查直至合格。然后,印模就位于口内,将金属顶盖通过开窗就位于基牙,注入弹性印模材至开窗中的基牙和金属顶盖周围,将它们固定至个别托盘;②修改第一阶段使用的个别托盘中相对基牙的部位,但不能开窗,使得托盘就位时不能接触金属顶盖上的阳性部件。采用弹性印模材一次制取全牙弓印模同时转移金属顶盖。

三、颌位关系记录和转移上𬌗架

覆盖式全口义齿的颌位关系记录、转移上𬌗架的方法和步骤与常规全口义齿相同,参考第三章和第四章的相关内容。

四、覆盖式全口义齿蜡型的制作和试戴

覆盖式全口义齿的人工牙选择和排列,𬌗型选择与常规全口义齿的要求一致,同样需要建立平衡𬌗。基托蜡型的设计要求同常规全口义齿。但是,由于存在覆盖基牙,基托的设计还须考虑以下因素:①不引起菌斑聚集;②不对基牙周围的附着龈造成机械性创伤;③有利于口腔卫生的维护;④不干扰唇颊舌的生理运动,不影响美观和发音;⑤便于修理。为了维护基牙的牙周健康,可考虑采用环基牙开放式的基托设计。其与全口义齿基托伸展范围和形状相似,但也有区别。首先,应避免过度伸展;基牙周围不会发生明显的骨吸收,特别是前牙的唇侧,义齿的基托无须覆盖这些部位的唇侧区域,以利于美观效果;基托的伸展受到义齿就位道的限制,基托应终止于牙槽嵴的观测线,过度伸展易引起倒凹区食物嵌塞;此外,由于基牙和(或)金属顶盖和(或)附着体占据了一定量的𬌗龈向和颊舌向空间,削弱了义齿相应部位的强度,因此基托位于基牙舌侧的部分可设计为铸造式金属板,不仅能增加义齿的强度,且不干扰唇颊舌的功能。

试戴覆盖式全口义齿蜡型时,所有评估和检查的要求同常规全口义齿。

五、安放附着体和覆盖式全口义齿的完成

只有在义齿蜡型试戴合适后,才能准确评估能为附着体提供的空间大小,才能最终选定并安放合适的附着体。不能因为附着体的大小和位置影响了全口义齿的正确外形,干扰唇颊舌的生理运动。

一些覆盖式全口义齿是在工作模型上制作完成的,可直接戴入口内。某些情况,技师制作的义齿没有安放附着体,需要医师在临床中将阴性部件(永磁体,很少为阳性部件)固定于义齿的组织面。操作步骤如下:①将阴性部件或永磁体(有时为阳性部件)安放至口内的附着体部件上;②采用印模膏等材料填充基牙和附着体部件周围的倒凹,有时需要用印

模膏固定阴性部件；③将义齿戴入口内并检查是否完全就位，若未完全就位，可适当调磨义齿组织面的窝洞，并在该窝洞处磨出一个穿透𬌗面的排溢孔；④调拌自凝树脂，放入义齿组织面的窝洞内，立即将义齿在口内就位，去除排溢孔排出的多余树脂，固定义齿直至自凝树脂完全固化，然后取出义齿修整并抛光完成。

请3～5名学生叙述覆盖式全口义齿的类型，各类附着体的适应证。请全体学生讨论覆盖式全口义齿和常规全口义齿制作过程有什么差异？覆盖式全口义齿制作过程有哪些注意事项？教师点评。

第五节　覆盖式全口义齿的戴入

一、覆盖式全口义齿的初戴

覆盖式全口义齿戴入的方法与常规全口义齿相同，但是因为覆盖式全口义齿的基托下有覆盖基牙，所以戴牙时要特别注意义齿的就位方向，避免两者之间的早接触，以免造成基牙损伤。此外，应特别注意咬合的调改和基托边缘伸展的修改。只有在义齿调改并试戴合适后，才能粘固附着体的固位装置。义齿最终戴入后，必须教会患者摘戴义齿以及如何维护口腔卫生和保养义齿。

二、义齿戴入后需注意的问题

覆盖式全口义齿戴入后，患者必须注意日常的口腔卫生维护和义齿保养。另外，必须定期复诊，出现问题及时处理。

1. 防龋　义齿戴入后，覆盖基牙的生理环境发生了变化，易患龋病和牙周病。因此，每天必须对覆盖基牙进行机械性清洁。若无法采用机械性清洁或者清洁效果不佳，可采用化学方法，如涂布氟凝胶、漱口水含漱，但应避免长期使用漱口水产生副作用。

2. 预防牙周病　口腔卫生差、基托压迫基牙周围龈缘、基牙周围基托下方食物嵌塞等，都会引起基牙牙龈炎甚至牙周炎。除了加强日常口腔卫生维护外，可以合理设计义齿基托，暴露基牙周围的牙龈。另外，向患者强调夜间须停戴义齿。

3. 义齿的护理　义齿的护理方法和要求同常规全口义齿。

4. 定期复查　患者每隔3～6个月复诊一次，了解义齿使用情况，检查覆盖基牙的状态，发现问题及时处理。

小　结

随着口腔预防医学（preventivedentistry）的发展，人们对于牙体保留的重视程度不断提高，老年人口内保留的牙数不断增加，覆盖义齿将是一种有效的手段来恢复大面积牙列缺损患者的口颌功能。覆盖式全口义齿与常规全口义齿最根本的区别在于覆盖式全口义齿的下方除覆盖有黏膜外,还覆盖有天然牙。由于覆盖基牙的保留,有效地减缓了剩余牙槽嵴的吸收,同时也保留了牙周膜本体感受器,提高了义齿的生理辨别能力。因此,覆盖义齿基牙的选择与保护,附着体的种类与适应证将是我们学习的重点。

（熊　坤　黄盛斌　陈　磊）

思考题

1. 覆盖式全口义齿的生理学基础是什么?
2. 如何选择覆盖基牙?
3. 覆盖式全口义齿有哪些类型?
4. 覆盖式全口义齿制作过程与常规全口义齿有什么区别?

第十三章　全口义齿的其他修复方法

　学习目标

1. 掌握：全颌覆盖式种植义齿的分类及适应证；全颌覆盖式种植义齿的设计原则；全颌覆盖式种植义齿的制作。

2. 熟悉：种植义齿的组成及辅助构件；全颌半固定义齿的概念和特点；CAD/CAM 制作全口义齿操作流程。

3. 了解：全颌种植义齿的分类；CAD/CAM 及 3D 打印制作全口义齿的特点；BPS 生物功能性全口义齿系统操作流程。

第一节　全颌种植义齿

种植义齿是由牙种植体及其支持的上部结构组成的修复体。它是用金属等人工材料制成人工牙根，以手术方式植入缺牙区颌骨内，经过一段时间，人工牙根就会与周围骨组织发生骨性结合；然后利用该人工牙根作为支持，在其上通过一些特殊的连接装置与义齿连接，使义齿获得固位和支持。植入颌骨内的人工牙根称为牙种植体，又称下部结构；其上的连接装置及义齿部分称上部结构。

全颌种植义齿是在无牙颌的上颌或下颌的几个位置植入牙种植体，其上再制作义齿的修复体。包括全颌固定式种植义齿和全颌覆盖式种植义齿。

全颌固定式种植义齿是借助粘固剂或固位螺丝将上部结构固定于种植体的基台上的全颌种植义齿。义齿戴入后，患者不能自行取戴。

全颌覆盖式种植义齿是由植入颌骨内的种植体提供固位和支持，并修复缺失牙和缺损组织的解剖形态和功能的修复体，依靠种植体、牙槽嵴和黏膜共同支持的可自行取戴的全颌种植义齿，又称无牙颌种植覆盖义齿。此种修复体可有效地改善传统活动义齿的固位和稳定，患者可自行摘戴，易于清洁，而且制作相对简单，价格合理。本节主要介绍此种修复体。

一、组成及辅助构件

种植义齿是由牙种植体和上部结构组成。

目前，常规应用于临床的种植体为骨内根形种植体。随着牙种植系统设计的不断改进，种植体逐渐分化出许多辅助构件，其构件有：基台、覆盖螺丝、愈合帽、转移杆、卫生帽、替代体等（图13-1）。

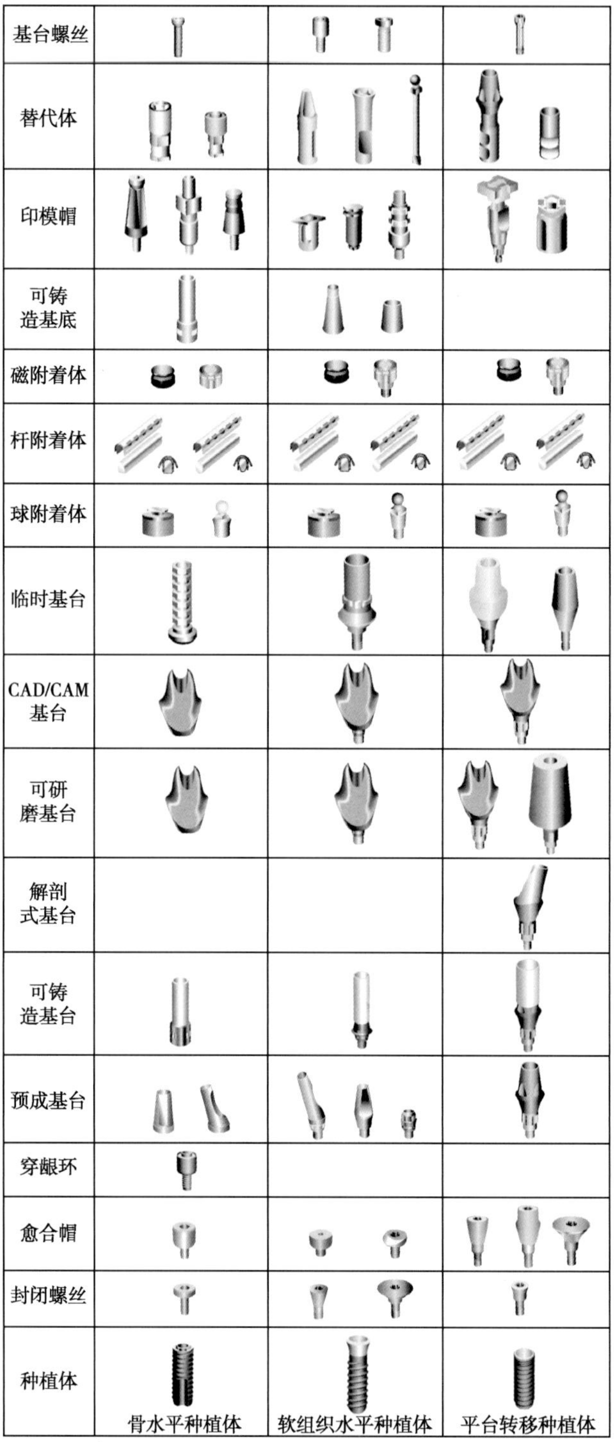

基台螺丝			
替代体			
印模帽			
可铸造基底			
磁附着体			
杆附着体			
球附着体			
临时基台			
CAD/CAM基台			
可研磨基台			
解剖式基台			
可铸造基台			
预成基台			
穿龈环			
愈合帽			
封闭螺丝			
种植体	骨水平种植体	软组织水平种植体	平台转移种植体

图13-1　种植体系统示意图

1．种植体　种植体是种植义齿植入骨组织内替代天然牙根的部分，可与周围骨组织发生骨结合，具有固位、支持和传导𬌗力的作用。在结构上，根形种植体的基本组成有颈部、体部和根部。

2．基台　基台是安装在种植体上并穿过牙龈连接上部修复体的结构，也称之为穿黏膜基台。基台通过其下端的内连接或外连接固定于种植体上，以获得固位、抗旋转和定位的能力。按照基台与上部结构的连接方式，基台可分为螺丝固位基台、粘接固位基台和附着体基台等。

3．覆盖螺丝　也称封闭螺丝，是暂时封闭种植体平台的结构，具有在种植体愈合过程中防止骨和软组织进入基台连接区的作用。待二期手术时取出。

4．愈合帽　又称愈合基台、愈合螺丝、牙龈成形器，在非潜入式种植，或潜入式种植二期手术时旋入种植体内，临时占据基台的位置，引导种植体周围软组织的愈合。待软组织愈合并形成种植体周围软组织封闭后，将其取出，即可旋入基台进行上部结构的修复。

5．转移杆　又称为取模柱、印模帽、转移帽，是在印模时将种植体或基台在牙列中的位置和方向记录并转移到模型上的部件，为种植体或基台替代体定位，分为种植体转移杆和基台转移杆。

6．卫生帽　也称为基台保护帽，用于基台就位后，戴上最终修复体前，保护基台、防止食物残渣等附着在基台上，并维持种植体周围软组织的形态。

7．替代体　替代体是在石膏模型或 3D 打印种植模型中替代种植体或基台的部件，可以复制种植体平台或基台的位置和方向，并在其上制作修复体，分为种植体替代体和基台替代体。

二、全颌覆盖式种植义齿

（一）上部结构与基台的连接形式

全颌覆盖式种植义齿其种植体的上部结构与基台间主要是通过附着体形式连接。附着体由两部分组成。一部分连接于种植体上，为阳性部分；另一部分位于义齿的组织面，为阴性部分。当两部分相互配合时，即可为覆盖义齿提供固位力。连接的形式主要有杆卡式连接、按扣式连接、磁性连接、套筒冠式连接。

1．杆卡式连接　杆卡式连接是由金属杆将两个或两个以上的种植体基台连接在一起作为附着体的阳性结构，可与位于覆盖义齿基托组织面内的卡式阴性结构相配合使用。通过杆卡之间的摩擦力和机械力为覆盖义齿提供固位和稳定。根据杆的横截面形态可分为圆杆、卵圆形杆和矩形杆（图 13-2）。

此种连接有良好的固位、支持、稳定作用，生物力学相容性较好，因此是临床应用最广泛的一种形式。

2．按扣式连接

（1）球形连接：球形连接是由固定在种植体上球形固位体、安装在义齿组织面内的金属帽和帽内的固位环三部分组成。义齿就位时，球固位体穿过具有弹性的固位环，通过球与固位环的卡抱作用而获得机械固位（图 13-3）。

主要适用于：①种植体基台间的距离大，用杆卡式连接会对舌的活动有影响；②颌弓上的种植体呈斜线安置，杆卡式连接不能平行于下颌铰链轴；③牙槽嵴的前段呈尖形，不宜用杆卡式连接；④保持口腔卫生困难；⑤不能承担其他类型附着体费用者。

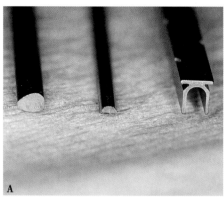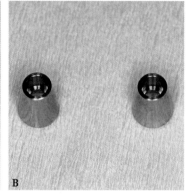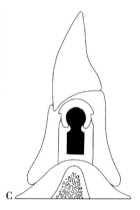

图13-2 杆附着体

A. 杆、卡 B. 金属圆柱 C. 结构图

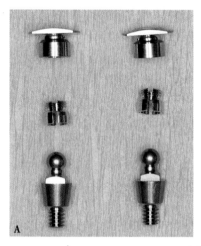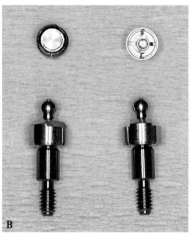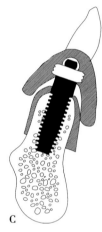

图13-3 按扣式附着体

A. 球形固位体、金属帽、帽内固位环 B. 阴性及阳性部件 C. 结构图

优点：当两侧后段牙弓平行，载荷相近时，上部结构可沿矢状轴转动，有利于应力的分散；当两侧牙弓不平行，产生应力集中时，则球的颈部成为薄弱环节首先折断，对种植体有保护作用；球类附着体为独立结构，不易导致黏膜增生，操作简单，且易于自洁。

（2）Locator 连接：Locator 基台是近年来新出现的弹性半精密种植覆盖义齿附着体，类似于天然牙覆盖义齿中的太极扣，由覆盖义齿基托内的高密度尼龙阴性部件和种植体上部阳性部件组成，体积小巧，易于更换。附着体的阴阳两部分之间为弹性接触，在咀嚼运动过程中允许固定部分与附着部分之间有一定的水平方向和垂直方向的运动，适用于种植体与黏膜共同支持或以黏膜支持为主的覆盖种植义齿（图13-4）。

优点：具有自对准特性，易于定位；可通过更换不同弹力的 Locator 阴极配件调节固位力大小；设计灵活；𬌗龈高度低，可保证义齿的厚度，从而减少义齿折断的发生；可在 40° 范围内调节两个种植体之间的偏差。

3. 磁性连接选用磁性基台，其基台顶端的软磁合金衔铁和位于覆盖义齿基托组织内的永磁体组成，利用磁力增加覆盖义齿的固位。磁性附着体是一个非刚性的固位装置，可以

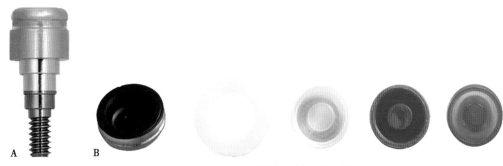

图 13-4　Locator 基台及其阴性部件

A. Locator 基台　B. 阴性部件

有水平方向的移动。当义齿受到侧向力作用时，可以缓解施加于种植体上的侧向力。由于修复较简单，摘戴方便，常用于黏膜较厚、牙槽嵴低平或不方便取戴的下颌无牙颌患者的覆盖式种植义齿修复（图 13-5）。

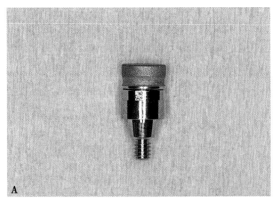
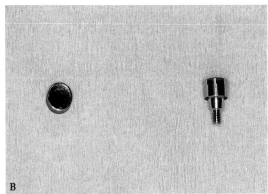

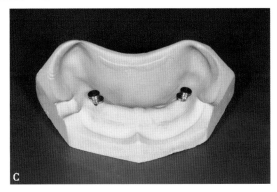

图 13-5　磁性附着体

A. 磁性附着体　B. 磁性附着体分解图　C. 磁性附着体安装图

4. **套筒冠式连接**　套筒冠式连接是由内外冠组成的连接形式，内冠多由基台平行研磨而成，外冠固定于种植覆盖义齿基托的相应组织面内，利用内外冠之间的摩擦力固位。

主要适用于：种植体数目少、骨支持力不足、基台有轻微倾斜或基台间距小的病例。

优点：与杆卡式相比，容易自洁；体积小，利于舌的活动；无下颌骨功能运动时的弹性变形；金属支架小，有利于人工牙的排列。

（二）适应证和优缺点

随着种植材料与技术的不断完善，种植义齿的开展越来越广泛。全颌覆盖式种植义齿是无牙颌患者修复时较常选择的一种修复方式，适用于绝大多数无牙颌患者。其常见的适应证如下：

1. 无牙颌牙槽骨严重吸收，传统活动义齿修复无法固位和稳定。

2. 无牙颌牙槽骨严重吸收，牙弓上适用于种植体植入的部位较少，只能植入少量种植体。

3. 无牙颌牙槽骨严重吸收，导致上、下颌关系不协调，需要通过覆盖义齿来调整。

4. 无牙颌牙槽骨严重吸收，采用种植固定修复难以恢复美观及发音，需要通过覆盖义齿的基托来支撑组织。

5. 全身健康状况及经济条件不能耐受复杂的种植手术及高额修复费用者。

6. 不能自己完成固定义齿的清洁和维护的患者。

全颌覆盖式种植义齿的优点有：

1. 可依据口腔的解剖条件，灵活地选择种植体的数量和植入部位。

2. 覆盖式种植义齿的附着体为义齿的固位和稳定提供了保证。

3. 覆盖式种植义齿可以减小修复体基托的面积和范围。

4. 由于种植体的存在，其周围剩余牙槽嵴的骨吸收会降低。

5. 与固定修复相比，覆盖式种植义齿的基托部分为唇、颊和颌面软组织提供了良好的支撑和美学效果。

6. 覆盖式种植义齿易于摘戴进行清洁维护。

7. 与天然牙覆盖义齿相比较，覆盖式种植义齿的基台是金属部件，可以避免天然牙牙根继发龋的问题。

8. 与全颌固定式种植义齿相比较，费用较低。

全颌覆盖式种植义齿的缺点有：

1. 义齿需要经常取戴，使用不便。

2. 附着体在使用过程中会发生磨损，导致固位力下降，需定期维护和更换，产生一定费用。

（三）全颌覆盖式种植义齿的设计原则

全颌覆盖式种植义齿的设计是一个非常重要的问题，直接关系到种植义齿修复的成败。

1. 支持方式　全颌覆盖式种植义齿的支持方式是由骨质条件、种植体的数目、种植体的长度及种植体直径决定。从数量上考虑，当植入 2 枚种植体时，覆盖式种植义齿以基托下组织支持为主，种植体则起固位和辅助支持的作用；当植入 3～4 枚种植体时，覆盖式种植义齿则由种植体和基托下组织共同支持；若植入 4～6 枚种植体，则以种植体支持为主。若植入部位的骨质较为致密，种植体数目越多，种植体的长度越长，种植体间分布均匀，种植体的支持作用就越大。

2. 附着体设计

（1）所有附着体的阳性部分和阴性部分应接触均匀，避免产生应力集中。

（2）附着体的阳性部分应彼此平行，保证义齿戴入时有共同就位道。

（3）附着体阳性部分的顶端应位于同一水平，并留有缓冲间隙，以利于基托下沉后的应力分散，避免种植体产生应力集中及扭力。

3. 基托设计　种植覆盖义齿可极大地改善传统活动义齿的固位力和支持力，所以种植覆盖义齿可设计为较小的基托面积。一般根据种植体的数目、直径大小以及对颌牙列的情况来设计基托的大小。

上颌：可设计为无腭顶盖基托，在保证唇颊部丰满的情况下颊侧基托边缘可不用延伸至黏膜反折处。

下颌：因上部结构为对抗水平力，基托的后端仍要伸展到磨牙后垫区，颊侧基托延伸到黏膜反折处，并避让开系带。

牙弓后段的基托形态和边缘伸展与普通义齿相似，基托组织面应与黏膜紧密贴合，以保证在行使功能时与基台较均匀地分担咬合力。位于基托内隐性部件附近的基托通常厚度较薄，亦可设计金属板或金属网增加基托的强度。

4. 人工牙排列

（1）排牙时应充分考虑到咬合力传导方向与应力分布，使咬合力尽量沿种植体长轴方向传导。人工牙应排列在中性区，人工牙列的弓形应与颌骨弓形及基台位置相协调，如不能与弓形一致，首先应按照种植义齿的要求排牙。

（2）人工牙咬合关系良好，下颌运动中无殆障碍，达到平衡殆。

（3）后牙应尽量排在种植基台上，前牙尽量减小与种植基台的水平距离。

（4）人工牙应选择特殊树脂牙，能有效地对殆力起到缓冲作用，以保护种植体，同时有助于基托下组织的健康。

（5）上部结构的外形既要兼顾功能、美观和发音等要求，又要符合口腔软组织的生理要求，对软组织起到生理刺激作用，并能保证种植体的自洁和清洁。

（四）全颌覆盖式种植义齿的制作

种植体二期手术后，切口愈合良好，黏膜无明显炎症，即可进行覆盖义齿的上部结构的制作，以应用最多的杆卡式覆盖种植义齿为例。

1. 制取印模

（1）制作个别托盘：在种植二期手术后选择穿龈高度在 2mm 以上愈合基台。用藻酸盐印模材料按照全口义齿要求制取初印模，灌制石膏模型。在初模型上根据愈合基台位置及方向用自凝树脂或光固化树脂基托材料制作个别托盘。也可使用可开窗的成品托盘，在托盘的底部与种植体相对应的部位开窗，以便于装卸转移杆（图 13-6）。

（2）安放转移杆：为了把种植体或复合基台的位置从口内准确地转移到模型上，必须将转移杆固定于口内种植体或基台平面上。首先卸下愈合帽，将转移杆安装在种植体或基台平面上。利用 X 线放射拍片确定转移杆已完全就位。当存在多个种植体时，

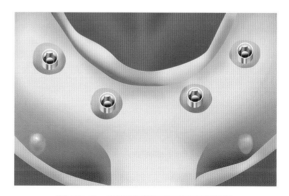

图 13-6　制取印模和托盘开窗部位

为保证种植体基台位置准确，可用固位树脂将多个转移杆的中间部分连接在一起，形成一个固定的夹板，采用开放式印模。

（3）在口内试戴个别托盘：将个别托盘放于口内试戴，确保转移杆固定螺丝可从开窗处穿出和取下，用蜡片覆盖开窗处的固定螺丝，取出托盘备用。

（4）取模：先将转移杆及固定夹板龈方填满硅橡胶，然后将盛满硅橡胶印模材料的托盘置于口内，稳定托盘后进行功能修整。待印模材料变硬后，在口内去除托盘上覆盖的蜡片，卸下转移杆固定螺丝，从口内整体取出带有转移杆的印模（图13-7）。

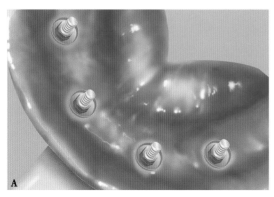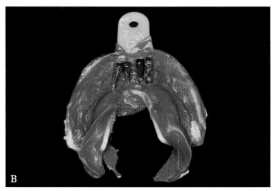

图13-7　种植体转移的印模

A. 带有转移杆的种植　B. 替代体在转移杆上就位

2. 灌制工作模型　将替代体与模型内的转移杆连接，接入时固定螺丝建议使用10N的扭力扳手确保转移杆与种植体替代体的紧固度相一致。确认完全就位后，在替代体与转移杆交界处周围的印模面涂布硅橡胶分离剂。用微风吹散待分离剂均匀后，再在替代体颈缘周围灌注一圈人工牙龈硅橡胶，（图13-8A）该材料可人为取下并原位恢复，便于在后期制作修复体时确保基台和修复体肩台到位。用硬石膏灌制工作模型，待模型硬固后，松解转移杆内的固定螺丝，取出托盘，种植体替代体埋入模型内，工作模型制作完成（图13-8B）。

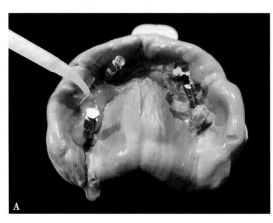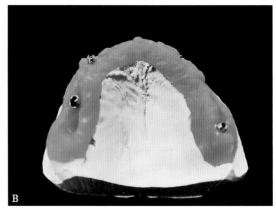

图13-8　带基台代型的工作模型

A. 替代体颈缘周围灌注人工牙龈硅橡胶　B. 工作模型制作完成

3. 颌位关系记录与转移

（1）制作自凝树脂暂基托：模型上有基台存在时，在制作自凝树脂暂基托时可采取以下方法：①在基台顶部覆盖棉花或蜡片后，再制作暂基托。这样操作简单，可避免暂基托与基台的接触形成支点,但这种方法制作的暂基托固位不良,确定颌位关系时易移位。②在基台上先连接桥架接圈,再制作暂基托,然后卸下桥架接圈,在暂基托上相当于基台的部位就会留下圆孔,取出暂基托,调磨圆孔。将暂基托在口内试戴,圆孔就会嵌入基台的龈上部。这样可以增加暂基托的固位力,有助于取得准确的颌位关系。

(2)在暂基托上制作蜡堤、颌位关系记录、上𬌗架等与常规方法相同。

4. 连接杆的制作　连接杆是固定在种植体基台上的。

(1)制作方法:①种植系统一般均有配套的不同型号的杆附着体供选用。根据患者口内种植体的数目、位置及距离,选择长度合适、类型相宜的杆附着体,也可根据具体情况截短杆的长度,然后在工作模上将杆与金属接圈焊接在一起,构成种植体顶部的杆式附着体,用固定螺丝将杆式附着体支架固定于种植基台上。此法简单、方便、易操作。②另一种方法是在模型上先将成品接圈或塑料接圈固定在种植基台上,然后用蜡将蜡棒或塑料棒连接在基台间的接圈上,形成连接杆的熔模。通过包埋、铸造后获得杆附着体,磨光后将其固定于口腔内种植基台上。此法连接杆制作具有个性化,成本较低,但制作较麻烦,精度稍差(图 13-9)。

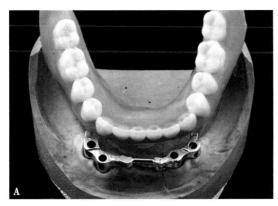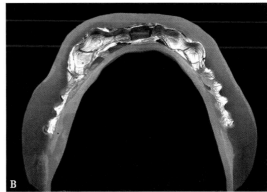

图 13-9　杆卡式覆盖种植义齿
A. 连接杆及义齿　B. 义齿基托组织面

(2)制作杆式支架需注意的问题:①连接杆的长度应在种植基牙间;②连接杆的最佳位置应是沿牙槽嵴顶方向,以保证义齿在唇颊侧和舌腭侧都有足够的厚度;③连接杆与牙槽嵴顶应平行,其间应留有 2mm 的间隙,以便清洁,又有足够空间排牙。

5. 完成杆附着体阴性部分及上部结构附着体阴性部分一般为夹卡形式,将夹卡被动就位于连接杆上,然后制作基托、𬌗堤,让夹卡龈方的固位形埋置于基托内,然后按常规制作全口义齿的步骤完成上部结构。利用此种方法可一次性完成附着体阴性部分在基托组织面的固定,但制作较复杂,夹卡在制作过程中有移位的可能性。附着体阴性部分及上部结构的制作,还可采取另外的方法:先按全口义齿的常规制作步骤完成全口义齿,然后在义齿组织面内安放附着体的阴性部分。首先在基托组织面相应部分磨除能容纳附着体阴性部分的位置,或在全口义齿制作过程中在基托组织面填塞石膏以留出位置。然后将附着体阴性部分套合在阳性连接杆上,调拌自凝树脂置于备好的基托组织面凹陷内,将义齿放入口腔内就位。为了防止自凝树脂进入阳性部分的倒凹内,可先在阴性部分包裹一层橡皮障的橡皮,待自凝树脂固化后,取下义齿,此时的附着体阴性部分就固定在与阳性部分连接杆相对应的义齿组织面内。

6. 戴牙戴牙时,先将连接杆固定于种植体上,其固定方式既可以是粘接固定,也可以是螺丝固定。当义齿戴入时应完全就位,无翘动,义齿组织面与黏膜稍接触。当义齿承受咬合力时,连接杆与固位夹、基托与黏膜间紧密接触,以达到对软硬组织缓冲的目的。同时,检查义齿固位力的大小,义齿是否易于就位。

三、全颌固定式种植义齿

全颌固定式种植义齿是由数枚种植体所支持的固定桥,患者不能自行取戴,需定期由医师进行修复体的拆卸和清洁维护。

（一）适应证

1. 上下颌弓的形态、大小和位置关系比较一致,没有太大的差距。

2. 颌间距离较小,无牙颌的牙槽嵴较为丰满,不需要使用义齿基托的唇侧翼来恢复唇的丰满度。

3. 颌间距离较大,牙槽嵴的高度或宽度不十分充足,但在牙槽嵴上较为关键的位点允许植入4～6颗种植体。

4. 全身健康状况及经济条件可以耐受复杂的种植手术及高额修复费用者。

（二）分类

根据上部修复体与基台或种植体的连接方式有粘接固位、螺钉固位,或是两者结合使用。在临床上,根据种植修复体的类别,上部固定桥可以分为单冠、联冠和固定桥,而联冠或固定桥既可以设计成一个整体也可以分成数段。

第二节　金属基托及加强网全口义齿

制作全口义齿的主要材料是甲基丙烯酸甲酯树脂,由于其机械强度不够,临床常发生基托折断的现象,为防止这种情况的发生,全口义齿基托可选用金属制作,或在树脂基托内放置加强网,即金属基托或加强网式全口义齿。

一、金属基托全口义齿

（一）金属基托全口义齿的概念和特点

金属基托全口义齿是指上颌腭侧或下颌舌侧的大部分基托为金属,只有唇颊侧基托为树脂的全口义齿。

金属基托与树脂基托相比较,其具有以下特点:

1. 金属基托强度大抗折断性较树脂基托高,因此基托可薄些,一般 0.5mm 即可,患者容易适应,异物感小,对发音影响亦小。

2. 金属基托可高度抛光,易清洁,有助于口腔卫生。

3. 金属不易老化,基托不易变形,具有良好的热传导性,患者感觉舒适。

4. 由于金属基托全口义齿的唇颊侧及人工牙齿均为树脂,因此不影响美观。

5. 金属与树脂的连接部分为镶嵌式连接,因此连接牢固,不会造成分离或脱落。

6. 金属基托是通过熔模铸造完成，只要制作工艺精密，金属基托与黏膜之间会形成紧密贴合的接触。

7. 由于基托组织面为金属材料，一旦不密合，不便重衬，因此要注意制作工艺及边缘封闭区的处理。

（二）金属基托的制作

全口义齿金属基托的制作是通过熔模精密铸造法完成。一般采用带模铸造法。带模铸造法是将模型复制成耐火材料的铸造用模型，在其上制作熔模，然后将熔模连同模型一起包埋铸造的方法。此种方法可利用耐火模型材料的膨胀率以补偿合金的铸造收缩，也避免了脱模铸造时将模型取下包埋而引起的变形，因而铸件精确度较高。

1. 工作模型的处理　修整工作模型，认真、细致地画出边缘线，填补影响义齿就位的倒凹；在金属基托与树脂连接区用薄蜡片衬垫，一般衬垫蜡片在牙槽嵴顶厚度约为0.5～1mm，以预留出供鞍基网状支架下树脂部分的空间，使树脂与金属牢固地连接起来，并有利于日后进行缓冲。用蜡刀沿内阶台部位切除多余蜡片，以形成明显的内阶台，蜡衬垫处为树脂与黏膜相接触，内阶台处为金属与黏膜接触。

为确保铸件后缘与黏膜组织紧密接触，增强固位，防止食物流入，用锐利的器械在模型相当基托后缘处刻划一深度为1～1.5mm的切迹，沿此切迹向前约5mm的范围内，将石膏模型轻轻刮去一层，愈向前刮除得愈少，使其与腭黏膜面移行，形成后堤区。

将模型放于35℃温水中浸泡5～10分钟，以增加模型的润湿性，其目的是：①防止干燥的模型在复制时排放其内部的气体，影响复制印模的准确性；②防止模型在复制过程中吸收琼脂印模材料中的水分造成印模变形；③防止工作模型与复制材料粘连。

2. 翻制琼脂阴模

（1）选择合适的琼脂复制型盒：要求模型应位于复制型盒的中间，四周留有一定空间，以确保琼脂印模胶的厚度，防止印模变形。如无琼脂复制型盒，也可用普通型盒代替。

（2）溶解琼脂印模材：将琼脂切碎放入水浴锅内间接加热溶化，搅拌均匀，全部溶化后，停止加温，待琼脂温度降至50～55℃左右时即可使用。

（3）翻印琼脂印模：型盒放于振荡器上，开启开关，将溶解后的琼脂从一侧徐徐灌注入型盒中，灌满为止，勿倒入过快，以免形成气泡。

（4）冷却：琼脂印模材料的冷却方法有两种：一种为灌注后室温下冷却20分钟，将型盒置于冷水中，水位于型盒的下1/3；20分钟后再将整个型盒放于冷水中，约20分钟后琼脂达到完全凝胶化取出，获得琼脂印模。另一种方法是当室温较低时，可将型盒放于室温中自然冷却，约1小时完全凝胶。

翻制阴模除使用琼脂外，还可用硅橡胶材料，但价格较贵。

3. 灌注耐火材料模型　翻制耐火材料模型的目的是获得能在其上制作蜡型并能在高温下带模型铸造的工作模型。

耐火材料主要采用的是磷酸盐模型材料。按厂家提供的粉水比例调拌磷酸盐模型材料。注意按同一方向调拌均匀，调拌在30～60秒内完成。在流动状态下迅速灌入琼脂阴模，注意排尽气泡。灌注约1小时后，小心脱模。将耐火模型放于密闭容器中，低温保存，以备再用。

4. 制作熔模　将工作模型上的设计方案复画在耐火模型上。全口义齿基托熔模多采用成品熔模件成形法。既省时,外观整齐,厚薄均匀,制作出的熔模又比较规范。对需连接的部位采用滴蜡法使之熔合成一体。

用热蜡刀滴蜡于内阶台处及舌腭侧基托外形线沟内,逐渐移行。

取大小适宜的网状蜡压贴于牙槽嵴上,用蜡刀切除唇颊侧多余的蜡网,内侧在滴蜡形成的内阶台移行处切除多余蜡网。

用热蜡刀滴蜡,将内阶台向牙槽嵴延伸约 1.5~2mm 的蜡网眼填平,形成加强带。

取皱纹蜡或光面蜡片烘软,用手指压蜡使之与上颌模型的上腭、下颌模型的舌侧贴合,用蜡刀沿着模型刻划线切除多余部分。用蜡刀在与成品网相接的内阶台外 0.5mm 处切除多余的蜡片。

取长度适宜、直径为 0.7~1mm 的圆蜡线,经弯曲压贴于与皱纹蜡与加强带相接处,用热蜡刀滴蜡将其与腭舌板处相衔接形成外台阶。

检查整个熔模连接处是否熔接完好,修饰表面。

5. 安放铸道 全口义齿基托熔模铸道可选择扇形铸道的形式,安插方法采用垂直插法或侧插法。扇形铸道即铸道与熔模相衔接的部分呈扇形。

垂直插法即铸道安插在熔模的后方,与熔模呈垂直的关系。

侧插法即在熔模的侧方设置铸道,然后形成 S 形转弯,接于铸道口。

6. 熔模包埋、焙烧、铸造、喷砂、打磨、抛光与局部可摘义齿支架相同。

全口义齿金属基托完成后,在口内试戴,检查其与黏膜的紧密贴合情况。

二、加强网全口义齿

加强网全口义齿即指将网状支架埋入树脂基托内的全口义齿。此种形式的全口义齿是利用加强网形成基托、人工牙的连接骨架,可提高全口义齿基托的机械强度。

(一)放置加强网的要求

1. 网状支架应符合加强材料放置的位置,即在树脂基托内偏组织面的一侧,离黏膜有 0.5mm 的空隙,使树脂的衔接呈镶嵌式。

2. 网状支架应越过牙槽嵴顶,以提高受力区的强度。

3. 网状支架应避免进入倒凹区,与缓冲部位有一定距离,以不影响基托的就位及缓冲。

(二)加强网的类型

1. 成品加强网 可根据需要选择预成品,一般有各种型号。易成形,质轻,不易变形。

2. 铸造网状支架 是根据模型的需要制作网状蜡熔模,通过包埋铸造而成。具有较高的机械强度并易与个体相适应。

第三节 数字化技术在全口义齿中的应用

一、CAD/CAM 的概念及原理

CAD/CAM 是计算机辅助设计(computer aided design,CAD)和计算机辅助制作(computer aided manufacture,CAM)的简称,它是将光电子技术、微机信息处理及数控机械加工技术结合起来,用于制作人工冠、桥、可摘义齿、全口义齿的一门新兴的口腔修复工艺技术。

1983 年第一台用 CAD/CAM 系统制作修复体的样机在法国问世。随后,光电子技术、计算机技术迅速发展,大大地促进了 CAD/CAM 技术的进步及其在口腔医学中的应用,从制作单一的全冠扩展到制作嵌体、贴面、固定桥、可摘局部义齿及全口义齿。

CAD/CAM 系统在较短时间内能为患者提供优良的修复体,节省了义齿制作的烦琐工艺过程,节约了时间,同时也提高了修复体制作的精度,因而该项技术受到口腔医学界和患者的欢迎和关注。

CAD/CAM 系统的工作原理是:先将口腔的三维形态利用光电原理以光电采集工作端信息,形成"光学印模";再将光学信息数字化输入计算机,并在屏幕上显示出三维立体图像,即光学"工作模型";然后在图像上确定修复体的雏形,经仔细修改后形成"计算机蜡型";最后,计算机把这些信息作为控制参数输入一台微型自动铣床,把事先固定好的一块修复体的原材料切削成修复体的形状,从而完成修复体的制作。

二、CAD/CAM 制作全口义齿的操作流程

1. 用 CT 扫描修改后的义齿　用 CT 扫描修改后的上下颌义齿或已储存颌位关系记录的印模。

2. 用三维扫描仪扫描患者的容貌　义齿的形态对患者的容貌有很大的影响。通过扫描患者的容貌,不仅能模拟容貌,还能在计算机上确认义齿的造型。通过脸部三维扫描仪,从两个方向获取患者面部数据后,合成三维数据,获得患者的模拟容貌。

3. 用 CAD 软件设计义齿造型

(1)去除组织面以外的义齿部分:采用 CAD 软件,去除人工牙,仅保留基托。

(2)排列人工牙:预先用 CT 扫描成品人工牙,再用 CAD 软件排列人工牙。任何一种人工牙都能用于扫描和数据信息的储存。使用频度较高的人工牙预先导入软件,分好前后牙,按理想的咬合关系预先组合,可以节省排牙所需时间。

(3)基托磨光面的成形:用软件雕刻基托磨光面形态,由此完成义齿的外形设计。

4. 模拟容貌　为模拟患者的容貌,需把患者的容貌数据与义齿数据重合。随后,采用颌面外科常用软件,通过变更唇部支持的丰满度及垂直距离的变化,模拟容貌的变化。还可以通过本步骤,与患者共同决定唇部支持的数据及垂直距离。

5. 用快速成形技术制作试戴义齿　用数据和快速成形技术制作基托。其原理是通过光造型打印,由光固化树脂演变为基托。再把人工牙嵌入基托,完成试戴义齿。还可以采用切削蜡块的方式,制作试戴义齿。义齿蜡型的最大好处是可以在临床试戴时修改人工牙的排列。与制作传统全口义齿相比,用 CAD/CAM 技术制作试戴义齿的最大好处是能同时为同一患者制作数种不同形状的义齿供试戴,供口腔医师和患者选择。

6. 用数控车床切削基托　在数控车床上加载基托数据后,在理想的条件下用加热聚合的树脂块铣出基托。

7. 粘接人工牙　用自凝树脂把人工牙粘接在铣出的基托上,由此完成 CAD/CAM 义齿。

三、CAD/CAM 制作全口义齿的特点

1. 消除操作者的个人能力差的影响因素,全口义齿的质量更稳定。

2. 能同时为同一患者准备多件不同形状的试戴义齿,患者的选择余地更大。

3. 口腔技师能借助模拟患者面容,在计算机上模拟试戴义齿,做出更客观的判断。

4. 数字信息处理、数控铣床加工,使得 CAD/CAM 制作的义齿精确度高,与组织密合。

5. 减少了患者复诊次数和就诊时间,使患者在较短时间内得到完善的修复治疗。

6. 简化义齿制作烦琐的工艺过程,减轻操作者的劳动强度,提高了义齿加工生产效率。

课堂互动

CAD/CAM 制作全口义齿的发展史和制作过程

　　请学生分组,通过查找文字和视频资料、考察调研,了解利用 CAD/CAM 制作全口义齿的发展史和出现过的系统,观看 CAD/CAM 制作全口义齿过程的视频。教师点评。

第四节　BPS 生物功能性全口义齿系统

　　BPS(biofunctionl prosthetic system)生物功能性全口义齿系统是遵循生物功能原则,充分考虑无牙颌患者口腔解剖生理情况,遵循 BPS 系统理论,执行特定的标准操作流程,便于医师和技师掌握的全口义齿设计和制作的操作体系。

　　BPS 生物功能性全口义齿的特点:

　　1. 是一个封闭、可追溯的认证系统,根据 BPS 技术规范化制作而成。

　　2. 全自动的智能注塑系统,义齿基托精密,结合牢固。

　　3. 有根据不同颌位关系设计的人工牙,有利于发音和咀嚼功能。

　　BPS 生物功能性全口义齿系统操作流程

　　(一)初诊

　　1. 口腔检查　在初诊检查时评估患者口腔解剖条件、咬合垂直距离、旧义齿,以及了解患者的需求。

　　检查上颌牙槽嵴的形态和触诊解剖结构:切牙乳头、腭小凹、腭中缝、唇颊系带、翼上颌切迹。

　　检查下颌牙槽嵴形态和触诊下颌重要的解剖结构:磨牙后垫和舌系带。确认不动黏膜和可动黏膜来评估义齿制作的难度。

　　2. BPS 系统初印模的托盘选择　用测量尺分别测量口内两侧上颌结节之间、两侧磨牙后垫之间的距离,根据测量的数值选择合适的上下颌托盘。

　　3. 制取 BPS 上下颌初印模　制取上颌初印模时,首先混合轻体印模材料,置于注射器内,再混合重体印模材料,放入选好的托盘里,并用流水塑成前高后低状态。将轻体沿患者上颌一侧上颌结节外缘、颊、唇侧前庭沟至唇系带,然后使用相同方法完成另外一侧,最后向腭中缝区也注射印模材料。把装有重体的托盘放入口内,按压前牙区使印模材料流向颊黏膜皱襞,然后按压后牙区托盘直到印模材料从腭部后方流出则停止按压,否则流量太多患者会感觉恶心。等印模材料凝固后,将印模从口内取出。

　　下颌初印模制取采用闭口式印模,可以反映出磨牙后垫区在下颌休息位置时的自然形态(下颌休息位置的闭口印模)。这种方法最大的优点是初印模可以取出下颌牙槽嵴自然外形，从而做出可以取出获得整个下颌义齿边缘封闭终印模的个别托盘。具体操作如下：注射轻体时舌侧沿一侧磨牙后垫、下颌舌骨肌后窝区到口底舌下区，再到另一侧的磨牙后垫区；颊侧从一侧后牙颊黏膜皱襞区向另一侧颊黏膜皱襞区，再把装有重体的托盘放入口内，轻压前牙区托盘，再将托盘的舌侧翼缘区伸入下颌舌骨肌后窝区，让患者将舌体放在托盘上，并将托盘轻轻压向下颌牙槽嵴，注意不要用大力压向下颌牙槽嵴。若患者牙槽嵴条件较差，轻轻将托盘压向下颌牙槽嵴 7～10 秒，再要求患者闭上，抿唇用嘴唇含住托盘柄。医师站在患者的后方，用手掌轻轻推颊棚区向上。这种操作避免了多余的印模材料在颊棚区滞留。印模材固化后从口内取出，在下颌休息位取出的闭口印模上可以清晰地看到磨牙后垫远中的区域。

4. 标记个别托托盘边界　用彩色笔将个别托盘边界标记到上下颌印模上。

5. 上下颌初印模完成。

6. 息止颌位法确定垂直距离。

7. 正中托盘制取正中关系　医师引导患者咬合至之前已确定的垂直距离，用正中托盘制取初步咬合记录。它减少了调整𬌗堤的操作，节约患者的椅旁时间。

8. 将已取好的初印模及初步咬合记录寄送技工室。

（二）制作 BPS 个别托盘

1. 转移模型上𬌗架　先利用初印模灌注石膏模型，再借助𬌗架系统的配件 - 水平导板，根据 Bonwill 三角参考平面，转移模型上𬌗架。下颌模型上𬌗架后，通过正中𬌗托盘固定上颌模型。

2. 填倒凹和缓冲硬区　将无牙颌模型的倒凹及硬腭区用蜡填补。

3. 制作个别托盘　在初模型上涂布藻酸钠分离剂，调拌自凝树脂，待面团期，制作个别托盘。

4. 在 BPS 个别托盘上安装哥特式弓　上、下颌初印模成型后去除咬合记录板，用长头钳将哥特式弓导板安置于下颌咬合记录板上，描记针用黏蜡固定后，再将上颌模型放置于描记板上。

（三）临床首次复诊

1. 试戴哥特式弓　将装好的哥特式弓戴入患者口内，上下𬌗堤在口内稳定，无晃动，描记针接触描记板的中心区域。再调节描记针的高度，使者在作前伸、两侧侧方运动时只有描记针接触描记板，其余部位没有干扰性接触，注意，在此过程中要最小数值内升高描记针。

2. 重体硅橡胶边缘整塑　在个别托盘边缘涂布硅橡胶粘接剂，再将重体硅橡胶打在个别托盘边缘，引导患者做吸吮手指动作进行主动肌功能整塑。下颌左右摆动运动各一次，获取颊间隙的形态。

3. 制取 BPS 终印模　上下颌功能性印模采用轻体硅橡胶制取。先取上颌再取下颌。

4. 面弓转移　按常规方法安装面弓，在安装过程中采用平均值法确定𬌗平面，取下面弓后转移到𬌗架上。

5. 确定垂直距离　终印模制取完成后，让患者发声可以得到更准确的垂直距离。在上下𬌗堤上放置用于测量患者垂直距离高度的白色咬合板，用息止颌位法确定垂直距离。按此高度更换哥特式弓咬合板，通过描记针调整高度使之与前面一致。

6. 用哥特式弓运动轨迹描记法辅助确定水平颌位关系　通过哥特式弓描记仪记录下颌边缘运动轨迹以确定下颌水平位置。

通过下颌前伸、侧方运动取得的"↑"形的图形，描记针指在该图形最顶端时，下颌处于正中关系位。最后将透明固定板的其中一孔与顶点重叠，完成水平关系的确定。

7. 颌位关系记录　将描记针咬至正中关系位，牵拉患者口角，注入咬合记录硅胶，凝固后从患者口内取出即可。

8. 标记中线　将面部中线标记于𬌗堤上，标记后需再次确认。

9. BPS 系统人工牙的选择　参照牙型选择器选择牙齿形态和大小，并结合患者的喜好、人工牙材质和适应证可以选择人工牙。

（四）排列人工牙

1. 测量前庭沟底垂直距离　使用卡尺在印模上测量上下颌唇颊黏膜皱襞间距离。

2. 灌注工作模型

3. 用水平导板固定下颌模型　模型上𬌗架是使用下颌前牙区唇颊黏膜皱襞和磨牙后垫的远中 1/3 处作为参考点。利用在中线测得的上下唇颊黏膜皱襞间距离的一半值设定定位叉，定位叉设置为其测得的上下唇颊黏膜皱襞间距离的一半。使用黏蜡和橡皮筋固定水平面转移台在模型上，使用装置器固定模型后，用石膏将下颌模型固定在𬌗架上。

4. BPS 系统面弓转移上𬌗架　通过面弓转移，将上颌模型固定到𬌗架上。

5. BPS 模型分析　上下颌骨有标记解剖标志用来指导排牙，将这些信息画在模型上。该标记的解剖标志有：模型中线、切牙乳突、第一横腭皱、上颌结节、牙槽嵴顶线，磨牙后垫等。

6. BPS 前牙美学排列指导线　中切牙中线垂直𬌗平面；侧切牙中线颈部倾向远中；尖牙中线垂直，颈部唇面凸向唇侧，切缘偏向腭侧。中切牙和尖牙在同一高度，视觉上会显得尖牙较短，侧切牙约比中切牙提升 1mm。

7. 确定𬌗平面　BPS 系统中将排牙导板前缘（白色标示线）置于上下颌唇颊黏膜皱襞间距离的 1/2 处，导板后方为下颌磨牙后垫远中 1/3 处。以此来确定𬌗平面。

8. BPS 排牙原则

（1）后牙舌面不超越 Pound 线。

（2）后牙的中央沟应构成一条直线。

（3）后牙排列必须注意与牙槽嵴顶线的关系。如果下颌太宽或上颌太窄等，都会引起横向位移。

（4）后牙相关牙尖顶都应接触排牙板。

9. 排列人工牙　BPS 人工牙既能用于两侧𬌗平衡类的𬌗型，也能用于舌向集中𬌗。对于舌向集中𬌗，侧方运动时工作侧、平衡侧后牙都需有接触滑动。经调𬌗后，达到前伸平衡𬌗。

（1）排列上颌前牙

1）排列上颌中切牙：为便于按照解剖标志排列上颌前牙，去除上颌前牙区腭侧基托，暴露切牙乳突和第一腭皱襞，舌隆突连线与切牙乳突中点平齐，唇面垂直向排列，切缘应置于上下颌前牙区黏膜反折线直线距离的一半并再向下延伸 1.5～2.0mm。

2）排列上颌尖牙：牙尖大致与上颌中切牙等高，颈部连线与第一腭皱襞平齐。上颌尖牙的远中面与后牙牙槽嵴顶线排列一致。

3）排列上颌侧切牙：排列上颌侧切牙时注意与中切牙、尖牙的协调与美观。

（2）排列下颌尖牙：该牙位于下颌前牙区和后牙区分界线的交点处。牙尖位于上颌侧切牙与上颌尖牙邻接处。

（3）排列下颌后牙：按照第一前磨牙、第二前磨牙、第一磨牙、第二磨牙的顺序排列下颌后牙，除下第一前磨牙的舌尖及下颌第二前磨牙、第一磨牙、第二磨牙的远中舌尖不接触曲面排牙板外，其他所有下颌牙尖都需与曲面排牙板接触，且下颌后牙的长轴需垂直于曲面排牙导板，颊舌尖高度需与𬌗平面高度一致。下颌后牙中央沟连线与下颌后牙的牙槽嵴顶线一致。下颌后牙舌侧不得超过旁氏线。

（4）排列上颌后牙：排列成舌侧集中𬌗，按舌侧集中𬌗及 Monson 球面的要求，排列上颌后牙。

（5）排列下颌中切牙、侧切牙：为保持义齿的稳定，下颌前牙排列成浅覆盖、浅覆𬌗。

10.制作基托磨光面　应形成与人工牙、患者面型及口腔肌群的运动相协调的形状。

（1）上颌：唇侧基托磨光面是患者面部外形的重要决定因素。为恢复面部丰满度，在唇侧基托磨光面蜡型上应形成根突。前磨牙区域的磨光面形态需与吸吮功能相宜，并防止食物滞留。从第二磨牙颊侧到上颌结节间的基托磨光面应修整成有助于吞咽的向内的凹陷。基托磨光面需覆盖整个上颌结节。为有利于发音和吞咽，腭侧基托磨光面上应形成腭皱、切牙乳突等解剖标志或"S"状隆突。

（2）下颌：为防止义齿脱位，前牙区基托磨光面成凹面，并减小下颌前牙根突的突度。为形成与颊黏膜及颊系带运动相宜的形态，从颊系带到第二磨牙的远中，做出逐渐斜向上扬的凹陷形态。从第二磨牙颊侧到磨牙后垫间的抛光面应该修整成有助于吞咽的向内的凹陷。为确保舌体的正常位置，舌侧蜡型成凹面状，还有利于边缘封闭。

（五）第二次复诊试戴

1.检查美观功能　检查前牙颜色、形状是否与面部相协调；

2.检查发音功能

3.检查咬合功能　包括正中咬合检查、侧方运动检查、前伸运动检查及下颌自由运动检查。

（六）用BPS全自动注塑系统完成全口义齿

1.用 BPS 系统注塑设备和注塑胶囊材料完成义齿制作。与传统的水浴加热注塑相比，有效减少了聚合收缩，使得基托跟组织面之间更紧密贴合。

2.完成的义齿必须重新上𬌗架调整咬合。技师应正确重现临床医师记录的正中咬合关系，前伸、侧方平衡𬌗。

（七）第三次复诊初戴

口内调整咬合后，在义齿基托组织面均匀涂布一层压力指示糊剂嘱患者咬棉卷，磨除指示剂变薄的区域。全口义齿戴入口内，恢复了患者的面下三分之一距离，支撑唇部丰满，鼻唇沟变浅，前牙列形态自然、美观，发音清晰，咀嚼功能恢复。

小 结

在牙槽嵴与颌骨过度萎缩吸收的无牙颌，传统全口义齿无法获得满意的固位与稳定，采用全颌种植义齿修复则可以解决这些问题。全颌覆盖式种植义齿的设计是一个非常重要的问题，直接关系到种植义齿修复的成败。根据患者的情况和各种类型全颌覆盖式种植义齿的特点，灵活地选择修复方式和设计上部结构。金属基托及加强网全口义齿可以增加义齿的机械强度，减少基托厚度，增加义齿的舒适感。CAD/CAM 是一门新兴的口腔修复工艺技术，CAD/CAM 义齿制作和修复的时间短，是未来义齿修复的一个发展趋势。BPS 生物功能性全口义齿系统与传统全口义齿有所不同，它是遵循 BPS 系统理论，执行特定的标准操作流程，从而完成全口义齿设计和制作的操作体系。

（熊　坤　赵志华　胥晓丽）

思考题

1. 全颌覆盖式种植义齿的类型有哪些？各自的特点是什么？
2. 论述全颌覆盖式种植义齿的设计原则。
3. 利用 CAD/CAM 制作全口义齿的特点是什么？
4. 试述 BPS 生物功能性全口义齿操作流程。

第十四章 实 训 指 导

实训一 取无牙颌印模和灌注模型

【实训内容】

1. 无牙颌患者口内观察全口义齿修复有关的解剖标志。

2. 示教取无牙颌印模的方法。

3. 同学在仿头模型上完成取印模。

4. 灌注印模采用常规灌注和围模灌注两种方法。

【技能目标】

1. 能够识别无牙颌的解剖标志。

2. 能够识别无牙颌托盘和有牙颌托盘,学会选择托盘。

3. 了解功能印模的方法和检查印模的标准。

4. 掌握无牙颌印模常规灌注和围模灌注两种方法。

【器材】

口腔检查盘、无牙颌托盘、石膏调刀、雕刻刀、橡皮碗、小刀、蜡刀、酒精灯、火柴、红蜡片、消毒纱布、无牙颌仿头模型、印模膏、石蜡、铅笔、藻酸盐印模材料、模型石膏。

【操作步骤和方法】

1. 示教取无牙颌印模

(1)调整椅位:选择条件理想的无牙颌患者,将手术椅调整至合适位置。

(2)口腔检查:观察牙槽嵴的丰满度、黏膜的厚度及与全口义齿修复有关的解剖标志。主要的解剖标志有:上下颌唇、颊、舌系带的附着、上颌前弓区、颧突区、上颌结节、翼上颌切迹、切牙乳突、腭皱襞、上颌硬区、腭小凹、颤动线、下颌前弓区、颊侧翼缘区、远中颊角区、磨牙后垫、下颌舌骨嵴、舌隆突、舌下腺区、舌侧翼缘区。

(3)选择托盘:根据患者颌弓的形态及大小选择无牙颌托盘,托盘宽度应比牙槽嵴颊舌侧宽 2～3mm,托盘边缘应离开黏膜皱襞约 2mm,在系带区应有切迹。上颌托盘的后缘应盖过两侧翼上颌切迹及超过颤动线 3～4mm,下颌托盘后缘应盖过磨牙后垫。若选择不到合适的托盘,可用蜡片或印模膏添加托盘边缘至符合要求。

(4)取印模

1)取初印模、制作个别托盘

藻酸盐印模材料制取无压力初印模

将多功能蜡放置在55℃热水中软化，在选择适宜的成品托盘内，用软化蜡形成前牙区及双侧磨牙区的三点支撑。取适量藻酸盐印模材料放置在托盘上，将托盘旋转就位于患者口中。稳定托盘位置，在材料的可塑期内，嘱患者进行适当功能运动完成肌功能整塑，待藻酸盐印模材料结固后，使印模从口内旋转取出。

灌注模型形成初模型，在模型上用树脂进行个别托盘的制作。

2）制取第二次印模并作肌功能修整

调拌二次印模材料（藻酸盐印模材料、氧化锌丁香酚等）置于个别托盘上，旋转进入口内取第二次印模。托盘进入口内后，以轻微压力和颤动方式使托盘至正确位置后用正确的指法与压力维持托盘稳定的位置，为了获得准确的无牙颌功能性印模，在印模材料未凝固前，叮嘱患者作噘唇、噘嘴、左右移动下颌、舌前伸等动作以完成主动肌功能修整。也可由医师按肌肉活动的方向，轻牵唇颊部肌肉作被动肌功能修整，维持稳定托盘至印模材料完全凝固后取出。印模取出后，应检查是否完整清晰，边缘伸展是否合适，系带切迹是否适度，二次印模个别托盘有无分离。然后，以清水洗净，棉球擦干待灌注模型。

（5）灌注模型：一般灌注法同可摘局部义齿。但全口义齿模型要求有适当的厚度和宽度，以保证模型强度，以及正确反映唇、颊侧黏膜反折处的外形。

围模灌注法：先在印模周缘下约3mm处粘一条约5mm直径的圆形蜡条，分别包绕上下颌印模的唇颊面，下颌印模舌侧边缘下3mm处用蜡片封闭整个空隙。再沿蜡条外面及印模后缘用3～4mm厚的蜡片或铝皮做围板包绕一周，围板与蜡条之间用熔蜡粘着。要求围板的上缘距印模最高处的距离不少于10mm（图14-1）。然后，洗净吹干印模组织面，将调拌好的石膏少量置于印模组织面的最高处，使用振荡器边加石膏边震动至灌满石膏为止。

石膏凝固后将个别托盘连同石膏模型放入热水中浸泡，待印模膏稍软时，将石膏模型取下并在石膏打磨机上修整，使上颌腭侧顶部和下颌口腔底部距模型底面约10mm。

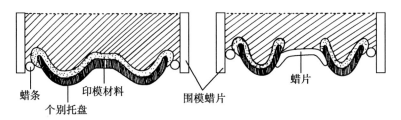

蜡条　　印模材料　　　　　　围模蜡片　　　蜡片
　　个别托盘

图14-1　上下颌围模正中截面

2. 同学在无牙颌仿头模型上用藻酸盐印模材取印模

（1）选择托盘：按照仿头模型的颌弓大小选择合适的托盘。

（2）取印模：首先在仿头模型上涂石蜡做分离剂，以免吸附力过强不易分离。具体方法同示教。

（3）灌注模型：按围模灌注法完成。应有一定宽度和厚度。

（4）脱模：石膏凝固后将模型从弹性印模材料中取出。

【注意事项】

1. 印模材料的稀稠度应合适。过稀印模边缘伸展不易达到要求；过稠则流动性差，取印模时常需用力加压，可造成组织变形移位，影响印模的准确性。

2. 取印模时，组织受压应均匀，在作肌功能整塑时，应使托盘在口内保持稳定。

3. 从口内取出印模时，若吸附力较大，可将唇颊部分别向上、下、外牵拉，使空气进入印模与黏膜之间，或在印模和黏膜间滴水，再将托盘向上或向下轻轻翘动，即可取下印模。切忌强行用力，否则可造成印模材料与托盘分离，或使印模损坏。

4. 个别托盘所取印模在脱模时，水温不宜过低，以免印模软化不够使模型损坏。

（彭 燕 王 菲 牛文钰）

实训二　制作个别托盘

【实训内容】

1. 示教绘制个别托盘的边缘线，缓冲区的处理、设置预留空间、个别托盘的塑形、打磨与完成。

2. 同学按示教完成上述内容。

【技能目标】

熟练掌握个别托盘边缘线的绘制、缓冲区的处理、预留间隙的设置、个别托盘的塑形、打磨与完成。

【器材】

技工微型马达、振荡器、石膏打磨机、各类打磨用砂石、纱布条、无牙颌托盘、石膏调刀、橡皮碗、玻璃板、红蜡片、酒精灯、铅笔、持针器、藻酸盐弹性印模材料、石膏、自凝树脂、自凝牙托水。

【操作步骤和方法】

1. 示教

（1）绘制个别托盘边缘线：在已完成的研究模型上绘制基托边缘线，个别托盘的边缘线应比基托边缘线向牙槽嵴顶方向内收 2mm，上颌个别托盘的后缘应放在软腭处超过颤动线 2～3mm；下颌个别托盘后缘应覆盖全部磨牙后垫（图 14-2）。

（2）缓冲区的处理及预留间隙：口腔内的骨突、软组织增生、组织倒凹等需要减小印模压力的部位，可适当贴蜡，以缓冲及填充倒凹（图 14-3）。为了取印模时的压力小些，可以预留间隙（图 14-4），也可只作缓冲区处理，不设置预留间隙（图 14-5）。

（3）整塑个别托盘并放置手柄及支托：在经过处理的模型上涂分离剂，调拌自凝树脂于黏丝早期进行整塑，上颌从腭侧开始，下颌从牙槽嵴顶处开始，应尽量使厚度保证在 2～3mm 左右，为了保证表面的平滑，可用玻璃纸蘸水后铺在其上，用手指推压使其光滑。也可以在面团期时迅速将其铺在涂有凡士林的玻璃板上压成 2mm 厚的片状，然后将其铺贴于模型上，用雕刻刀将个别托盘边缘线外侧多余的树脂去除。将多余的树脂捏成长条状，形成托盘手柄，其唇舌向倾斜角度与原天然牙列一致。指支托一般设置在下颌托盘双侧前磨牙到磨牙区，垂直于牙槽嵴（图 14-6）。

（4）个别托盘的打磨与完成：个别托盘的打磨主要是修整托盘边缘与其边缘线一致，要求厚度一致并且边缘光滑。

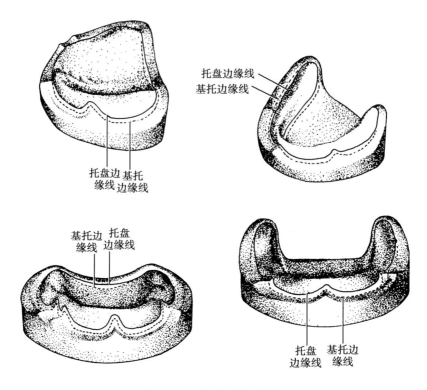

图 14-2 个别托盘边缘线

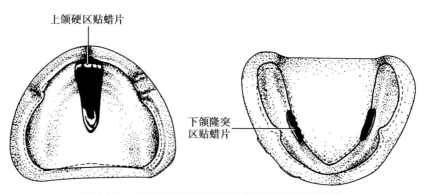

图 14-3 上颌硬区、下颌隆突区用贴蜡片进行缓冲

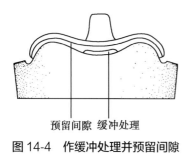

图 14-4 作缓冲处理并预留间隙

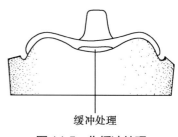

图 14-5 作缓冲处理

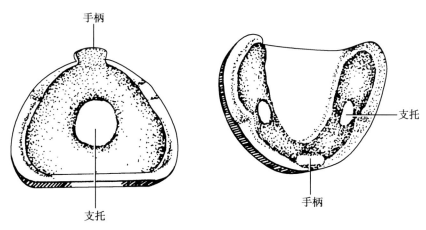

图 14-6　上下颌个别托盘手柄及支托放置位置

2. 同学独立完成个别托盘的制作,操作方法同示教,步骤如下:

(1) 绘制个别托盘边缘线。

(2) 缓冲区的处理及预留间隙。

(3) 整塑个别托盘并放置手柄及指支托。

(4) 个别托盘的打磨与完成。

【注意事项】

1. 缓冲部位的厚度应视骨突和倒凹的大小而定,大的应厚些,小的应薄些。

2. 整塑个别托盘时可在黏丝期时开始,避免因温度变化或操作迟缓而致整塑失败。

3. 个别托盘的打磨主要是使边缘光滑,不妨碍唇、颊、舌的正常位置及充分避让开系带,其他部位只要一般光滑即可。

（彭　燕　王　菲　牛文钰）

实训三　工作模型及殆托的制作

一、标准化工作模型及殆托的制作

【实训内容】

1. 学习标准化工作模型的制作方法。

2. 学习模型设计

3. 学习殆托的制作方法

【技能目标】

1. 熟练掌握标准化工作模型的制作方法。

2. 熟练掌握模型设计

3. 熟练掌握殆托的制作方法。

【器材】

光固化树脂基托片、凡士林、石膏、室温固化牙托树脂、基托蜡片、蜡刀、雕刻刀、标准化工作模型金属托架、标准化殆托高度测量器、模型修整机、打磨机、金属车针、光固化聚合器。

【操作步骤和方法】

1. 标准化工作模型的制作方法

1）在工作模型上画模型中线。用模型修整机磨除工作模型过高处，使其高度略低于 30mm，并使牙槽嵴的大部分或黏膜反折处与水平面大致平行。为加大工作模型与添加石膏的结合面积，需把工作模型的底部磨圆；为加大工作模型与添加石膏的机械结合力，用打磨机在工作模型的底面预备数处倒凹，不得击穿模型。

2）标准化工作模型以模型底面到殆平面的间距为 30mm 作为标准，磨除模型底部过高处，并使殆平面与工作模型底面平行，使殆平面呈现在无牙颌工作模型上。

3）用于调整标准化工作模型高度的金属托架有上颌和下颌之分，在托架的前后方已经按标准化工作模型的标准尺寸形成了高度相宜的垂翼。垂翼的高度规格为上颌金属托架前方高 8mm，后方高 25mm；下颌金属托架前方高 12mm，后方高 30mm（图 14-7）。

4）把修整后的上下颌工作模型分别放置在上颌及下颌标准化工作模型金属托架上，检查模型高度（图 14-8）。

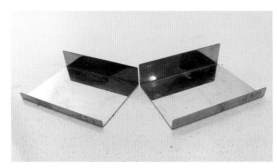

图 14-7　用于调整上颌及下颌标准化工作模型高度的金属托架

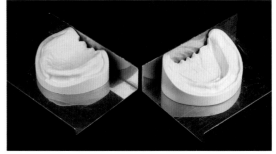

图 14-8　在金属托架上分别放置上下颌模型，检查模型的高度是否合适

5）为减小石膏的固化膨胀，同时加速石膏的固化，在普通石膏里添加少量零膨胀石膏，调合后分别构筑在金属托架上和工作模型的底面。

6）已放置了上颌工作模型的金属托架，该托架后方垂翼高度相当于翼上颌切迹，前方垂翼高度相当于上颌中切牙区域黏膜反折处。按照上述位置关系，调整工作模型的高度，使上颌模型与上颌标准化工作模型金属托架垂翼的高度相一致。

7）把下颌工作模型放置在下颌金属托架上，磨牙后垫上缘需与后方垂翼平齐，下颌中切牙下方的黏膜反折处与前方垂翼平齐（图 14-9）。

8）为便于后期的模型观测，用模型修整机沿直角磨除上下颌工作模型外围的过剩部分，工作模型外侧保留 4～5mm 的宽度，并形成内高外低约 5° 的斜坡，不得损伤组织面（图 14-10）。

9）用车针修整边缘过剩处后，标准化工作模型与金属托架垂翼的高度一致（图 14-11）。

10）用模型修整机把标准化工作模型的后侧面修整为 90°。并且，标准化工作模型的后侧面需与模型中线垂直。把标准化工作模型置于模型观测板上，模型底面与侧面应垂直（图 14-12，图 14-13）。

11）把上下颌标准化工作模型的中线相连，查看对称性，并推测义齿的形态（图 14-14）。

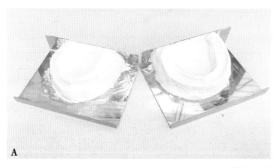 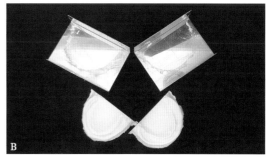

图 14-9　工作模型与金属托架的高度关系

A. 按垂翼高度要求，在上下颌工作模型上添加石膏后，放置在上下颌金属托架上　B. 从金属托架撤除工作模型后

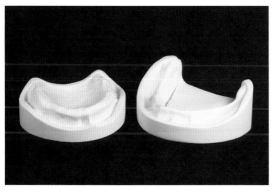

图 14-10　用游标卡尺正确测量各处高度数据，用模型修整机磨除过剩部分

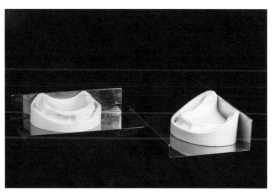

图 14-11　修整后，检查上下颌标准化工作模型与金属托架垂翼高度的关系

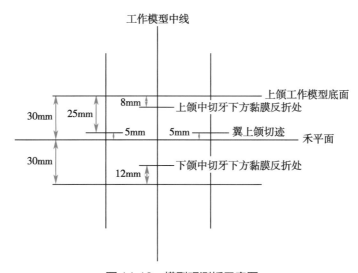

图 14-12　模型观测板示意图

12）在正确操作的前提下，标准化工作模型冠状面中线应与水平面中线垂直（图 14-15）。

13）在正确操作的前提下，标准化工作模型后方中线应与水平面中线垂直。把上颌以及下颌牙槽嵴顶线延伸到标准化模型后侧方（图 14-16）。

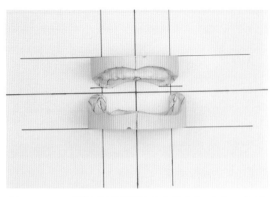

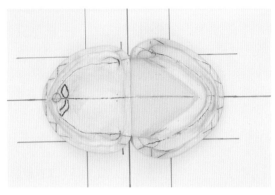

图 14-13　用模型观测板检查上下颌标准化工作模型的规格是否与观测板相符

图 14-14　检查上下颌标准化工作模型的对称性

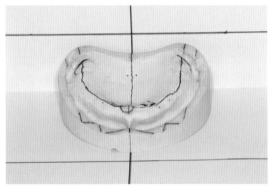

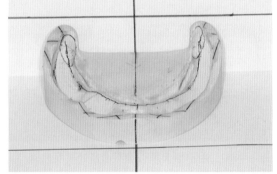

图 14-15　检查冠状面中线是否与水平面中线垂直

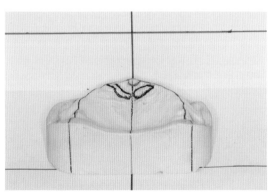

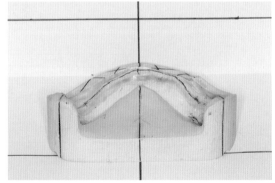

图 14-16　从后侧方检查上下颌标准化工作模型的中线是否与水平面中线垂直,中线两侧是否大致对称

14)标准化工作模型各面观的高度都应符合数据要求。

15)因为𬌗平面是视线的位置,所以在后续确定了颌位关系后,若𬌗平面与标准化工作模型的底面不平行,仍然需重新调整标准化工作模型。

2.模型设计　上𬌗架前,参照第四章三、模型设计的要求,完成上下颌工作模型的设计。

3. 采用光固化基托片制作暂基托的方法

1）先进行模型观测，用厚度为 0.5mm 以上的薄蜡片等缓冲骨突及口腔医师标识的压痛点。此时不仅要填补牙槽嵴上的倒凹，还要填补腭皱襞等处的倒凹。即使遗漏很小的倒凹，也会造成工作模型的损坏（图 14-17）。

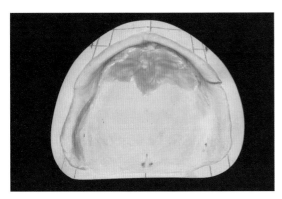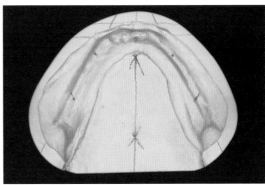

图 14-17　已填补了倒凹的工作模型

2）把光固化基托片缓缓压贴在工作模型上，防止组织面发生气泡（图 14-18）。

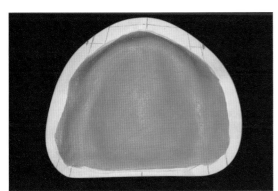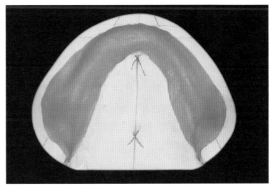

图 14-18　把光固化基托片压贴在工作模型上

3）沿中线用雕刻刀分割上下颌暂基托（图 14-19）。

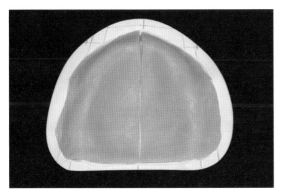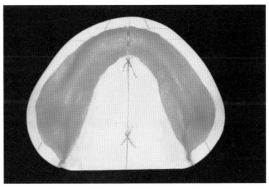

图 14-19　用雕刻刀沿中线分割上下颌暂基托

4）按光固化基托片制造商的说明书要求，实施光固化。经光固化照射后，分割痕的缝隙明显扩大（图 14-20）。

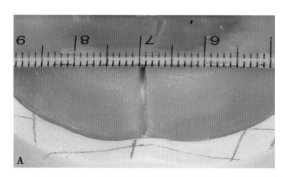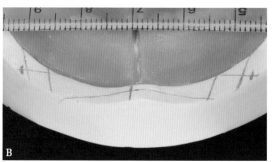

图 14-20 光敏树脂片聚合前后缝隙对比图经光固化聚合，分割上下颌暂基托上的缝隙明显扩大
A. 固化前的缝隙 B. 固化后的缝隙

5）在分割痕里填补收缩率低的自凝树脂，固化后基托后缘的浮起很少（图 14-21）。

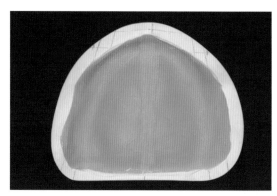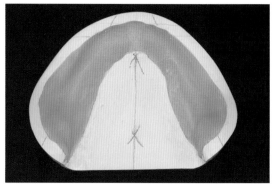

图 14-21 用收缩率低的自凝树脂填补缝隙

6）暂基托的组织面观（图 14-22）。

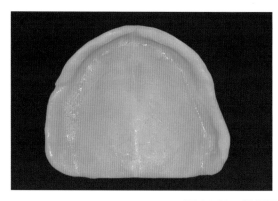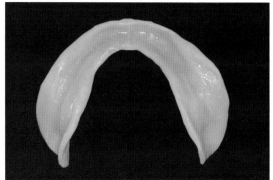

图 14-22 组织面几乎没有填补痕迹

7）在工作模型上再次薄薄的涂布一层凡士林，使暂基托在工作模型上完全就位后，用收缩率低的自凝树脂封闭基托边缘及其后缘。

8）用车针磨除菲边，完成暂基托。

4. 制作标准化殆堤

1）按照颌弓的大小，选择相宜的殆堤。把殆堤放置在暂基托上，检查殆堤的大小是否合适。

2）在透明的丙烯酸酯板上装载两端长度分别为 30mm 和 35mm 的支撑柱，做成殆托高度量具。上颌用 30mm 高度的量具，下颌用 35mm 高度的量具。把殆堤的殆面用黏蜡贴附在透明丙烯酸酯板下（图 14-23）。

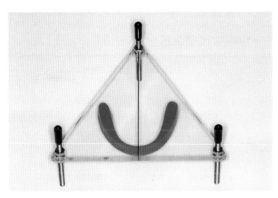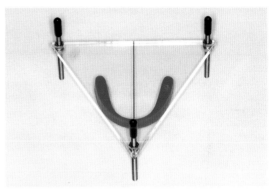

图 14-23　分别把上下颌殆堤贴附在殆托高度量具下

3）正确测量切牙乳突中点到模型后侧方的距离，该平均值约为 53mm。

4）为易于观察殆堤与工作模型上解剖标志之间的关系，取下暂基托。在该状态下，能看清牙槽嵴的吸收状态，从所有角度仔细观察，能提高观察能力（图 14-24）。

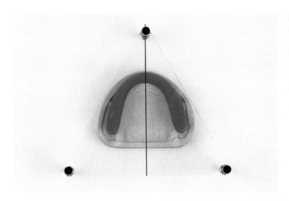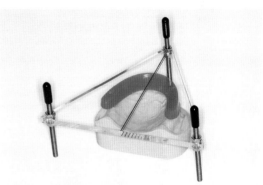

图 14-24　观察上颌殆堤与上颌弓的位置关系

5）观察下颌模型与殆堤的位置关系。在工作模型上叠加殆堤后，通过观察能看到天然牙列原有位置与解剖标志的很多信息（图 14-25）。

6）推测天然牙列的原有位置后，在基托上放置已充分软化的殆堤，并按从殆托平面到工作模型底面为 30mm 的高度要求，将其烫接在基托上。完成殆托磨光面后，将其放置在模型观测板上检查殆托（图 14-26）。

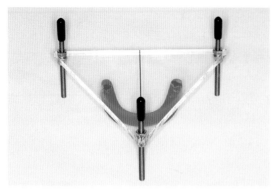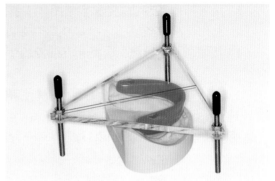

图 14-25 观察下颌𬌗堤与下颌弓的位置关系

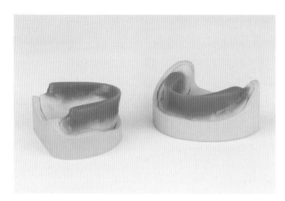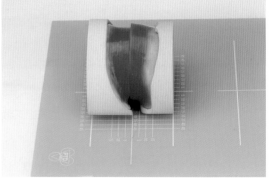

图 14-26 完成𬌗堤的磨光面，置于模型观测板上检查𬌗托

二、非平均值𬌗托的制作

【实训内容】

学习非平均值𬌗托的制作方法

【技能目标】

熟练掌握𬌗托的制作方法。

【器材】

测量尺、不锈钢丝（22 号或 21 号）、长鼻钳、日月钳、玻璃板、Hanau H2 𬌗架（或其他𬌗架）、石膏调刀、铅笔、雕刻刀、酒精灯、火柴、红蜡片。

【操作步骤和方法】

1）弯制增力丝：取 21 号或 22 号不锈钢丝，分别用技工钳弯成与上颌牙槽嵴腭侧、上颌腭弓后份及下颌牙槽嵴舌侧一致的弧形。

2）制作上颌蜡基托：用变色铅笔在上颌模型上画出基托范围，再将模型用水浸湿（或涂分离剂）。取一块相当于两倍上颌颌弓长宽的基托蜡片，在酒精灯上烤软后，折叠成双层放于模型上，自模型腭部中份用手指向外轻压蜡片，使其与模型贴合。按模型上所画的基托范围切除多余蜡片。将弯制合适的增力丝在酒精灯上烧热后埋入基托内。

3）制作下颌蜡基托：用变色铅笔在下颌模型上画出基托范围，将模型用水浸湿（或涂分离剂）。取相当于两倍下颌牙槽嵴长宽的蜡片，烤软后折叠并形成马蹄形放于下颌模型上，由上向下沿牙槽嵴唇颊、舌侧加压使之与模型贴合。将弯制合适的增力丝在酒精灯上烧热后埋入舌侧基托内。

4）形成上颌𬌗托：将蜡片烤软，做一与上颌弓长度一致、前部宽约 5～7mm、厚约 10～13mm、后部宽约 8～10mm、厚约 8～10mm 的蜡条，按颌弓弧形放于牙槽嵴顶处的蜡基托上，用熔蜡粘合。趁𬌗堤尚软时，倒置模型在玻璃板上轻压形成由前斜向上后方的平面，并迅速将𬌗托放入患者口内用𬌗平面规检查蜡𬌗堤平面，要求蜡𬌗堤平面在前部与两眼瞳孔连线平行，并在上唇下显露 2mm，后部的蜡𬌗堤平面与耳屏鼻翼连线平行，两侧的蜡𬌗堤平面应在同一水平面上。同时注意调整唇颊组织的丰满度，然后在腭侧基托的后部粘一约 5mm 直径的蜡球备用（图 14-27）。

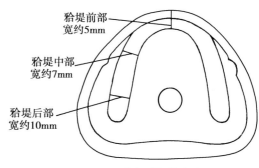

图 14-27　上颌𬌗堤的宽度

5）确定垂直距离高度：患者端坐于手术椅上，头部直立，全身放松至下颌处于自然休息位置，用垂直距离测量尺先测得息止颌位时患者由鼻底至颏底间的距离，反复测量几次，确认无误后将此高度减去 2～4mm 的息𬌗间隙即得出正中𬌗位时垂直距离的高度。或者在鼻底和颏底皮肤上，用笔作一标记，然后用垂直距离测量尺测量两点间距离，也可达到同样目的。

6）形成下颌𬌗托：用与上颌相同的方法形成下颌𬌗堤，用熔蜡固定于基托上。趁𬌗堤尚软时将上下颌𬌗托放入口内，嘱患者作吞咽动作或以舌舔上颌基托后部蜡球，引导下颌后退，慢慢自然闭合下颌，同时测量鼻底至颏底的距离，直至闭合到预测的垂直距离高度。若闭合过度，可用软蜡条加高下颌𬌗堤后再咬。若闭合不够，垂直距离较高，𬌗堤已硬，可适当烫软下颌𬌗堤再咬。若垂直距离合适，用雕刻刀在上下颌𬌗堤的唇面刻画出面部中线、口角线和上下笑线（图 14-28～图 14-31）。

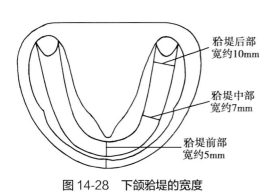

图 14-28　下颌𬌗堤的宽度

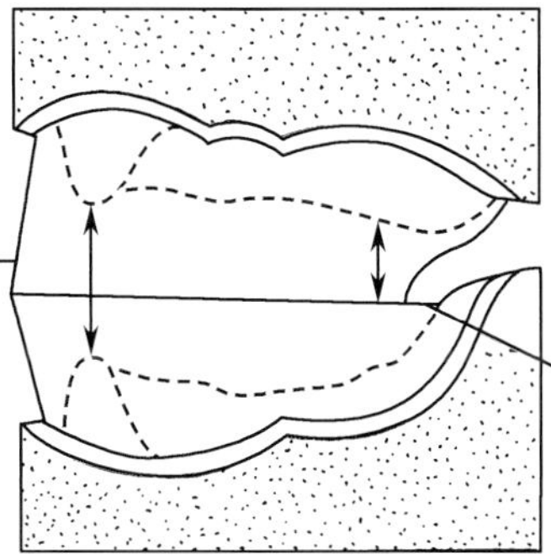

图 14-29　上下颌𬌗托与工作模型

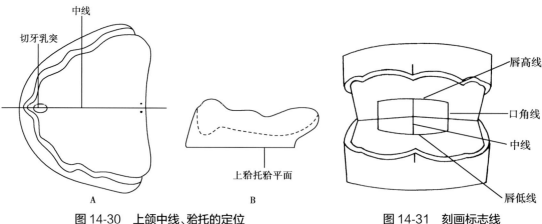

图 14-30　上颌中线、殆托的定位

A.中线位于切牙乳突和腭小凹中间　B.上颌殆托丰满度及殆平
面与牙槽嵴顶的关系

图 14-31　刻画标志线

（闵　曦）

实训四　排　牙

【实训内容】

1. 示教全口义齿排牙的步骤和方法。

2. 同学按示教步骤方法完成全口义齿排牙。

【技能目标】

熟练掌握正常殆全口义齿人工牙排列的方法。

【器材】

大蜡刀、雕刻刀、小刀、酒精灯、火柴、铅笔、全口人工牙、蜡片。

【操作步骤和方法】

1. 示教

（1）人工牙的选择：根据患者的面形、皮肤颜色、颌弓大小和颌间距离选择一副颜色和大小均适合的人工牙。

（2）排牙（上颌排牙法）

1）排前牙：首先将殆托上的中线延伸记录在石膏模型上，以免殆托上蜡堤消除后失去排牙的标记。用小刀从中线开始切除一侧前牙区部分蜡堤，再用大蜡刀将中切牙区的蜡堤烫软，按排列位置要求将中切牙排列固定于基托上。然后依次排列侧切牙和尖牙。同法排列另一侧上颌前牙。上颌前牙排列完成后，按同样顺序和方法排列下颌前牙。上下颌前牙应排成覆殆 1mm 和覆盖 1～3mm（图 14-32），并形成正常的尖牙关系，即上颌尖牙的牙尖正对下颌尖牙的远中。

上下颌前牙按上述要求排列完成后，在正中殆上下颌前牙并无殆接触，但在上下颌后牙排列完成后，殆架上颌体向后滑动，上下颌前牙应切缘相对接触；两侧后牙应各有一点或多点接触，这就是全口义齿的前伸殆平衡。

上下颌前牙排列完成后，如必要可在患者口内试戴。检查前牙中线与面部中线是否一致，前牙切缘在上唇下缘显露的长短，切缘连线与瞳孔连线是否平行，患者是否满意，如不符合要求应作必要的调整。

2）排后牙：将𬌗托从模型上取下，用铅笔画出上下颌后牙区的牙槽嵴顶线，并延伸至模型的前后缘。闭合𬌗架，观察上下颌牙槽嵴顶的关系，然后将𬌗托放回模型上，根据模型上的延长线，将下颌牙槽嵴顶线刻画在下颌𬌗堤平面上，作为排列上颌后牙的标记。用小刀消除第一前磨牙处的部分蜡堤。用大蜡刀烫软该处的蜡堤，按第一前磨牙的排列位置要求将其固定于蜡堤上。用同样方法依次排列第二前磨牙、第一磨牙和第二磨牙。要求上颌前磨牙的中央窝及磨牙舌尖的舌斜面正对下颌牙槽嵴顶线。确定上颌后牙的位置关系无误后，按正常咬合关系排列该侧下颌后牙，先排第一磨牙，再排第二磨牙、第二前磨牙，最后排第一前磨牙。要求下颌前磨牙的颊尖及磨牙颊尖的舌斜面位于下颌牙槽嵴顶上，并与上颌后牙建立良好的𬌗接触关系（图14-33）。一侧后牙排列完成后，用同样方法排列另一侧上下颌后牙。

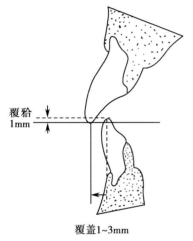

图 14-32　上下颌前牙的覆𬌗与覆盖关系

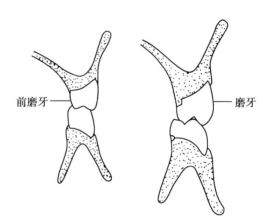

图 14-33　上下颌前磨牙、磨牙与牙槽嵴顶的关系

3）调整咬合：若使用的是 Hanau H2 𬌗架，当人工牙排列完成后，可在𬌗架上调整咬合，以达到𬌗平衡。首先将𬌗架上双侧固定螺钉放松，推上颌体向后，使上下颌前牙切缘相对时双侧后牙至少各有一点接触。当推上颌体向左（或右）滑动时，工作侧的上下颌同名牙尖保持接触，平衡侧异名牙尖接触，这样才能保持全口义齿在前伸和侧向𬌗运动时的平衡（图14-34，图14-35）。若不能达到上述要求，可调整个别人工牙的位置。

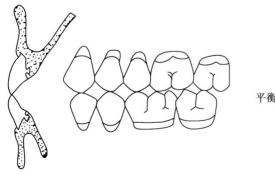

图 14-34　全口义齿的前伸𬌗平衡

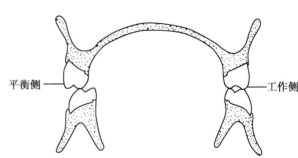

图 14-35　全口义齿的侧方𬌗平衡

（3）试戴义齿蜡型：将排好人工牙的蜡型戴入患者口中，检查义齿咬合关系与𬌗架上是否一致，后牙咬合接触是否紧密，面部外形是否自然。如发现问题，可放回𬌗架上进行调整。

2．学生按示教要求完成前后牙排列，并要求有前伸和侧方𬌗平衡。

【注意事项】

1．排牙时蜡刀温度不宜过高，以免蜡熔化后流到模型上，过热还可烫坏树脂人工牙。

2．排牙过程中应经常浸湿模型，因烫穿基托易损坏模型。

3．排牙时尽量避免熔蜡黏附于人工牙𬌗面及轴面。

4．在调整咬合时，无论作前伸或侧向运动，要求切导针和切导盘应始终保持接触。

（蒋 菁 赵 军 牛文钰）

实训五 蜡 型 完 成

【实训内容】

1．示教完成义齿蜡型的全过程。

2．同学完成义齿蜡型。

【技能目标】

具有独立完成义齿蜡型的能力。

【器材】

同全口义齿排牙。

1．示教

（1）用熔蜡将基托适当加厚烫平：从模型上取下蜡型，对光检查基托厚度是否一致。然后放回模型上，对基托过薄处适当加蜡，过厚处适当刮薄。要求基托厚度约为 2mm，边缘可适当加厚一些，有利于边缘封闭，但上颌基托的腭部后缘不宜过厚，以免使患者产生不适感。在上颌前牙的舌侧向后至前牙腭侧区可形成凹凸状（图 14-36），这样有利于患者发音。模型上的硬区及骨突处若未进行缓冲处理，则该区的基托应适当加厚，便于义齿戴入时在基托组织面进行缓冲。基托厚度合适后，用雕刻刀加热封闭基托边缘于模型上。

（2）雕刻刀去除人工牙功能面及轴面上的蜡质：将雕刻刀刀尖与人工牙冠前牙唇面形成约 60° 角、后牙颊面形成约 45° 角（图 14-37），修出龈缘的自然解剖外形，并在基托唇、颊面形

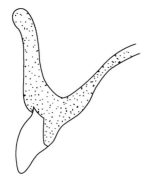

图 14-36 上颌前牙舌侧向后至前牙区腭侧基托的凹凸形

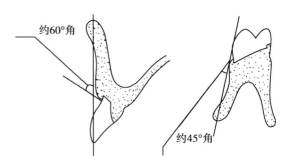

约60°角

约45°角

图 14-37 雕刻刀尖与人工牙冠唇面形成约 60° 角，颊面形成约 45° 角

成与天然牙根相似的突度。同时将上颌基托唇颊面形成向上外,腭侧为向上内的凹面(图 14-38),下颌基托唇颊面形成向下外、舌面为向下内的凹面(图 14-39)。最后用酒精喷灯将基托表面吹光滑完成蜡型。

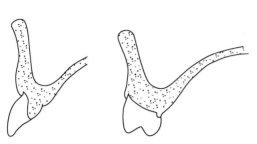

图 14-38　上颌基托唇颊面及腭面的伸展

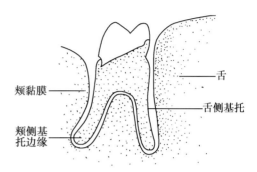

舌

舌侧基托

颊黏膜

颊侧基托边缘

图 14-39　下颌基托颊面及舌面的伸展

2. 同学按示教内容操作并完成义齿蜡型。

【注意事项】

1. 上蜡过程中,应注意不能使人工牙变位,以免影响咬合关系。

2. 相当于牙根之间的部位与龈缘和义齿边缘之间应形成凹凸状,两凹凸间应相互移行。

3. 用酒精喷灯吹光蜡型时,应使火焰在蜡型表面迅速移动,避免蜡熔化过度而影响厚度。

（闵　曦　陈志宇　赵立军　牛文钰）

实训六　树脂成型

【实训内容】

1. 示教全口义齿装盒、除蜡、充填树脂、热处理及开盒的步骤和方法。

2. 同学按示教完成上述内容。

【技能目标】

熟练掌握装盒、除蜡、充填树脂、热处理及开盒的步骤和方法。

【器材】

石膏打磨机、型盒、压榨器、电炉、煮锅、热凝牙托粉、热凝牙托水、调刀、调杯、分离剂、毛笔、玻璃纸等。

【操作步骤和方法】

1. 示教

(1) 模型准备:①从𬌗架上取下模型及义齿蜡型,放入凉水中浸泡约 10 分钟;②把已浸水的模型在石膏打磨机上打磨,放入型盒内检查并合拢上下盒,应使切缘及𬌗面与上盒盖间有 1cm 以上的间隙;③型盒内壁涂分离剂。

(2) 装盒:全口义齿装盒多采用反装法(图 14-40),此法是只将模型固定在下部型盒中,人工牙及大部分蜡基托暴露,然后装上盒,人工牙被埋在上层型盒中。装盒时下盒石膏表面应无倒凹,否则开盒时易造成模型损坏。也可采用整装法(图 14-41),即将模型、人工牙均埋于下盒,只有腭侧蜡基托暴露,然后装上盒。如果是金属基托应采用混装法,即只有人工牙和唇颊侧蜡型暴露，其余均埋于下盒（图 14-42）。不管以上哪种装盒方法，为确保人工牙不脱落，在人工牙上应用人造石包埋，厚度应掌握在 5mm 以上，待人造石流动性稍差时灌入普通石膏。

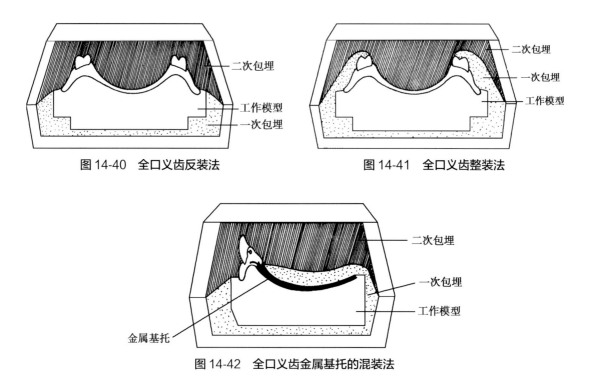

图 14-40　全口义齿反装法　　　　　　图 14-41　全口义齿整装法

图 14-42　全口义齿金属基托的混装法

（3）除蜡：将型盒放开水中约 4～5 分钟后取出，打开型盒，去除没有熔化的蜡，而后以开水冲净上下型盒内残留的蜡，去蜡时应注意有无松动牙移位，如有则应待蜡去净后以开水洗净人工牙，再将人工牙放回原位。也可采用 70℃ 以上热水中放置 10 分钟的方法，这样软化蜡的量可为树脂充填提供量的参考。

（4）充填树脂：应在上层型盒内进行，因全口义齿的基托面积大，充填树脂量较多，充填量要够，为保证量够，可用玻璃纸放在上下盒间，以方便打开检查。当认为量合适时。去除压出的菲边和玻璃纸，压紧并固定型盒。

（5）热处理及开盒：在热处理前，最好将已填塞树脂并加压固定的全口义齿型盒放入冷水中浸泡一夜，以使其充分聚合。热处理时应注意时间不能过长，一般室温开始加热在沸点后维持的时间不应超过半小时。开盒时最好用木锤敲打，下半口全口义齿不能从舌侧修剪否则可致义齿从正中折断。

2. 同学按要求独立完成以上内容。

【注意事项】

1. 装盒前应根据型盒大小将模型在石膏打磨机上打磨合适，应注意不要磨得太薄，以免造成模型折断。

2. 去蜡时在开水中浸泡时间不能过长或过短。如过长，可致过度熔化渗入石膏模型内，使分离剂不能附着在模型表面形成薄膜；如过短，在开盒时易造成人工牙移位。

3. 充填树脂以面团期最佳,如过早,可因黏性强而使操作不便,还可能在热处理时产生气泡;如过晚,可造成充填困难,压坏模型,同时还可造成咬合升高。

(闵 曦 陈志宇 赵立军 牛文钰)

实训七 打磨抛光

【实训内容】

1. 示教全口义齿打磨抛光的步骤和方法。

2. 同学按示教完成上述内容。

【技能目标】

熟练掌握打磨抛光的全过程。

【器材】

技工打磨机、技工微型马达、各类砂石、大磨头、纱布条、纸砂片、持针夹、各类布轮、各类绒轮、各类直车针、抛光刷、细石英砂、氧化锌粉末。

【操作步骤和方法】

1. 示教

(1)打磨基托边缘:基托边缘应和工作模型的边缘吻合,应是圆弧状。系带区和其他部位基托边缘的厚度应相同。上颌义齿基托后缘与组织面应自然移行;磨牙后垫部位的基托应光滑。

(2)调磨基托的光滑面和组织面:光滑面的打磨在不影响牙龈形态的前提下、尽量磨光。组织面除应缓冲部位、小瘤、菲边及锐利部分应打磨缓冲外,原则上不应打磨。

(3)具体做法:先用较锐雕刻刀去除附着在义齿上的石膏,细小部位的石膏可用直裂钻去除。组织面若有小瘤突起可用小砂石磨除。打磨时先用粗砂石沿外形先磨平,再用细砂石消除前步留下的打磨痕迹。下一步用夹轴固定纱布条磨光。然后布轮沾湿石英砂抛光,再用硬毛刷沾湿氧化锌抛光。对抛光中触及不到的部位,可用小布轮蘸氧化锌抛光。最后用排笔蘸上光油将义齿磨光面涂一层,使其达到光亮的效果。抛光完成后的全口义齿洗净放在冷水中浸泡保存。

2. 学生按示教要求独立完成义齿打磨抛光。

【注意事项】

1. 打磨边缘时注意,只能磨光不能磨薄。

2. 打磨抛光时应注意拿稳义齿,避免随打磨轮飞起造成义齿折断。

3. 细小部位(如相当于龈乳头处)的石膏要用细裂钻或小球钻去除,否则会影响外形。

(闵 曦 陈志宇 赵立军 牛文钰)

实训八 基托折裂或折断的修理

【实训内容】

1. 示教全口义齿基托折断的修理方法和步骤。

2. 同学按示教完成上述内容。

【技能目标】

熟练掌握全口义齿基托折裂或折断的修理方法。

【器材】

酒精灯、雕刻刀、分离剂、自凝牙托粉、牙托水、打磨抛光器材同实训七。

【操作步骤和方法】

1. 示教

(1) 取折断的上颌全口义齿一个。

(2) 将已折断的上颌全口义齿洗净吹干,准确对位后(参照图 10-1～图 10-3)将雕刻刀烧至微红,然后在与折断面垂直方向用雕刻刀将裂隙两侧的磨光面基托烫熔,断缝处每隔 3～4mm 烫熔固定一点。可用熔蜡将牙签或废旧车针固定于两侧磨牙处,加强对断端的固定。

(3) 将折断后已准确固定的上颌全口义齿组织面涂分离剂,然后形成石膏模型,石膏模型的范围应包括折裂处及其周围部分,能使折断的两侧基托准确复位,覆盖面积不宜过大以免取下困难。

(4) 石膏凝固后,去除固定牙签,取下折断义齿用砂石沿断面将两侧基托各磨除一部分,要求磨除时斜向义齿光滑面,以增加新旧树脂间的接触面积。

(5) 在石膏模型上涂分离剂,将折断的义齿两断块用蜡固定于模型上(裂缝磨除部位不能用蜡固定),调自凝基托树脂并在磨除部位滴上单体润湿,在自凝树脂黏丝早期时涂于裂缝表面周围,再以单体涂抹使其表面光滑。

(6) 自凝基托树脂凝固后取下义齿,按实训七方法打磨抛光后放入凉水中浸泡。

2. 同学按示教方法完成折断上颌全口义齿的修理

(1) 同学可将已制作完成的上颌全口义齿人为从中线处折断,也可先在义齿光滑面中线处以金属砂片切一深约 1mm 的沟,从而取得需修理的折断义齿。

(2) 其余各步骤同示教。

【注意事项】

1. 义齿断端需对位准确方可灌注模型。

2. 模型灌注范围应既能保证折断义齿的复位准确,又不妨碍义齿摘戴。

3. 保证基托裂隙处的石膏模型不受损伤。

【课堂讨论】

基托折裂与基托折断修理的相同与不同之处。同学以小组讨论的形式发表结论。

（王 菲 黄盛斌 牛文钰）

参 考 文 献

1. 赵铱民. 口腔修复学. 7版. 北京：人民卫生出版社，2012.
2. 吴国峰，张玉梅. 全口义齿临床修复规范. 北京：人民军医出版社，2012.
3. ARTHUR O R，JOHN R I，KEVIN D P. 全口义齿教科书. 6版. 冯海兰，主译. 北京：人民卫生出版社，2011.
4. 刘宝林. 口腔种植学. 北京：人民卫生出版社，2011.
5. 王跃进. 全口义齿工艺技术. 3版. 北京：人民卫生出版社，2015.
6. 王荃. 口腔材料学. 2版. 北京：人民卫生出版社，2009.
7. 郭天文. 临床全口义齿复诊学. 西安：第四军医大学出版社，2009.
8. 赵铱民. 口腔修复的磁附着固位技术. 西安：世界图书出版公司，2009.
9. 徐军. 总义齿与可摘局部义齿的设计. 北京：中国大百科全书出版社，2005.
10. 冯海兰，徐军. 口腔修复学. 北京：北京大学医学出版社，2005.
11. 张富强. 附着体义齿. 上海：上海科学技术文献出版社，2005.
12. 周磊. 口腔种植学临床实践. 西安：世界图书出版公司，2003.
13. 冯海兰. 覆盖义齿. 北京：中国科学技术出版社，2002.
14. 姚江武. 冠内冠外精密附着体. 北京：人民卫生出版社，2001.
15. 徐军. 总义齿的𬌗接触——五种不同𬌗型的设计要点. 北京：人民卫生出版社，2008.
16. HAROLD W P. Precision Attachments in Prosthodontics：The Application of Intracoronal and Extracoronal Attachments. London：Quintessence Publishing Co.，Inc.，1984.
17. MICHAEL S L，PAUL M. Attachments for prosthetic dentistry：Introduction and application. London：Quintessence Publishing Co.，Ltd.，1994.
18. ALFRED H G，MARTIN K，CHARLIES C K. Complete Denture and Overdenture Prosthetics. New York：Thieme Medical Publishers，Inc.，1993.
19. GILLINGS B R，SAMANT A. Overdentures with magnetic attachments.Dent Clin North Am. 1990；34（4）：683-709.
20. 本郷英彰. デンチャースペースの回復できめる総義歯のかたち. 东京：医歯薬出版株式会社，2012.
21. 松本直之. 無歯顎補綴の臨床Q&A. 东京：医歯薬出版株式会社，2006.
22. 近藤弘. 検査·診断·治療計画にもとづく基本総義歯治療. 东京：医歯薬出版株式会社，2003年.
23. 大野淳一. 目で見るコンプリートデンチャー. 东京：医歯薬出版株式会社，1994.

附录 全口义齿工艺技术流程图解

全口义齿的制作有很多步骤,分别在门诊和技工室进行,这就需要口腔医师和口腔技师除严格按要求操作,尽量减少操作误差外,还需要密切合作才能完成义齿制作。现将全口义齿的制作过程简单归纳如下(附录图1～附录图90):

一、全口义齿流程图解

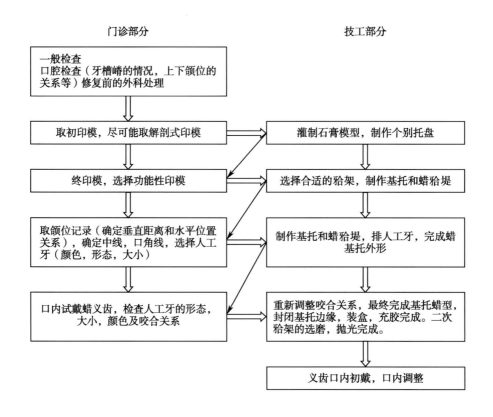

二、个别托盘的制作

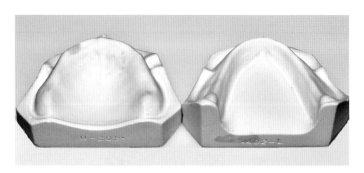

附录图 1 灌制上下颌初模型

将模型修整以利于个别托盘的制作

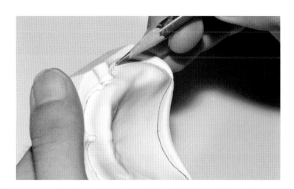

附录图 2 用铅笔画出全口义齿初印模的黏膜转折处的边缘线

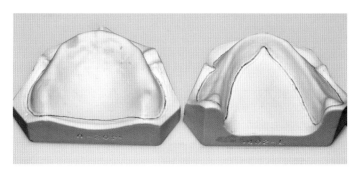

附录图 3 已画出上下颌模型预计基托边缘线

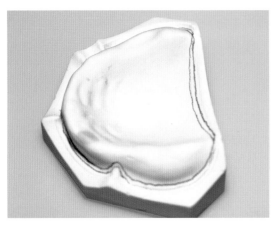

附录图 4　在上颌模型的轮廓线用铅笔加重，并用红色笔画出比预计基托边缘线缩小 2~3mm 的托盘轮廓。注意上颌后缘的个别基托的边缘线比正常基托边缘线长 2~3mm

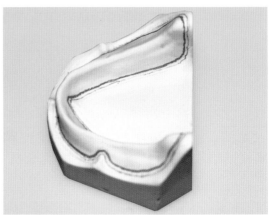

附录图 5　在下颌模型的轮廓线用铅笔加重，并用红色笔画出比预计基托边缘线缩小 2~3mm 的托盘轮廓

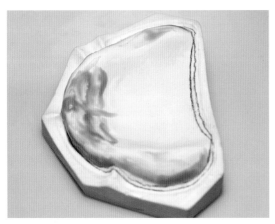

附录图 6　在上颌腭皱、切牙乳突、腭隆突和组织松弛处加蜡缓冲。填补所有倒凹

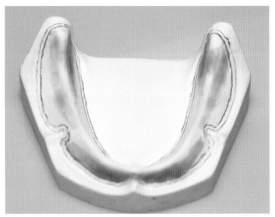

附录图 7　在下颌牙槽嵴顶，黏膜松弛处加蜡缓冲。前牙唇侧的倒凹也需用蜡填补

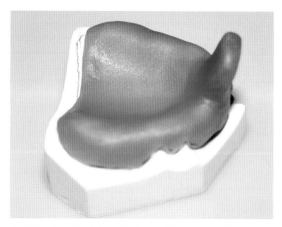

附录图 8　运用光固化技术制作上颌个别托盘,上颌前牙区需要多填补一些。在判断需填补的倒凹时,应该在托盘就位和取下的方向上观察模型,此方向与殆平面呈 45°角

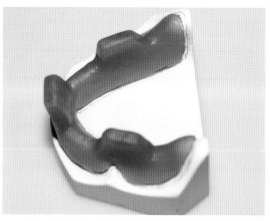

附录图 9　下颌个别托盘两侧下颌第一磨牙的位置制作出手指固定座。下颌托盘要比上颌托盘做得厚些。下颌牙槽嵴低平时,托盘柄与手指固定座之间应该添加额外的托盘材料使其加强

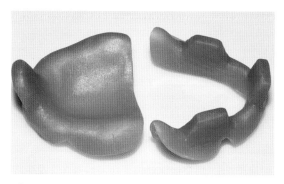

附录图 10　采用光固化树脂制作完成的上下颌个别托盘

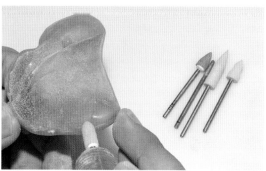

附录图 11　修整个别托盘边缘,确保边缘圆滑,方便医师在口内试戴,避免对患者黏膜的创伤

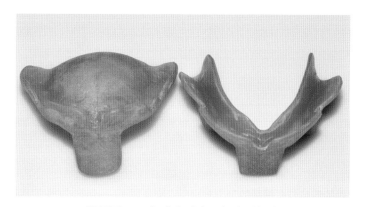

附录图 12　打磨完成上下颌个别托盘

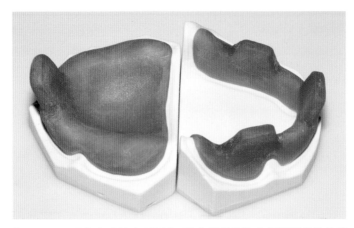

附录图 13　最终完成的个别托盘，边缘线依照红色标记线作为标准

三、蜡基托及蜡𬌗堤制作

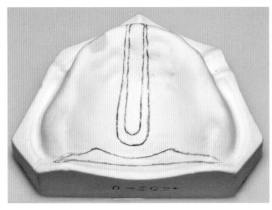

附录图 14　用铅笔画出后部腭封闭区（后堤区）的轮廓和需要缓冲的区域

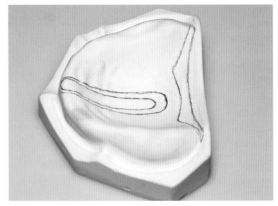

附录图 15　后提最深处位于距沟后缘 1/3 及中线与翼上倾切迹之间中点的地方，并向前后及两侧逐渐变浅

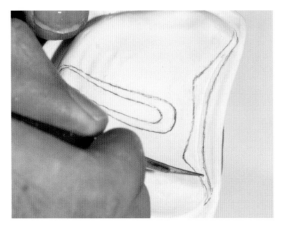

附录图 16　使用大号的球钻或者锋利的刻刀刻出后堤，使其从最深处开始向两侧及其前后逐渐变浅

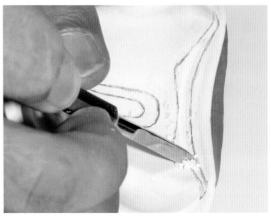

附录图 17　用锋利的刻刀将后堤沟的表面刮平

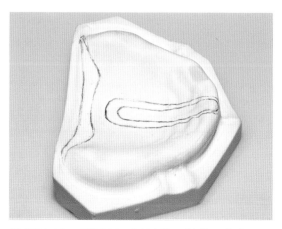

附录图 18　后堤区已全部刻好，其截面应该是Ⅴ形的

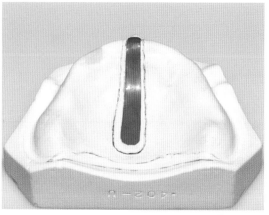

附录图 19　切牙乳突、腭隆凸都覆盖着一层很薄的黏膜。应该在模型上相应的部位放置薄片使义齿得到缓冲。缓冲量和区域通过观察和触诊来确定

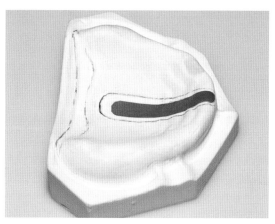

附录图 20　使用两层薄片缓冲时，内层的薄片边缘应该修成斜面，再将另一张覆盖其上

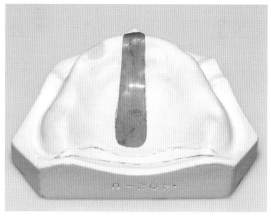

附录图 21　只有像这样将黏膜的厚度和弹性在模型上体现出来，才能使模型成为"功能性模型"，代表口内真实结构

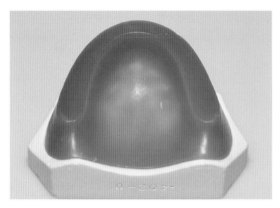

附录图 22　完成的上颌蜡基托及蜡𬌗堤，并进行口内试戴，检查𬌗平面与鼻翼耳屏线大致一致，蜡𬌗堤前牙区的宽度建议为 5mm，后牙区建议为 8～10mm

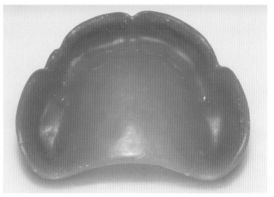

附录图 23　参考模型上的解剖标志，蜡𬌗堤应放置在原来的天然牙的位置。应该特别注意提供上颌𬌗堤适度的唇侧丰满度。𬌗堤的唇侧面应位于切牙乳头中心前 6～7mm

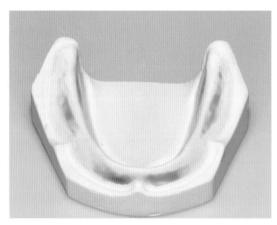

附录图 24　下颌缓冲

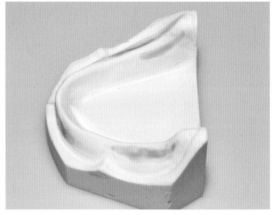

附录图 25　制作下颌基托前在模型倒凹和易损处加蜡。由于下颌基托易变形，建议尽量用树脂制作，模型可能在制作中折断，所以加蜡更应仔细，以便使基托易于取下。但应尽量少加蜡，否则将导致基托不密合，影响固位

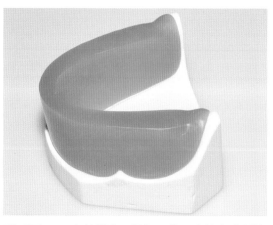

附录图 26 在教学上可根据平均距离的方法制作下颌蜡𬌗堤

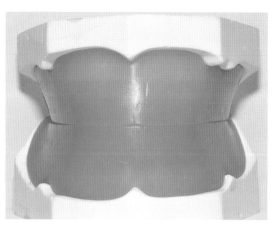

附录图 27 完成的上下颌蜡基托及蜡𬌗堤正面观

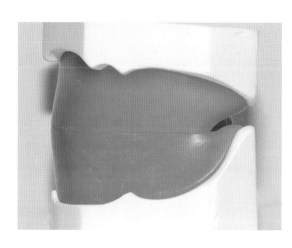

附录图 28 要求下颌蜡𬌗堤前牙区从前庭沟到𬌗平面的距离为 18mm；后牙区的高度与磨牙后垫的 1/2 处平齐。上颌蜡𬌗堤前牙区从前庭沟到𬌗平面的距离为 20mm，上颌第一磨牙前庭沟至𬌗平面的距离为 18mm

四、平均值𬌗架的固定

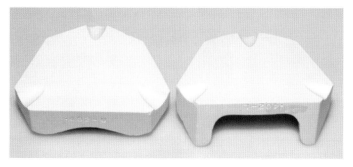

附录图 29 为了在热处理后准确地将模型再次转移到𬌗架，在上𬌗架之前，在上下颌模型的底部刻出 V 形凹槽

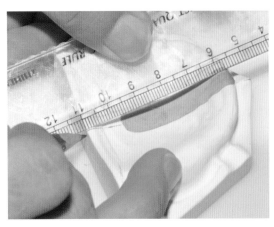

附录图 30 用直尺在模型的前端和后缘标出上颌模型的中线

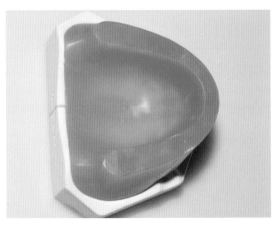

附录图 31 该线必须延长到模型的侧面和底部

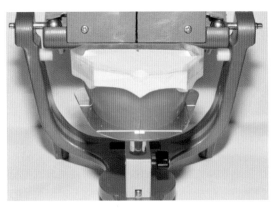

附录图 32 将上颌模型及蜡堤置于𬌗架的平面板上，确定模型的位置，使𬌗堤中线与前部的切导针对齐，底部划线与𬌗架的后部中线对齐，关闭𬌗架，检查模型与上方架环的空隙

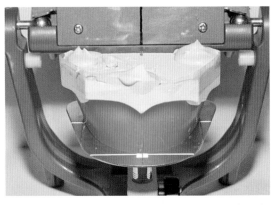

附录图 33 在模型的底部涂薄层凡士林或石膏分离剂，必须确保分离效果良好，四周用透明胶纸包绕防止石膏溢出，小心地在 V 字形槽内灌注𬌗架石膏

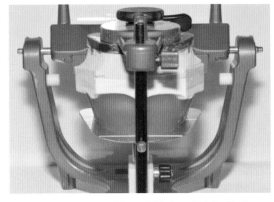

附录图 34 将𬌗架石膏填充固定上颌模型

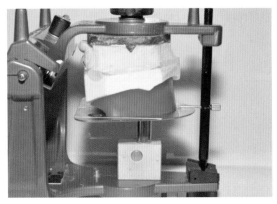

附录图 35 侧面检查上颌模型在𬌗架上的位置。有必要的话再次检查上颌模型与𬌗架石膏的分离是否良好

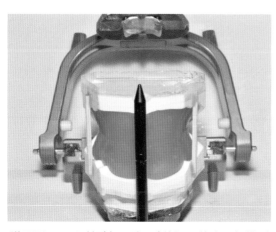

附录图 36　翻转𬌗架，利用𬌗位记录将上下颌模型固定对位，然后用一次性竹筷和黏蜡将它们牢固地联结在一起

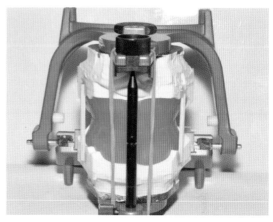

附录图 37　按照固定上颌𬌗架石膏的操作步骤固定下颌模型，为防止𬌗架石膏的凝固膨胀，确保切导针顶在切导盘上，在石膏凝固前用橡皮筋牵引𬌗架前端

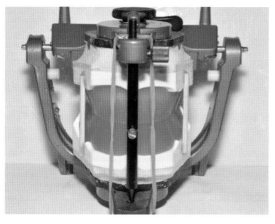

附录图 38　固定好𬌗架，再次检查𬌗架的固定是否准确

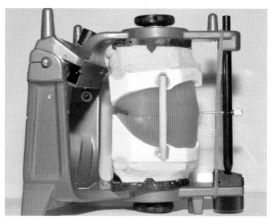

附录图 39　固定完成𬌗架侧面观

五、平均值𬌗架的排牙步骤

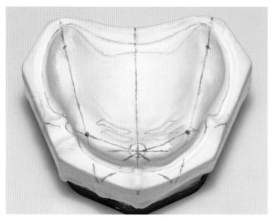

附录图 40 前牙应参考排牙原则在上颌模型上画出切牙乳突轮廓，牙槽嵴顶线，及黏膜皱襞的位置

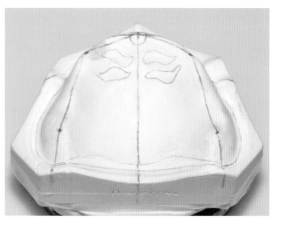

附录图 41 应该在模型的侧面延伸标识，以用于排牙时检查校对

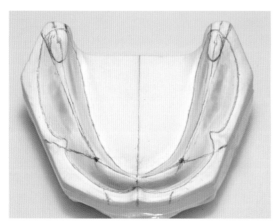

附录图 42 下颌模型也应该画出牙槽嵴顶线和磨牙后垫的轮廓

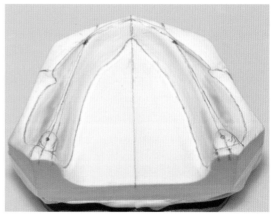

附录图 43 应在模型的侧面延伸出来，对于磨牙后垫还应该注明 Pound 线和磨牙后垫外缘的位置以及磨牙后垫最前端

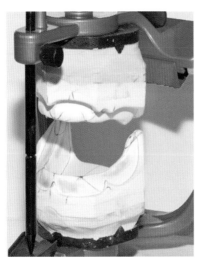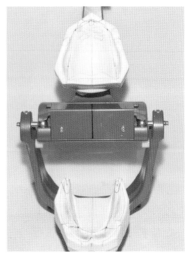

附录图44　画好标示线后模型在𬌗架上复位，准备排牙

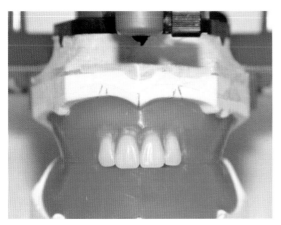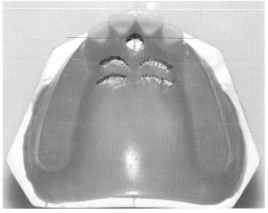

附录图45　排列上𬌗中切牙和侧切牙

附录图46　将前牙按标准初步排好，可检查上颌中切牙唇面距切牙乳突中点的距离

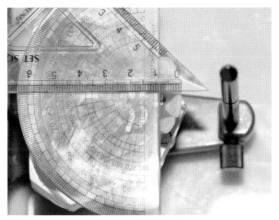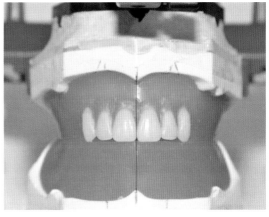

附录图47　推荐使用学生用量角器和三角板检查校对

附录图48　按排牙要求排列上颌前牙

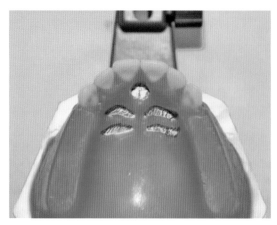

附录图 49 按要求检查上颌尖牙的位置

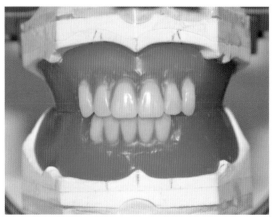

附录图 50 下颌前牙应按照蜡殆堤的唇面形态从前向后排列

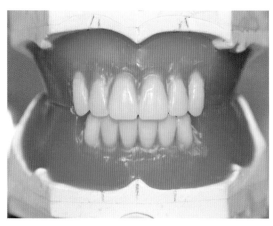

附录图 51 完成下颌前牙的排列,确定上下颌前牙 1～1.5mm 的覆盖,并在正中颌位时不接触

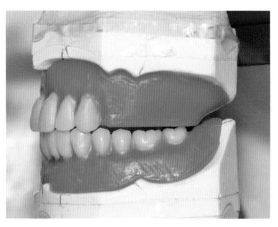

附录图 52 以上颌蜡殆堤的平面作为殆平面按照排牙原则排下颌后牙

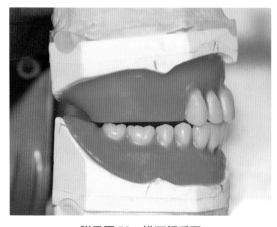

附录图 53 排下颌后牙

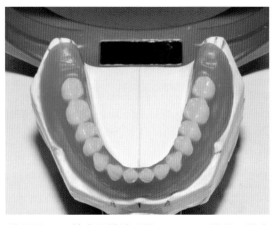

附录图 54 检查牙槽嵴顶线和 Pound 线以及横殆曲线

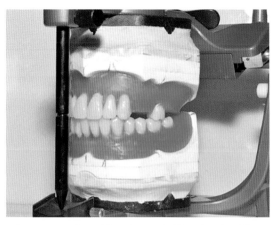

附录图 55 合上殆架，指导上颌第一磨牙与对颌牙达到牙尖交错位

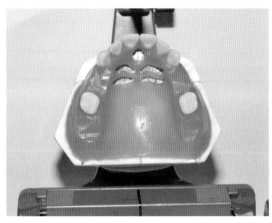

附录图 56 上颌两侧第一磨牙按排牙要求完成排列

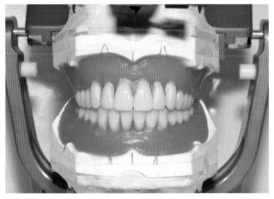

附录图 57 用排列上颌第一磨牙的方法依次排列上颌第二磨牙、第一前磨牙和第二前磨牙

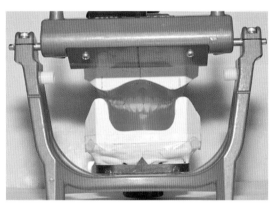

附录图 58 从舌侧确认正中颌位上下颌后牙的正常接触

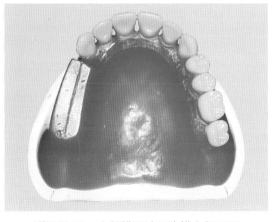

附录图 59 上颌排牙法即先排上颌后牙

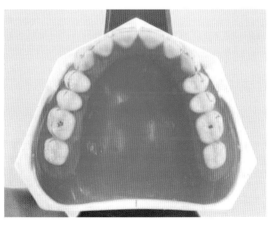

附录图 60 完成上颌牙的排列

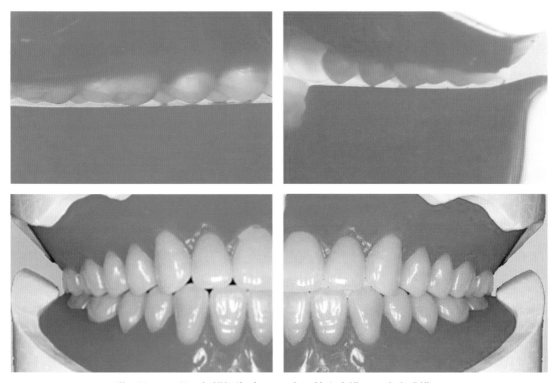

附录图 61 以下颌蜡堤为殆平面，参照第六章排牙要求完成排牙

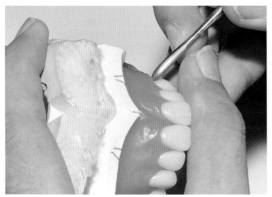

附录图 62 雕刻颈缘蜡型形态

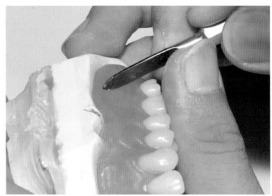

附录图 63 仿真修整基托形态

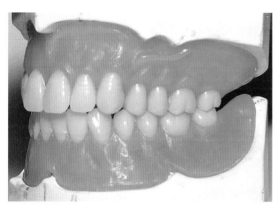

附录图64　完成后全口义齿蜡型

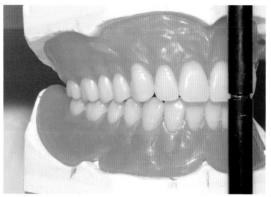

附录图65　完成后全口义齿蜡型侧面观

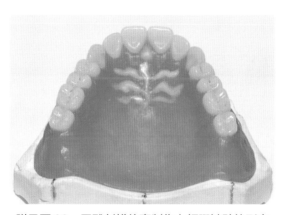

附录图66　用雕刻蜡仿真制作上颌腭皱襞的形态

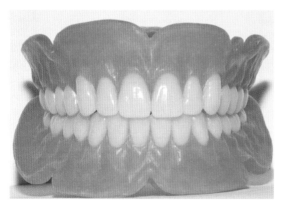

附录图67　仿真制作全口义齿基托已成为国内义齿加工企业用于展示的重要项目之一

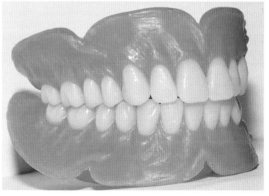

附录图68　训练蜡基托的个性化制作对提升口腔医学技术的审美训练有很大的帮助

六、全口义齿的装盒、充胶完成

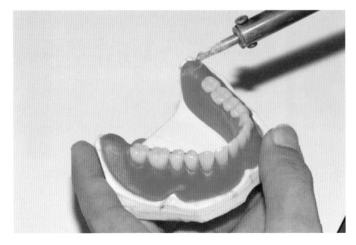

附录图 69　准备装盒、充胶前先用热的电蜡刀将蜡基托边缘封闭

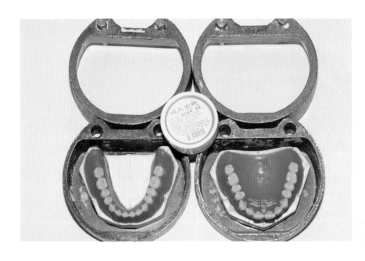

附录图 70　义齿加工中心大批量充胶完成前必须注意选用相配套的下颌型盒，并用凡士林涂布型盒内侧

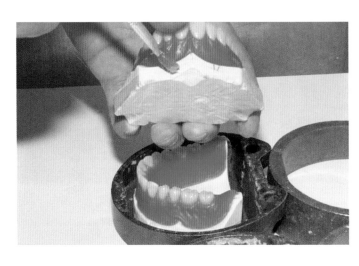

附录图 71　为确保充胶后能顺利从型盒中取出模型，除在模型底部使用聚乙烯材料包绕外，建议最好使用凡士林涂抹石膏底部和侧面暴露的石膏

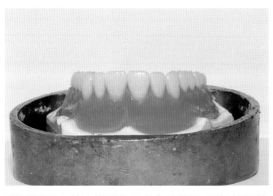

附录图 72　检查模型在型盒中的位置，严格按照装盒的标准操作

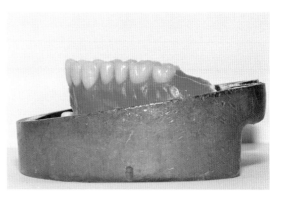

附录图 73　上颌模型在型盒中侧面观

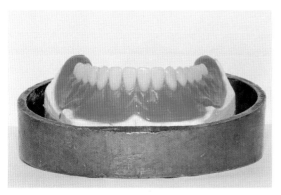

附录图 74　下颌模型在型盒中的位置

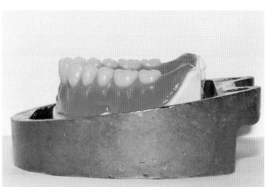

附录图 75　下颌模型在型盒中侧面观

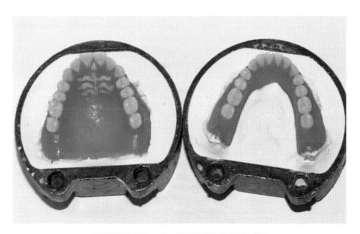

附录图 76　完成下层型盒的包埋

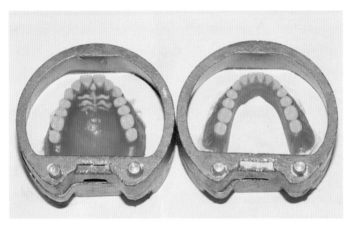

附录图 77　闭上层型盒，检查人工牙在上层型盒中的位置，确保前牙切端距上层型盒盖板有一定的距离，至少 10mm

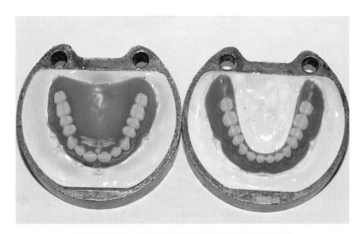

附录图 78　下层型盒石膏表面涂布分离剂

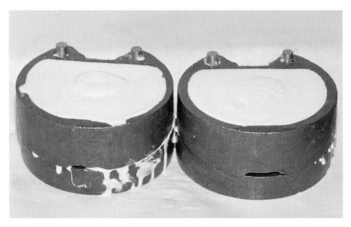

附录图 79　关闭上层型盒，采用两次法灌注上层型盒石膏

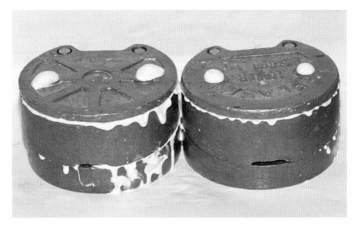

附录图 80　合上金属盖板，确保有石膏溢出

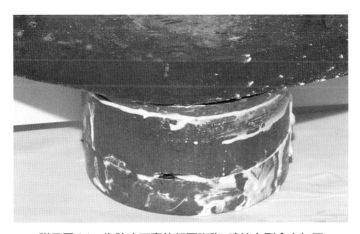

附录图 81　为防止石膏的凝固膨胀，建议在型盒上加压

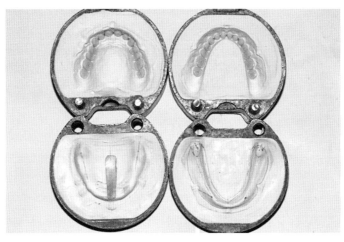

附录图 82　除蜡后上下颌模型

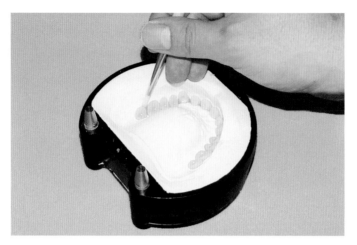

附录图 83 充胶前用单体清洗人工牙与树脂基托的结合部位

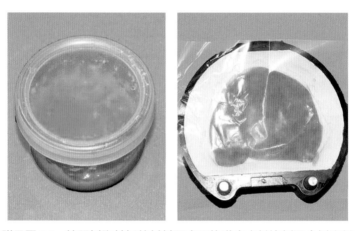

附录图 84 按照树脂基托的材料要求严格遵守水粉比例混合树脂粉和单体,并用密封至面团期,充胶前应先用玻璃纸分离试压

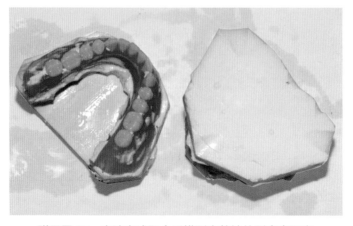

附录图 85 充胶完成聚合后模型完整地从型盒中取出

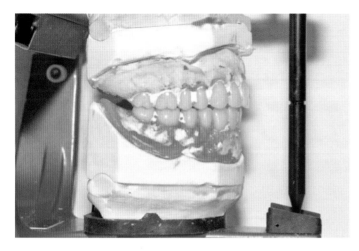

附录图 86 取掉模型底部的聚乙烯薄膜，将模型准确的复位固定在原始排牙𬌗架上，检查切导针离开切导盘的距离，原则上充胶完成后切导针离开切导盘应不超过 1mm

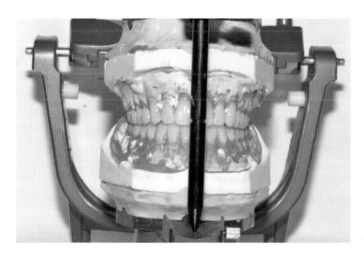

附录图 87 在𬌗架上调整正中𬌗平衡、侧向𬌗平衡、前伸𬌗平衡

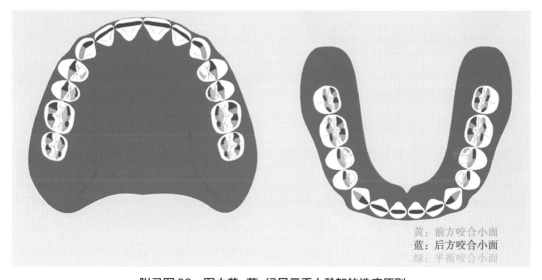

黄：前方咬合小面
蓝：后方咬合小面
绿：平衡咬合小面

附录图 88 图中黄、蓝、绿显示重上𬌗架的选磨原则

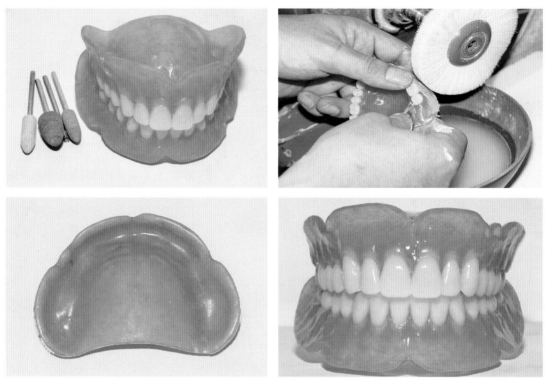

附录图 89 用打磨工具遵循由粗到细的原则修整基托各部位细节，用湿布轮做精细抛光

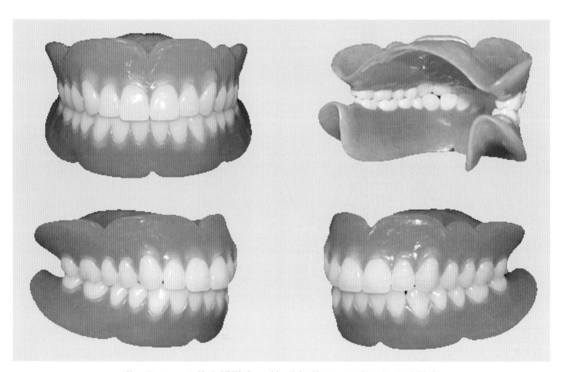

附录图 90 最终上蜡抛光，对部分细节可采用光固化上釉抛光

（熊 坤 蒋 菁）